U0214110

老年人麻醉
与术后快速康复

主　编　张中宇

副主编　刘淑杰　谢宇颖　崔英华

科学出版社

北　京

内 容 简 介

　　术后快速康复（ERAS）理念近年已广泛应用于老年患者围术期管理，但鲜见系统阐述麻醉管理与老年患者ERAS策略实施的专著。本书系统阐述了麻醉管理在促进老年患者术后快速康复方面的作用。全书陈述了老年患者各系统的病理生理学改变和麻醉特点，并按照术前、术中、术后的顺序介绍了老年患者ERAS理念实施过程中涉及的手术麻醉的相关问题。其中，第二章术前评估部分包括对老年患者并存疾病、器官功能、心理和社会学特点进行全面评估，特别介绍了老年患者认知功能、营养及衰弱状态等术前评估的新进展。第三章术中麻醉部分依据老年人的病理生理学特点，按照不同的麻醉方式介绍了ERAS理念具体实施方案及注意事项，同时介绍了老年患者的常规监测与脆弱器官功能的扩展监测，强调了老年患者的液体治疗与体温管理。第四章术后管理部分依据ERAS理念结合老年患者自身特点，对于疼痛治疗、营养支持、炎症控制、认知功能障碍及血栓栓塞等并发症防治进行详细阐述。第五章按照老年患者常见手术类型进行分类撰写，便于临床医师根据实际工作的具体需要查找相关内容。本书还介绍了ERAS和老年患者麻醉相关的最新版指南与专家共识，便于读者更好地了解新进展与新理念。

　　本书借鉴了国内外先进经验、指南、专家共识和研究结果，可供麻醉科医师、外科医师、护士学习、参考。

图书在版编目 (CIP) 数据

老年人麻醉与术后快速康复/张中宇主编 .—北京：科学出版社，2022.3
ISBN 978-7-03-071891-4

Ⅰ . ①老…　Ⅱ . ①张…　Ⅲ . ①老年人－外科手术－麻醉学　②老年人－外科手术－康复　Ⅳ . ① R614 ② R610.9

中国版本图书馆 CIP 数据核字（2022）第 043893 号

责任编辑：郭　威 /责任校对：张　娟
责任印制：赵　博 /封面设计：龙　岩

科 学 出 版 社出版
北京东黄城根北街16号
邮政编码：100717
http://www.sciencep.com

三河市春园印刷有限公司　印刷
科学出版社发行　各地新华书店经销
*

2022年3月第 一 版　开本：880×1230　1/32
2022年3月第一次印刷　印张：8 1/4
字数：262 000
定价：99.00 元
（如有印装质量问题，我社负责调换）

编著者名单

主　编　张中宇　哈尔滨医科大学附属第二医院

副主编　刘淑杰　哈尔滨医科大学附属第一医院

　　　　　谢宇颖　哈尔滨医科大学附属第四医院

　　　　　崔英华　哈尔滨医科大学附属第一医院

编　者　（以姓氏汉语拼音为序）

　　　　　樊桂波　哈尔滨医科大学附属第四医院

　　　　　宫玉蕾　哈尔滨医科大学附属第一医院

　　　　　蒋　平　哈尔滨医科大学附属第一医院

　　　　　林　琳　哈尔滨医科大学附属第一医院

　　　　　罗苏琦　哈尔滨医科大学附属第一医院

　　　　　马　璨　哈尔滨医科大学附属第二医院

　　　　　聂　焱　哈尔滨医科大学附属第一医院

　　　　　牛芳芳　哈尔滨医科大学附属第一医院

　　　　　全莉妮　哈尔滨医科大学附属第二医院

　　　　　魏雨婷　哈尔滨医科大学附属第二医院

　　　　　许占宏　哈尔滨医科大学附属第一医院

　　　　　徐子龙　哈尔滨医科大学附属第一医院

　　　　　张　冰　哈尔滨医科大学附属第四医院

前 言

　　随着人均寿命的延长、医疗水平的提升，老年患者已成为庞大的就医群体。衰老导致器官功能下降，围术期风险增加。加强脆弱器官功能的保护，对麻醉医师提出了莫大的挑战。降低围术期并发症发生率、促进患者术后快速康复，成为老年患者围术期麻醉管理的重要任务。

　　术后快速康复（enhanced recovery after surgery，ERAS）理念的提出为改进老年患者围术期管理提供了全新的、系统的、有据可循的解决思路。ERAS理念强调在围术期的多个环节应用多模式干预措施，从而减轻应激反应、减少并发症、缩短住院时间、降低医疗成本、加速术后康复。麻醉管理作为围术期管理的重要组成部分，在ERAS策略实施的各个环节都发挥着不可或缺的作用，麻醉医师不仅参与麻醉方案的制订和围术期镇痛，还参与术前宣教、术前评估和患者状态调整、液体治疗、体温管理等。尽管目前ERAS理念中的大部分项目已广泛应用于老年患者手术和麻醉中，但由于老年患者的特殊性，某些项目的实施受临床工作实际限制。ERAS理念在老年患者中的深入应用依然具有探讨和改进的空间，而麻醉医师和麻醉管理在推进和改进ERAS理念的过程中将发挥举足轻重的作用。

　　本书以全面推进老年患者ERAS策略实施为宗旨，对老年患者手术和麻醉过程中的临床问题进行梳理、归纳，有助于读者快速查找并掌握相关内容。同时，本书密切结合临床，涵盖老年患者常见外科手术麻醉的新知识、新理念、新进展，符合广大麻醉医师的临床需求。

　　与其他图书相比，本书按照麻醉医师临床工作流程进行编写，同时从外科角度介绍了ERAS理念对麻醉管理的要求，实用性和可操作性较强。相信本书的出版不仅可以帮助麻醉医师更快捷地获取关于老年患者麻醉管理与ERAS策略实施的具体信息，还可为外科医师在老年患者围术期管理方面提供参考。

　　参与本书编写的均是工作在临床一线多年的麻醉医师、外科医师，丰富的临床经验结合先进的理论体系，让本书具有很好的临床参考价值。

　　感谢参与此次编写工作的各位老师，感谢在本书编写、校审、排版等过程中提出宝贵意见和建议的各位编辑老师。由于本书属诊治概要，篇幅所限，未能列出所有的参考文献，仅把主要的参考书和文献列于各个章节后，以便读者查找。本书中涉及的部分观点和处理方案，可能存在地域差异，也可能存在不妥之处，敬望同行专家批评指正。

哈尔滨医科大学附属第二医院

张中宇

2022年1月

目 录

第一章

概　述

第一节　人口老龄化与麻醉

一、人口老龄化的现状

衰老是机体不可避免的过程，它既是生命本身的生理变化过程，又可能是由疾病、生活方式或不良因素暴露所致的病理过程。虽然人们关于衰老的认识在不断深入，但是如何延缓衰老引发的组织器官功能退行性改变仍然是一项世界难题。

随着科学技术的发展与社会的进步，人们的生活水平日益提高，医学水平不断提升，社会保障体系不断完善，人们的平均寿命在逐年延长。世界卫生组织通过测定全球人体素质和平均寿命，确定在发达国家65岁以上为老年人，在发展中国家60岁以上为老年人。此阶段的老年人又可分为年轻老年人（60或65～74岁）、一般老年人（75～89岁）、长寿老年人（90岁以上）。据联合国预测，未来50～100年，全球人口老龄化继续处于快速发展期。人口老龄化已然成为世界各国面临的重要难题。

从全世界范围来看，我国当前仍然是老年人口最多的国家。第七次全国人口普查数据分析显示，我国60岁及以上的老年人口已达到2.64亿，占人口总数的18.7%。预计到2050年，我国60岁及以上的老年人口将达到4.87亿的峰值。根据联合国的规定，一个国家或地区，年满65岁的老年人口占总人口数的7%以上，或年满60岁的老年人占总人口数的10%以上，即可定义为老年型社会。可见，我国已是老年型社会。老龄化带来的社会问题和医学难题开始凸显，接受手术和麻醉的老年患者日益增多。老年患者多合并慢性基础疾病，并且大部分老年患者处于衰弱状态，这些因素都明显增加老年患者围术期的风险。当前，麻醉学科正在向围术期医学发展，在老年患者围术期管理领域，尤其是在术后快速康复方面，发挥着愈来愈重要的作用。

二、老年患者器官功能变化与麻醉特点

从40岁开始，人体的器官功能按照每年1%的速度退化。接受手术和麻醉的老年患者常合并一种或多种疾病，如高血压、冠心病、慢性阻塞性肺疾病、脑卒中、糖尿病等。大部分老年患者受衰弱、营养不良、用药史等多重因素的影响，围术期不良事件的发生率明显增加。为了促进老年患者术后快速康复，麻醉医师需要了解老年患者各个系统和器官的病理生理变化。在制订麻醉方案前，需要全面评估老年患者的身体状态和心理状态，参与老年患者的术前状态调整和术前准备。根据患者的具体情况，结合手术方案，制订麻醉管理方案，充分发挥"生命守护神"的作用，并参与预防和治疗术后疼痛、术后恶心呕吐等并发症。

（一）基础代谢率的改变

老年人的基础代谢率明显降低，产热能力也相应下降，体温调节功能减弱，通过寒战、血管收缩等方式调节体温的能力亦下降，全身麻醉和区域阻滞麻醉均会影响老年患者的热平衡，所以老年患者更易发生围术期低体温。低体温会增加凝血功能障碍、感染、麻醉苏醒延迟等并发症的发生率，这些并发症会严重影响患者术后康复，因此麻醉医师需格外关注老年患者术中和术后的保温问题。

（二）循环系统的病理生理改变

随着年龄增长，心脏和血管系统会发生明显变化。心脏的重量每年增长 $1 \sim 1.5g$，左心室壁厚度逐年增加，主动脉弹性逐年降低。左心室壁厚度增加和后负荷增加会导致左心室舒张功能降低。心脏瓣膜也会发生变化，表现为主动脉瓣和二尖瓣瓣膜增厚、二尖瓣钙化、二尖瓣反流等。缺血性心脏病亦比较常见，吸烟、高胆固醇血症、高血压、2型糖尿病和肥胖常加重动脉粥样硬化，从而增加缺血性心脏病的发生率。每搏量降低，收缩期延长，收缩压升高，舒张压轻微降低，外周血管阻力增加。老年人的血流分配调节能力降低，更容易发生肾脏和脑的供血不足。心房起搏细胞数量减少，到70岁时，细胞数量减少到青少年时期的10%。胶原和脂肪组织取代了部分心肌组织，结合心内膜下钙化和淀粉样蛋白沉积的联合作用，导致老年人易发生心律失常，最常见的心律失常为心房颤动。老年人血中的去甲肾上腺素和肾上腺素浓度增加，心肌

细胞和血管平滑肌细胞表面的 β 肾上腺素能受体上调，受体敏感性降低，并且老年患者多服用 β 受体阻滞剂和血管紧张素转化酶抑制剂，使老年患者对低血容量等情况的反应性和自主调节能力均降低。直立性低血压在老年人中亦比较常见。因此在麻醉诱导时，老年患者低血压的发生率比较高，尤其是当患者麻醉前存在血容量不足的情况时，麻醉诱导期的循环波动会更加明显。在实施老年患者的麻醉管理时，维持血流动力学平稳，可以降低心脑血管意外的发生率，对于减少术后并发症、缩短住院时间至关重要。

（三）呼吸系统的病理生理改变

老年人的外周和中枢化学感受器敏感性降低，呼吸肌的力量减弱，增加了低氧血症和高碳酸血症的发生风险。这些改变还可能加重苯二氮䓬类药物、阿片类药物、挥发性麻醉药导致的呼吸系统相关不良反应。

此外，老年人脊柱钙化，胸廓呈桶状，胸壁僵硬，这些改变会增加呼吸做功。胸壁和肺脏顺应性降低，小气道萎陷，改变了气体分布，肺活量降低。肺脏弹性回缩力降低，呼气末肺内气体量增多，增加了残气量。老年患者打鼾的发生率较高，咳嗽反射减弱，容易发生反流、误吸。功能残气量和闭合容量的增加导致通气血流比值失调。65 岁以后正常呼吸时即开始出现小气道闭合。长期卧床的老年患者容易发生肺不张和坠积性肺炎。老年人肺血管阻力增加，肺动脉压力升高，肺毛细血管床的横截面积缩小，肺泡 - 动脉氧分压差增大，动脉血氧分压降低。肋间肌和辅助呼吸肌萎缩，用力咳嗽的能力下降。气道内的纤毛运动能力下降，支气管黏膜退化，气道清除能力降低。

上述功能的改变使老年患者成为围术期呼吸系统并发症的高发人群，严重影响老年患者术后康复，大大增加了麻醉管理的难度。保护老年患者的肺功能、减轻呼吸系统并发症成为麻醉医师的一项艰巨且重要的任务。术中建议应用肺保护性通气策略，给予良好的术后镇痛，避免疼痛影响术后早期活动和咳嗽、咳痰，预防肺不张和肺萎陷等术后肺部并发症。

（四）神经系统的病理生理改变

老年人的脑组织重量随年龄增长逐渐减轻。神经细胞通过轴突长度代偿、数量增加及新的树突连接形成，可部分抵消年龄增长带来的神经细胞退化和数量减少。当脑部受损伤时，可以出现其他的代偿方式。例如，当优势半球的语言功能受损后，非优势半球会逐渐发挥代偿作用。当小脑大面积受损时，其他运动系统会逐渐代偿。然而随着年龄增长，脊髓的代偿能力逐渐下降，认知功能障碍的发生率增加。80岁以上的老年人失智的发生率高达20%。

由于动脉粥样硬化，老年人的脑血流量平均降低20%。椎基底动脉供血不足的情况比较常见。老年人体内自由基蓄积，产生神经毒性。胆碱能受体和儿茶酚胺水平降低。多巴胺神经元变性达到70%～80%时，即表现出帕金森病的症状。自主神经功能失衡在老年人中也较常见，从而引发围术期的血压波动和心律失常，影响体温调节和胃排空。外周神经传导速度减慢，对疼痛的感知降低。

鉴于上述神经系统的病理生理改变，老年患者合并脑卒中、阿尔茨海默病、帕金森病的情况较常见，且围术期脑卒中和认知功能障碍等神经系统并发症的发生率较高。其中，术后认知功能障碍是影响老年患者预后的常见并发症，麻醉医师在预防老年患者围术期神经系统并发症，尤其是预防术后认知功能障碍方面做了大量的基础研究和临床研究。

（五）内分泌系统的病理生理改变

老年人出现的胰岛素抵抗、胰岛素分泌失衡、胰岛素受体数量改变等，使其对葡萄糖的耐受性下降。老年人罹患糖尿病的风险增加，80岁以上的老年人糖尿病发病率为20%。糖尿病患者常会并发肾功能损害、心血管疾病、视力损害和神经病变等。血糖异常是围术期的常见并发症之一，会直接影响老年患者的术后康复，全身麻醉常会掩盖低血糖症状。关注血糖水平成为围术期麻醉管理的一个重要任务。

老年人甲状腺激素的清除率降低，但由于下丘脑-垂体-甲状腺轴的存在，体内的甲状腺激素保持在正常水平。老年人体内雌激素水平下降，影响骨代谢，导致骨质疏松。在面罩通气、搬动患者或改变体位时需要注意，避免发生骨折。

（六）消化系统的病理生理改变

肝脏重量随年龄增长减轻，老年人的肝脏血流每10年减少10%。肝脏代谢药物的能力降低。肝脏重量和血流的减少，影响了许多药物的药代动力学和药效动力学。

老年人胃肠蠕动减慢，胃排空减慢，便秘比较常见。在麻醉诱导期和苏醒期，需注意预防反流和误吸。

（七）泌尿系统的病理生理改变

老年人肾脏是脆弱器官，不能忽视其他疾病或器官功能障碍对肾功能造成的损害，如肝功能障碍可能影响肾功能。老年人肾脏分泌促红细胞生成素（erythropoietin，EPO）减少，发生低氧血症时，EPO刺激红细胞生成的能力下降，因此老年人对低氧的耐受能力降低。

老年人肾小球滤过率和肌酐清除率逐年降低，但是由于肌酐生成能力亦降低，使得血浆肌酐水平保持在正常范围。因此对于老年人来说，不宜应用肌酐清除率来判断肾功能。随着肾浓缩功能和水清除能力降低，肾小管功能受损。药物的排泄和清除能力降低，对于低血容量的耐受能力较差，失血性休克容易诱发肾功能急剧下降。

随着年龄的增长，血中肾素和醛固酮的水平均降低，肾脏保钠能力下降，加上饮食习惯的影响，老年人容易发生低钠血症。此外，老年人还容易发生酸中毒，进而发生高钾血症。老年男性患者前列腺疾病发生率升高，老年女性患者泌尿系统感染和尿失禁高发。为了避免出现尴尬情况，老年人会主动减少液体摄入量。因此，老年患者脱水和电解质紊乱比较常见。麻醉医师在液体管理和选择药物时需考虑到上述因素，注意围术期肾功能保护，避免发生肾功能不全，阻碍术后快速康复。

（八）骨骼肌肉系统的病理生理改变

老年人的骨骼肌肉系统存在各种退行性改变。关节炎、慢性疼痛等限制了老年人的活动和运动。骨质疏松和韧带松弛使得老年人容易发生关节脱位。在麻醉和搬动老年人的过程中要注意保护，避免用力过猛的操作，以防发生骨折或脱位。韧带钙化、体位受限常导致椎管内穿刺操作困难，大大增加了麻醉难度。

（九）营养状态的改变

老年患者胃肠道消化吸收功能减退，同时合并多种疾病，服用多种药物，影响肝脏功能，因此常存在营养不良的情况，如低蛋白血症、电解质紊乱等。营养状态较差及术前禁食、手术应激反应会抑制免疫功能，影响老年患者对手术和麻醉的耐受力。研究表明，营养不良与术后死亡、术后感染、伤口愈合不良等术后并发症有关，还可能延长住院时间。低蛋白血症会影响血浆静脉麻醉药的药代动力学，导致术后苏醒延迟。

麻醉医师应关注患者术前整体状态调整。通过特定的进食方案改善老年患者术前的营养状态，有效提高患者血清白蛋白及钠、钾、钙离子水平，减少围术期白蛋白输注量和创面引流量，在不增加术后并发症的前提下缩短住院时间。

三、老年患者的麻醉方法及麻醉药物选择

患者术中呼吸、循环等系统的平稳程度，内环境的稳定程度均与术后快速康复息息相关。麻醉医师的主要任务之一是密切监护并努力维持患者呼吸、循环等系统的平稳性，严密监测并及时纠正内环境紊乱，进而保证患者的生命安全，尽力减少术中或术后的并发症，尽量清除影响老年患者术后快速康复的障碍。为了实现这些管理目标，麻醉方法和麻醉药物的选择很关键。

（一）清醒镇静

对于接受局部麻醉的老年患者，清醒镇静可以缓解患者的紧张焦虑，减轻患者的应激反应，加快患者术后恢复。但是在对老年患者实施清醒镇静时需谨慎，应考虑到老年患者对某些麻醉药物敏感性增强，应酌情减量，同时加强生命体征监护。在药物选择方面，苯二氮䓬类药物使老年患者容易发生呼吸抑制，且可增加术后认知功能障碍的发生率。建议应用持续泵注 α_2 受体激动剂，如右美托咪定，来达到镇静目的。在镇静过程中要注意监测患者的心电图、血压和脉搏血氧饱和度，出现异常情况及时予以处理。

（二）区域麻醉

区域麻醉因其镇痛效果好，应用的药物种类少，对全身影响小，多年来一直被推荐应用于老年患者的手术和麻醉。但近些年，人们对此有了新的认识。老年患者由于韧带钙化、骨骼和关节僵硬，在进行椎管内穿刺的操作时，常出现穿刺困难和反复穿刺的问题。接受椎管内麻醉时，阻滞平面扩散较广，容易发生低血压和心动过缓的情况。应用抗凝和（或）抗血小板治疗的老年患者，接受椎管内麻醉和神经阻滞时需特别注意。如果患者术后需要尽早离床活动，不建议行下肢神经阻滞。单次蛛网膜下腔阻滞作用时间短，与全身麻醉相比，在术后镇痛效果方面并无优势。椎管内麻醉需要留置尿管，拔除尿管后，老年男性患者常出现排尿困难的情况，不利于术后康复。超声引导下的神经阻滞能够更加精准地完成特定神经支配的区域麻醉，镇痛效果好，可与其他麻醉方式复合用于老年患者手术麻醉，或与其他药物复合用于术后多模式镇痛（multi-modal analgesia，MMA），可促进老年患者术后快速康复。

（三）全身麻醉

全身麻醉既可以满足手术需求，又可以较好地抑制手术引发的应激反应、提高患者术中的舒适度，成为除四肢手术外，患者、外科医师和麻醉医师均优先考虑的麻醉方法。为了实现让患者术后尽早苏醒，无麻醉药物残留作用，需要尽量选择短效镇静药、阿片类药物和骨骼肌松弛药（肌松药），如丙泊酚、瑞芬太尼、舒芬太尼、顺式阿曲库铵、罗库溴铵等，还可以联合硬膜外麻醉，从而减少阿片类药物和肌松药的用量。同时，加强术中麻醉深度、肌松程度监测，有助于患者术后快速苏醒。

第二节 术后快速康复的发展与挑战

一、术后快速康复的发展

1997年，丹麦哥本哈根大学的 Henrik Kehlet 教授首次提出了术后快速康复的概念，并提出在围术期的多个环节应用多模式干预措施，从而达到快速术后康复和降低费用的目的。这一全新的理念逐渐受到麻醉医师的推崇，麻醉医师在其发展过程中发挥着不可或缺的作用。

术后快速康复是21世纪一项新的医学理念和康复模式，该理念以循证医学的证据为基础，通过外科、麻醉科、临床营养科、药剂科、护理等多科室协作，优化围术期处理的相关路径，从而实现降低围术期应激反应、减少术后并发症、缩短住院时间并促进患者快速康复的目标。2005年欧洲临床营养与代谢学会制订了术后快速康复围术期规范化整体方案。术后快速康复的理念在我国推行了十余年，在普及和应用的过程中，逐渐得到各科医护人员的认可，真正改善了患者围术期状态，降低了住院费用，提高了患者和家属的满意度。近些年，我国陆续推出了多项关于术后快速康复的专家共识，结合国内外快速康复外科的临床实践经验，总结了适用于我国实际情况的术后快速康复管理策略。2015年，中国医师协会麻醉学医师分会在《中华麻醉学杂志》上发表《促进术后康复的麻醉管理专家共识》。共识强调了麻醉医师在围术期的积极作用，指出麻醉医师应充分运用各种经国内外证实有效的方法来优化术前、术中、术后患者的管理，最大限度地降低围术期的伤害性刺激，最小化不良反应，在患者术后快速康复方面发挥广泛且积极的作用。2018年，中华医学会麻醉学分会和中华医学会外科学分会组织专家共同编写了《加速康复外科中国专家共识及路径管理指南（2018版）》，分阶段阐述了术后快速康复的核心项目和具体措施，涉及如何优化术前管理，术中如何选择麻醉方法和手术方案，如何进行术后疼痛管理、营养支持和康复活动等，该指南突出强调了麻醉管理在促进术后快速康复方面发挥着举足轻重的作用。

二、术后快速康复面临的挑战

虽然术后快速康复理念已经成为国内各学科探讨的热门议题，但是推动其深入发展并非一件易事。目前，该理念在我国的实践过程中，仍存在诸多挑战。

（一）转变认识，提升理念

术后快速康复并不是一项独立的、具体的医疗新技术，而是一种全新的促进患者快速康复的医学理念。总体来说，该理念打破了传统的临床观念，需要医护人员、患者及其家属认识到该理念对于改善术后康复质量的重要性，正确理解各个项目的意义。接受新理念需要时间和过程，术前宣教是促进认识转变的有效方法。通过多形式、多途径的术前宣教，介绍手术、麻醉、术后管理等诊疗过程，增加患者及其家属的信任度，调动其参与度和配合度。

（二）实现术后快速康复指南的本土化

目前，术后快速康复国际学会已颁布了16部相关指南，覆盖了早期的结直肠手术，和现在的减重手术、头颈肿瘤手术及乳房重建术。国内的各学科学会和专家组基本只颁布了各专业范围内的术后快速康复专家共识，而非指南。国内专家共识的编写大部分是参考国外的指南、基于国外的研究资料，有些项目不符合我国实际情况。但鉴于缺乏国内多中心随机对照研究资料，加之国内医护人员对国外指南和国内共识中某些具体措施持保留态度，建立符合我国国情的术后快速康复指南比较困难，国内专家共识和指南的证据等级和推荐强度也有待优化。

（三）推进国内专家共识的数据化

虽然目前国内越来越多的医疗机构提倡术后快速康复理念，但是存在的问题是，国内专家共识发展得比临床数据要快。一些重要的临床研究基本是回顾性病例总结，缺少大样本、多中心的前瞻性随机对照研究。国内专家共识和指南缺少有力的数据支持，这无疑会成为阻碍术后快速康复理念推进的挑战之一。

（四）践行诊疗过程的无缝衔接，促进多学科通力合作

术后快速康复理念推行早期，主要是外科医师在提倡和开展。然而在实践过程中，外科医师发现该理念的实施离不开多学科合作，尤其是麻醉医师在其中发挥着极其重要的作用。从该理念的角度来看，改善患者围术期状态的各项措施需要麻醉科、临床营养科等多学科参与，然而国内的实际情况是各学科之间缺乏有效的交流沟通，每个学科分别关注各自学科的内容，各专业之间呈碎片化联系，尚未实现诊疗过程的无缝衔接。

（五）保证实施术后快速康复策略过程中围术期安全

普及医学新理念的首要目标是提升医疗安全、改善患者预后。术后快速康复理念的推行也不例外。起初术后快速康复理念主要倡导缩短患者住院时间、降低医疗费用。研究发现，实施该理念不仅降低了医疗成本，而且与传统理念管理下的患者相比，未增加围术期并发症发生率和患者再入院率。由于国内外观念不同，结合我国的医疗现状，注重加强手术和麻醉的医疗质量、保证患者安全是该理念在我国推行过程中的重要挑战。

第三节　麻醉与术后快速康复

在术后快速康复理念的普及过程中，麻醉医师发挥着越来越重要的作用。该理念的主要干预措施是进行术前宣教，缩短禁食水时间，不常规进行肠道准备，建议实施椎管内麻醉、区域阻滞和切口浸润麻醉，采用微创手术，保证有效的围术期镇痛，不常规放置胃管、导尿管和引流管，早期进食，早期下床活动等。其中各个项目均需要麻醉医师的积极参与。作为实施术后快速康复团队中的重要成员，麻醉医师需要不断更新围术期管理理念，要足够灵活地应对临床实践中的变化，以促进快速康复计划的实施。

一、术前风险评估和术前准备

术前风险评估和术前状态优化需要多学科参与，麻醉医师在其中扮演着重要角色。除患者基础疾病和拟接受手术治疗的疾病对机体的影响，围术期的一系列事件均可使患者产生应激反应。应激反应会促进体内各类激素释放、激活免疫系统、释放炎症因子，而以炎症反应为特征的生理变化中最主要的是胰岛素抵抗。胰岛素抵抗降低了胰岛素摄取和利用葡萄糖的效率，被视为影响围术期结局的主要因素之一。癌症、肥胖、糖尿病等异常代谢状态会导致胰岛素抵抗，此外，术前禁食、疼痛、卧床休息、疲劳等也会引发胰岛素抵抗。研究表明，胰岛素抵抗不仅影响能量代谢，还与术后认知功能障碍等并发症的发生有关。

此外，老年患者多合并慢性基础疾病，常联合应用多种药物。麻醉医师应该同术后快速康复团队成员共同考虑多模式干预措施，优化术前整体状态，开展术前宣教，向患者及其家属解释麻醉过程和镇痛方案，缓解焦虑，调整患者术前药物的应用，改变传统禁食、禁饮习惯，使患者的营养和代谢状态达到最佳，以增加其对麻醉和手术的耐受能力。

二、术中麻醉管理

术中麻醉管理对于患者快速康复至关重要。麻醉方法的选择、麻醉药物的应用、术中循环管理、呼吸管理、体温管理及其他重要器官功能的保护、麻醉和手术相关并发症的预防，每一个环节都关系到患者术后的恢复速度。有利于术后快速康复的麻醉方法，不仅要满足镇痛、镇静、手术需要等基本条件，还要有效降低手术应激。根据国内颁布的关于促进术后快速康复的专家共识，全身麻醉、区域阻滞及两者的联合应用，均为可选择的麻醉方法。麻醉药物尽可能选择短效药物。建议进行麻醉深度监测。行吸入麻醉时，维持吸入麻醉药呼气末浓度在 0.7 ～ 1.3 个最低肺泡有效浓度，或脑电双频谱指数维持在 40 ～ 60；行静脉麻醉时，维持脑电双频谱指数在 40 ～ 60；老年患者应避免脑电双频谱指数长时间低于 45。呼吸管理中要尽量避免长时间吸入高浓度氧，并可采用肺保护性通气策略。应用肌松药的患者术中宜行肌松监测，在保证良好手术条件的同时，也要避免肌松药过量，同时可以指导气管导管拔出。加强术中体温监测，做好保温工作，防止患者中心体温低于 36℃，影响药物代谢和术后苏醒。控制液体出入量，保证循环容量和组织灌注的同时，还要避免液体过多引发的不良结局。此外，麻醉医师还需要关注血糖，将血糖控制在接近正常水平，并注意预防下肢深静脉血栓。

三、术后并发症的防治

术后并发症是影响患者康复速度的重要因素。麻醉医师和外科医师均需重视术后并发症的预防和治疗。在疼痛管理方面，推荐多模式镇痛，根据手术部位和手术创伤大小，制订合理的镇痛方案。椎管内麻醉、腹横筋膜阻滞、腰方肌阻滞、椎旁阻滞和局部切口浸润麻醉，均为可供选择的镇痛方法。鼓励应用非阿片类药物，如对乙酰氨基酚、非甾体抗炎药、加巴喷丁、NMDA受体拮抗剂等进行镇痛，可以通过各种不同的作用机制协同镇痛，并减轻手术引发的炎症反应。应用阿片类药物镇痛的原则是能少用则少用，推荐用于其他镇痛方法或药物镇痛不足的情况，以减轻阿片类药物的不良反应。良好的镇痛不仅可以阻断或减轻手术引起的应激反应，而且对患者术后活动至关重要。

术后恶心呕吐（postoperative nausea and vomiting，PONV）是患者常见的术后并发症之一，可能导致患者发生水及电解质紊乱、术后出血、伤口裂开、吸入性肺炎等，延长患者住院时间，增加患者住院费用，严重影响术后康复的效率。发生PONV的原因有很多，一般分为患者相关因素、麻醉相关因素和手术相关因素。术中应尽量避免采用诱发恶心呕吐的药物，如尽可能减少阿片类药物、大剂量肌松药拮抗剂的应用，保证足够的循环血容量，麻醉诱导和维持选择丙泊酚，避免应用氧化亚氮。此外，还需避免长时间吸入高浓度氧。可采用评分表对患者进行PONV风险分级。对于高风险的患者应积极做好预防，应用至少2种预防恶心呕吐的药物，常用药物有糖皮质激素（地塞米松，4～8mg）、5-羟色胺3（5-HT$_3$）受体阻滞剂（如昂丹司琼）、多巴胺受体阻滞剂（如氟哌利多）。如果术后患者仍然发生明显的恶心呕吐，应给予不同于预防用药的止吐药。此外，还有一些非药物疗法可用于防治PONV，包括芳香疗法、音乐疗法、针灸、催眠等。

第四节　老年人术后快速康复的现状与展望

大多数老年患者相对衰弱，同时合并慢性基础疾病，这限制了术后快速康复理念在老年患者手术和麻醉过程中的普及。研究表明，应用修正的衰弱指数来预测应用术后快速康复策略的手术患者出院时间，衰弱指数较高的患者难以达到早期出院目标，衰弱的患者住院时间会更长。人们发现对于老年患者或者有并存疾病的患者，术后快速康复策略中的一些措施，如推荐硬膜外镇痛和减少阿片类药物的应用，有助于预防术后肠梗阻和谵妄。该思路让临床医师不再将单一的缩短住院时间作为术后快速康复的目标，而是开始关注更加全面的康复目标，因此越来越多的医师尝试将术后快速康复策略中的具体措施运用于老年患者的围术期管理。临床实践和研究证实了术后快速康复策略在老年患者群体中应用的安全性和有效性。一项涉及6项研究、1174名患者的荟萃分析发现，与不接受术后快速康复策略的老年患者相比，接受该策略的老年患者住院时间更短，并发症也更少。回顾性研究结果表明，在接受术后快速康复策略的年轻患者和老年患者中，尽管后者的住院时间偏长，但两者在死亡率和术后并发症的发生率方面无明显差异。

　　虽然目前研究证实，术后快速康复策略可以安全地应用于老年患者，但在实际工作中，该策略在老年患者中的应用仍存在一定的局限性。老年患者实际的依从性差异较大，在某些方面难以按照推荐的措施进行。Slieker 等的一项回顾性研究表明，70岁以上的老年患者对术后快速康复策略依然具有较高的依从性，并发症的发生率与70岁以下的患者相似，恢复情况也相似，不需要对策略中的措施进行调整。但亦有研究表明，75岁以上的、美国麻醉医师学会（ASA）分级Ⅲ～Ⅳ级的男性患者接受结直肠癌手术时，在拔除尿管时间、禁食时间、早期活动和进食时间方面不能完全依照术后快速康复策略。还有一项研究发现，与年轻患者相比，老年患者应用术后快速康复策略在拔出尿管、并发症和住院时间方面无明显差异，但老年患者术后1个月内的急诊发生率和再入院率比年轻患者高。

　　综上所述，由于老年患者自身状态的特殊性，在该群体中实施术后快速康复策略意义重大，但同时也存在诸多问题，需要不断尝试和深入推广，来摸索和积累对老年患者更适用、更有利的快速康复措施。随着围术期医学的发展，麻醉学科有望发挥桥梁作用，推进术后快速康复理念的发展。例如，麻醉医师术前对患者进行访视和评估，兼顾外科手术需要和患者合并疾病的处理，参与术前状态调整和整个围术期的疼痛管理，术中注重患者重要器官功能的保护，注意防治术后并发症。麻醉医师的工作任务可为促进多学科合作创造机会，麻醉管理将会在促进老年患者术后快速康复方面发挥至关重要的作用。

参 考 文 献

赵玉沛，熊利泽，2018. 加速康复外科中国专家共识暨路径管理指南（2018）［J］. 中华麻醉学杂志，38（1）：6.

中国医师协会麻醉学医师分会，2015. 促进术后康复的麻醉管理专家共识［J］. 中华麻醉学杂志，35（2）：141-148.

朱斌，黄建宏，2017. 快速康复外科在我国发展现状、挑战与对策［J］. 中国实用外科杂志，37（1）：26-29.

Baldini G, Ferreira V, Carli F, 2018. Preoperative preparations for enhanced recovery after surgery programs: a role for prehabilitation［J］. Surg clin North Am, 98（6）：1149-1169.

Borloni B, Huettner H, Schuerholz T, 2019. Preoperative nutritional conditioning: why, when and how［J］. Visc Med, 35（5）：299-304.

Chris D, Chandra MK, Frederique S, 2016. Anesthesia for the elderly patient. 2nd ed［M］. Oxford: Oxford University Press.

Dunkman WJ, Manning MW, 2018. Enhanced recovery after surgery and multimodal strategies for analgesia［J］Surg Clin North Am, 98（6）：1171-1184.

Mårtensson J, Bellomo R, 2015. Perioperative renal failure in elderly patients［J］. Curr Opin Anaesthesiol, 28（2）：123-130.

Tan JKH, Ang JJ, Chan DKH, 2021. Enhanced recovery program versus conventional care after colorectal surgery in the geriatric population: a systematic review and meta-analysis［J］. Surgical endoscopy, 35（3）：3166-3174.

Tang N, Jiang RR, Wang XB, et al, 2017. Insulin resistance plays a potential role in postoperative cognitive dysfunction in patients following cardiac valve surgery［J］. Brain Res, 1657: 377-382.

Xu B, Xu WX, Lao YJ, et al, 2019. Multimodal nutritional management in primary lumbar spine surgery a randomized controlled trial［J］. Spine, 44（14）：967-974.

第二章

老年人术后快速康复的术前评估及术前准备

第一节　老年人术后快速康复中的术前评估

据统计，65岁以上的老年人中，50%以上接受过手术治疗。有资料表明，65岁以上老年手术患者，ASA Ⅲ级以上者占总数的60.2%，大部分ASA Ⅲ级以上患者并存高血压、冠心病和慢性阻塞性肺疾病等。老年人围术期并发症发生率和死亡率明显高于青壮年。因此，麻醉前详尽地评估病情并做好充分的准备，是老年人麻醉成败的关键。

一、麻醉前准备

（一）麻醉前访视与检查

对于一般患者，麻醉医师应在手术前1天访视。其目的：①获取病史和体检的资料；②与患者交谈，解释其疑虑，取得其信任和合作；③与手术医师交流，了解手术方案，充分估计术中可能遇到的问题，并提出防治措施；④与患者家属谈话，征得理解和同意，签署"麻醉同意书"；⑤拟定麻醉实施方案，包括术前准备、术前用药及麻醉选择等。对高危疑难复杂手术或新开展手术患者，应提前数日访视患者，必要时与外科等有关科室医护人员一起进行术前讨论，共同评估，早做准备。

（二）病史复习

在访视患者时应仔细阅读病历，重点了解本次入院的目的与拟行手术；了解是否有并存疾病及其目前所用治疗药物的种类、剂量和效果；了解重要的既往史，包括手术、麻醉史，有无麻醉相关并发症及过敏史等；了解个人生活习惯，如吸烟、饮酒及催眠药等药物服用史；了解头颈部放射治疗史。

（三）体检和常规检查

体检的主要项目有心肺听诊，有无贫血、脱水、发绀、肥胖或消瘦，有无张口困难、义齿、牙齿松动、颈部活动受限制、气管位置偏移，以及精神状态等。对拟行椎管内麻醉的患者应检查脊柱有无病变，有无畸形或变形，穿刺点邻近组织有无感染等。

术前常规检查的项目应按病情和手术大小而定，一般进行血常规、尿常规、便常规、电解质、肝功能、肾功能、心电图、胸片等检查，为初步评估患者心功能、肺功能、肝功能、肾功能提供依据。

（四）特殊检查

对并存重要器官的疾病，或进行特殊手术的患者，应借助特殊检查做出评估。

（1）对疑有心血管疾病的患者应对心脏行超声检查及心导管或核素检查，以明确诊断和评估其心功能。对高血压病患者宜行24h动态血压监测，检查眼底，并明确其有无继发性心、肺、脑、肾并发症。对心律失常或心肌缺血患者应进行24h心电图监测。

（2）对合并肺部疾病，或进行胸部、上腹部大手术的患者，应进行肺功能和血气分析检查。

（3）对合并中枢神经系统疾病的患者应进行头颅CT、磁共振、脑电图等神经系统检查。对伴有肝、肾功能异常的患者主要通过系统的生化检查，以明确肝、肾功能损害程度。进行肾脏影像学检查更能直观地评定肾功能损害程度。

二、患者状态评估

（一）麻醉前患者整体评价

根据麻醉前患者病情和体格情况，美国麻醉医师学会（American Society of Anesthesiologists，ASA）将患者分为六级。

ASA Ⅰ级：指患者的重要器官功能正常，体格健壮，能耐受麻醉和手术。

ASA Ⅱ级：指患者的重要器官功能虽有轻度病变，但代偿完全，日常活动不受限制，能耐受一般麻醉和手术。

ASA Ⅲ级：指患者重要器官功能病变严重，功能受损在代偿范围内，日常活动受限，但尚能完成，对施行麻醉和手术有顾虑。

ASA Ⅳ级：指患者的重要器官功能病变严重，功能代偿不全，已威胁安全，施行麻醉和手术均有危险。

ASA Ⅴ级：指患者病情已达濒死阶段，不论手术与否均难以存活

24h，麻醉和手术有更大风险。

ASA Ⅵ级：已宣布为脑死亡的患者，其器官被用于捐献。

如为急诊手术，在分类顺序之前冠一"急"（或"E"）字，以示麻醉风险大于择期手术。

术前风险的总体评估还可以利用杜克活动度状态指数（Duke activity status index，DASI）和体能来进行。运动负荷试验是评估疑似心肌缺血的首选方式。但是功能状态受限的个体可能无法达到足够的运动应激，从而影响诊断结果的敏感性。DASI是通过勾选表中答案进行自我评价的调查问卷，可用其评估患者的运动能力，对峰值摄氧量进行粗略的估算。

心功能状态可用代谢当量（metabolic equivalent，MET）来衡量，体能是麻醉前心血管风险评估的可靠依据，低体能预示着手术预后较差。1 MET等于休息时的基础代谢率。爬一段楼梯或小山坡需要4 METs，剧烈运动如打网球、踢足球、打篮球、滑雪、游泳需要10 METs。通过衡量日常活动能力可评估患者的手术预后为优良（7 METs以上）、中等（4～7 METs）或者差（4 METs以下）。

（二）心血管系统评估

1.心脏病评估

（1）劳累性心绞痛评估：加拿大心血管病学会（Canadian Cardiovascular Society，CCS）对劳累性心绞痛的分级标准是依据诱发心绞痛的体力活动量而定的，该标准已广泛运用于临床，分级标准的具体内容如下。

Ⅰ级：一般的体力活动，不引起心绞痛，如行走、上楼等，而在费力、快速长时间用力后才引起心绞痛。

Ⅱ级：日常活动轻度受限，在行走、快步上楼、登高、饭后行走、寒冷或情绪激动等时发作心绞痛，或在睡醒后数小时内发作，一般速度、一般条件下平地步行200m以上，或上一层楼受限。

Ⅲ级：日常活动明显受限，在一般速度、一般条件下步行200m内，或上一层楼梯时即受限。

Ⅳ级：不能进行任何体力活动，休息的时候就会出现心绞痛的症状。

对于不稳定冠状动脉综合征患者（30天之内发生的心肌梗死、不稳定型心绞痛、分级Ⅲ和Ⅳ级的严重心绞痛）可以采用冠状动脉钙化积分、冠状动脉CT血管成像、冠状动脉造影等方法进行冠状动脉评估。如果患者有多个冠心病危险因素，并且有心肌缺血症状体征或者无法评估，可以建议到心内科进行冠状动脉评估。

（2）心力衰竭评估：1928年美国纽约心脏病学会（New York Heart Association，NYHA）提出心力衰竭程度分级，因操作简单，临床上沿用至今。NYHA分级是按诱发心力衰竭症状的活动程度将心功能的受损状况分为四级。

Ⅰ级：患者有心脏病，但日常活动量不受限制，一般体力活动不引起过度疲劳、心悸、气喘或心绞痛。

Ⅱ级：心脏病患者的体力活动轻度受限。休息时无自觉症状，一般体力活动引起过度疲劳、心悸、气喘或心绞痛。

Ⅲ级：患者有心脏病，以致体力活动明显受限。休息时无症状，但小于一般体力活动即可引起过度疲劳、心悸、气喘或心绞痛。

Ⅳ级：心脏病患者不能从事任何体力活动，休息状态下也出现心力衰竭症状，体力活动后加重。

评估失代偿心力衰竭患者（恶化或新出现的心力衰竭、心功能Ⅳ级）主要的辅助检查为超声心动图检查，其可以了解心脏结构与功能，特别是射血分数（ejection fraction，EF）。

（3）心律失常评估：评估严重心律失常的患者风险，如严重房室传导阻滞（二度Ⅱ型房室传导阻滞或三度房室传导阻滞），伴有心脏基础疾病的有症状的室性心律失常，室上性心律失常（包括心房颤动）伴未控制的心室率（静息状态心率＞100次/分），有症状的窦性心动过缓，室性心动过速。

（4）瓣膜病评估：2007年美国心脏协会/美国心脏病学会（American Heart Association/American College of Cardiology，AHA/ACC）指南提出严重瓣膜病包括重度主动脉瓣狭窄（平均压力差＞40mmHg，瓣口面积＜1.0cm^2，或无明显症状）和重度二尖瓣狭窄（平均压力差＞10mmHg，瓣口面积＜1.0cm^2，或无明显症状）。2014年AHA发布了针对瓣膜病的指南，对于严重瓣膜病患者，即使没有症状，也应加强监测；对于有干预指征的有心脏问题的患者，应该进行术前多学科会诊（multidisciplinary treatment，MDT），提出相应的处理意见。

（5）扩张型心肌病评估：应争取术前改善NYHA分级达Ⅲ～Ⅳ级患者的心功能。没有充分时间进行术前准备的患者（例如，急诊手术和限期手术），尤其是仍有活动性肺水肿的患者，静息状态下射血分数＜35%时发生并发症的风险更高，尤其注意传导阻滞的发生。

（6）肥厚性梗阻型心肌病评估：本病心源性猝死概率高，手术、麻醉风险大。应特别注意患者是否有晕厥发作史。术前常规行超声心动图检查以评估心功能，包括室间隔厚度，压差，是否有二尖瓣收缩期前移（systolic anterior motion，SAM）等。特别强调此类患者术前需要仔细评估进行手术与心脏风险的利弊。施行中高危手术需要慎重。

（7）高血压评估：根据2020版国际高血压标准将高血压分为1级高血压（140～159/90～99mmHg）与2级高血压（≥160/100mmHg）。2级高血压患者其麻醉手术风险明显高于1级和无高血压病史的患者。

2.外科手术对心血管风险的影响

（1）外科手术紧迫性：如果是6h内必须进行的急诊手术或需要进行心肺复苏的手术，可不进行或者进行有限的心血管风险评估；如果是6～24h必须要进行的手术，可进行有限的评估；限期手术和择期手术，需要进行仔细评估。根据2014年ANA/ACC指南，低风险指主要心脏不良事件（major adverse cardiovascular events，MACE）或者心肌梗死（myocardial infarction，MI）的发生风险＜1%，而风险升高指MACE发生风险＞1%。出入量不多，手术应激小的手术（白内障手术和小的整形外科手术）均属于低风险。

（2）Goldman心脏风险指数评分：见表2-1-1。

Goldman心脏风险指数评分共分5级。1级：0～5分，死亡率为0.2%。2级：6～12分，死亡率为2%。3级：13～25分，死亡率为21%。4级：26分，死亡率为＞56%，3级和4级的手术危险性较大。5级：＞26分，5级患者只宜施行急救手术。

心功能分级与Goldman心脏风险指数有相关性：Goldman心脏风险指数评分0～5分，心功能分级Ⅰ级；Goldman心脏风险指数评分6～12分，心功能分级Ⅱ级；Goldman心脏风险指数评分13～25分，心功能分级Ⅲ级；Goldman心脏风险指数评分≥26分，心功能分级Ⅳ级。

（3）非大血管手术的改良心脏风险指数（revised cardiac risk index，RCRI）：RCRI包括六个主要围术期心脏事件的独立危险因素（每个危险

表2-1-1 Goldman心脏风险指数评分

项目	内 容	记分
病史	心肌梗死＜6个月	10
	年龄＞70岁	5
体检	第三心音奔马律、颈静脉怒张等心力衰竭表现	11
	主动脉瓣狭窄	3
心电图	非窦性节律，术前有房性期前收缩	7
	持续室性期前收缩＞5次/分	7
一般内科情况	动脉血氧分压＜60mmHg，动脉血二氧化碳分压＞50mmHg，K^+＜3.0mmol/L，血尿素氮＞18mmol/L，肌酐＞260mmol/L，天冬氨酸氨基转移酶升高，慢性肝病及非心脏原因卧床	3
胸腹腔或主动脉手术		3
急诊手术		4
总 计		53

因素为1分）：高危手术，缺血性心脏病，慢性心力衰竭病史，脑血管病史，需胰岛素治疗的糖尿病，术前肌酐＞2.0mg/dl。RCRI评分为0分时，患者心脏并发症发生率为0.4%；RCRI评分为1分时，患者心脏并发症发生率为0.9%；RCRI评分为2分时，患者心脏并发症发生率达6.6%；RCRI评分为3分或以上时，围术期发生心脏并发症的概率高达11.0%。评分2分及以上的患者应进行无创试验（如运动平板试验、核素心肌灌注显像、冠状动脉CT造影等）进一步评价心脏风险。

（三）呼吸功能评估

由于呼吸系统在麻醉中至关重要，不论准备采用何种麻醉方式，均应向患者及其家属详细了解既往病史和现病史，特别是呼吸系统相关症状。结合查体和实验室检查进行准确评估，才能针对个体进行恰当的麻醉准备。

1.**呼吸系统病史** 麻醉前要重点掌握相关病史和体检，以判断肺部感染程度和肺功能减退程度，下面列举常见的病史和危险因素。

（1）呼吸困难：活动后呼吸困难可作为衡量肺功能不全的主要临床指标。0级无呼吸困难症状；能较长距离缓慢平道走动，但懒于步行为

1级；2级，步行距离有限制，走1条或2条街后需要停步休息；轻微活动、行走短距离、短时谈话即出现呼吸困难为3级；静息时也出现呼吸困难为4级。

（2）慢性咳嗽多痰：术后极易并发弥散性肺泡通气不足或肺泡不张，术前应做痰细菌培养，并应用相应的抗生素控制感染。

（3）感冒：可显著削弱呼吸功能，呼吸道阻力增高可持续达5周，同时对细菌感染的抵抗力显著减弱，或使原有呼吸系统疾病加重。

（4）哮喘：哮喘患者围术期的呼吸系统并发症是正常者的4倍。术前应特别注意的是气道高反应性（airway hyperresponsiveness，AHR），AHR是指患者对各种刺激产生支气管过度收缩反应，具有可逆性支气管痉挛的呼吸疾病过程。哮喘是一种典型AHR的综合病症，频发哮喘的患者可发生不可逆性的肺气肿，严重者导致右心衰竭。未控制的哮喘或哮喘急性发作期的患者不应安排择期手术。

（5）咯血：急性大量咯血可能导致急性呼吸道阻塞和低血容量，甚至出现休克，有时需施行紧急手术，麻醉处理的关键在于控制呼吸道，必须施行双腔支气管插管。

（6）吸烟：凡吸烟10年以上，每日超过20支者，即可认为已经存在慢性支气管炎，平时容易继发细菌感染而经常咳嗽咳痰，麻醉后则容易发生呼吸系统严重并发症。

（7）高龄和肥胖：老年人易合并慢性肺部疾病，并由此继发肺动脉高压和肺源性心脏病，这是高龄老人麻醉危险的重要原因之一。体重超过标准体重30%的老年患者，易并存慢性肺功能减退，术后呼吸相关并发症发生率可增高2倍。

2.呼吸系统检查

（1）体格检查：应注意患者的体形和外貌，重度肥胖、胸廓畸形或脊柱侧弯者肺容积可明显减少，肺顺应性下降，容易发生肺不张和低氧血症。观察皮肤和黏膜的色泽，有无苍白或发绀。成人平静呼吸时频率超过25次/分是呼吸衰竭的早期表现。呼气费力常提示有气道梗阻。注意辅助呼吸肌是否参与呼吸运动。听诊时注意呼吸音的强弱、是否粗糙，以及有无啰音，有高音调的喘鸣音提示小气道痉挛。

（2）肺功能检查

1）简易的肺功能试验：屏气试验——一般以持续屏气30s以上为正

常，＜10～20s者，提示心肺储备功能不足，麻醉手术风险很高。吹火柴试验——深吸气后做最大吹气，能将15cm远点燃的火柴吹灭者，提示肺储备功能良好。

2）肺功能测验：临床上可以用术前测定的肺功能情况预测术后肺部并发症的发生风险。肺功能测验结果危险指标值见表2-1-2。

表2-1-2　肺功能测验结果与预计术后肺功能不全的危险指标

肺功能测验项目	正常值	高度危险值
肺活量（VC）	2.44～3.47L	＜1.0L
第1秒用力呼气量（FEV_1）	2.83L	＜0.5L
最大呼气流率（MEFR）	336～288L/min	＜100L/min
最大自主通气量（MVV）	82.5～104L/min	＜50L/min
动脉血氧分压（PaO_2）	75～100mmHg	＜55mmHg
动脉血二氧化碳分压（$PaCO_2$）	35～45mmHg	＞45mmHg

当用力肺活量（forced vital capacity，FVC）小于预计的50%、第1秒用力呼气量（forced expiratory volume in the first second，FEV_1）小于2L、FEV_1小于预计值的70%或最大自主通气量（maximal voluntary ventilation，MVV）小于预计值50%时，有发生术后肺部并发症的中度危险；当FVC小于15ml/kg、FEV_1小于1L、FEV_1%小于预计值35%或最大呼气中期流量（FEF）25%～75%，小于1.4L/s时，有发生术后肺部并发症的高度危险。

（3）动脉血气分析：动脉血气分析是评价肺功能的常用指标。在肺功能测验高度异常的哮喘患者［FEV_1小于预测值的25%或呼气峰值流速（peak expiratory flow rate，PEFR）小于预测值的30%］，可见到高碳酸血症和（或）低氧血症。当$PaCO_2$大于45mmHg时，术后出现呼吸系统并发症的危险明显增加。要仔细追问患者的既往肺部疾病史，如果患者既往有慢性阻塞性肺疾病（chronic obstructive pulmonary disease，COPD）和呼吸衰竭要仔细评估，并常规进行血气分析。正常老年人PaO_2＝102－0.33×年龄（mmHg），故应正确认识老年患者的PaO_2、脉搏血氧饱和度（percutaneous oxygen saturation，SpO_2）水平，尤其是

80岁及以上老年患者不可太苛求术前达到正常水平。

（4）胸部影像学检查：用于发现或排除可引起呼吸功能障碍的胸廓、气管和肺组织的异常情况，如胸廓畸形、脊柱严重侧弯、气管或支气管梗阻（包括气管外原因导致的气道压迫或牵拽，以及气管内新生物引起的气道狭窄）、膈肌上移或运动障碍、气胸或胸腔积液、肺间质纤维化、肺大疱、肺气肿、毁损肺等。有COPD病史或呼吸衰竭病史的老年人应常规行胸正位片和CT检查。

3.气道评估

（1）体格检查

1）张口度：最大张口时上下门齿间的距离为张口度。正常为4~5cm（约3指），<3cm（2横指宽）应注意有插管困难的可能。不能张口或张口受限的患者，置入喉镜困难，即使能够置入喉镜，声门显露也不佳，因此可造成插管困难。常见原因有颞颌关节病变、颌面部瘢痕挛缩、颌面部肿瘤、小下颌等。

2）颈部后仰度：仰卧位下最大限度仰颈，上门齿前端至枕骨粗隆的连线与身体纵轴线相交的角度，正常值>90°，若<80°，颈部活动受限，可能插管困难。

3）颏甲间距：指颈部完全伸展时下颏至甲状软骨切迹的距离，正常>6.5cm，插管无困难；6~6.5cm，插管有困难，但可在喉镜显露下插管；若<6cm（三指），则不能经喉镜插管。

4）下颌骨的水平长度（从下颌角至颏凸）：正常>9cm，若<9cm，插管困难发生率很高。常见原因有颈椎炎症、脱位、骨折、固定术后、颈前巨大肿瘤、瘢痕挛缩、颈粗短、颈背脂肪过多等。

5）其他：有些特征如上切牙前突、巨舌症、无牙、极度肥胖、已愈合的气管造口等可能造成困难气道。气管严重受压时，如颈部巨大肿块、甲状腺肿、血肿、主动脉瘤、纵隔肿瘤等，也是插管困难的常见原因。

（2）气道分级

1）Mallampati气道分级：患者端坐，头取正中位，尽量张大口和伸舌（但不发声），由观察者平视患者口咽部，以能见到的口咽部结构（软腭、悬雍垂、咽侧壁）进行分级。Ⅰ级：可见软腭、咽腭弓、悬雍垂。Ⅱ级：可见软腭、咽腭弓，悬雍垂被舌根遮盖。Ⅲ级：仅见软腭。

Ⅳ级：未见软腭。此试验仅能预测50%的插管困难。

2）Cormack-Lehane分级（C-L分级）：根据直接喉镜下喉显露的情况进行分级。Ⅰ级：声门完全显露。Ⅱ级：声门部分显露，可见声门后联合；至多仅在轻压喉头时看见杓状软骨。Ⅲ级：仅显露会厌或会厌顶端，不能看见声门。可能无明显"困难体征"，会遭遇意想不到的插管困难。Ⅳ级：声门及会厌均不能显露。这种分级评估与麻醉科医师的技术和经验有明显关系。

3）Wilson综合评定：见表2-1-3，总分＞5分，75%有气道处理困难，假阳性率12%；总分≥4分可有42%患者存在困难气道，假阳性率仅0.8%。对评估可能为困难气道的患者，要充分做好处理困难气道的准备。

表2-1-3 Wilson综合评定

评分	0分	1分	2分
体重（kg）	＜90	90～110	＞110
头颈屈伸最大活动度	＞90°	＝90°	＜90°
下颌活动度（cm）	IG*≥5	IG＝5	IG＜5
	Slux**＞0	Slux＝0	Slux＜0
下颌退缩，上门齿增长程度	正常	中度	重度

*最大齿间距；**下门齿超越上门齿最大向前移动距离。

（四）中枢神经系统评估

老年人神经系统呈退行性改变，患有周围血管疾病、高血压或糖尿病的老年患者极易合并脑血管疾病。患者有头痛、阵发性短暂无力、运动障碍、神志异常或慢性局灶症状等表现时需要术前申请神经科医师给予会诊。对于合并或可疑中枢神经系统疾病患者，应行头部CT、磁共振、脑电图等检查。急诊颅脑外伤患者要对其神志状态进行评估，包括意识障碍程度、瞳孔、神经系统体征、生命体征等。

1. 意识障碍程度 Glasgow昏迷评分（表2-1-4）从睁眼反应、答应反应和运动反应三方面对患者进行评估。

表2-1-4　Glasgow昏迷评分表

睁眼反应	记分	答应反应	记分	运动反应	记分
自动睁眼	4	回答正确	5	遵医嘱活动	6
呼唤睁眼	3	回答错误	4	刺痛定位	5
刺痛睁眼	2	语无伦次	3	躲避刺痛	4
不能睁眼	1	只能发声	2	刺痛肢屈	3
		不能发声	1	刺痛肢伸	2
				不能活动	1

正常为15分，最差为3分，13～15分为轻度意识障碍，9～12分为中度意识障碍，3～8分为重度意识障碍，评分越低说明病情越重，预后越差。≤8分者为重症。<5分者死亡率极高。判断昏迷的标准：不能自动睁眼；不能说出可以理解的语言（发音或喊叫不属于可理解的语言）；不能按吩咐做动作。

2.瞳孔　正常瞳孔直径为2～4mm，等大等圆，对光反射灵敏。双侧瞳孔时大时小是中脑损伤，针尖样瞳孔是脑桥损伤的典型表现。瞳孔变化可由为动眼神经、视神经及脑干等部位的损伤引起，应用某些药物、惊骇时也会影响瞳孔状况，但是最需要引起注意的是小脑幕切迹疝导致的瞳孔进行性扩大。

3.神经系统体征　原发性脑损伤可以引起的偏瘫等局灶性体征通常在受伤时已经出现，合理及时治疗，一般不会继续加重。如果出现继发性脑损伤，如颅内血肿、脑水肿，则是在伤后逐渐出现，如同时有意识障碍进行性加重表现，应考虑小脑幕切迹疝。

4.生命体征　轻度颅脑损伤后，体温一般变化不大，但脑干、下丘脑损伤时可出现持续性高热。急性颅内压增高时可出现呼吸深慢、血压上升、脉压（pulse pressure，PP）增大、心率下降等生命体征改变。生命体征紊乱为脑干受损的基本征象，受伤早期出现的呼吸、血压改变，常为原发性脑干损伤所致。颅脑受伤后，与意识障碍和瞳孔变化同时出现的进行性心率减慢和血压升高，是小脑幕切迹疝导致的表现。需要注意的是：枕骨大孔疝可以没有明显的意识障碍和瞳孔变化过程而突然发生呼吸停止。

（五）肝功能评估

肝脏是物质代谢的重要器官。肝脏重量在15～25岁时达到高峰，此后随年龄增长而降低，50岁以后更为明显。肝实质细胞减少，储备功能下降。肝功能减退，合成蛋白功能下降，影响血浆胶体渗透压，导致组织液的生成及回流障碍，易出现水肿。肝解毒功能降低，药物代谢速度减慢，易引起药物性肝损害。由于老年人消化吸收功能差，容易引起蛋白质营养缺乏，使肝中脂蛋白合成障碍，导致肝脂肪沉积。

术前肝功能评估的主要指标包括氨基转移酶、胆红素、白蛋白、凝血酶原时间、Child-Pugh肝功能分级、吲哚菁绿（indocyanine green，ICG）试验。

应用最早、最广泛的评分系统为Child-Pugh肝功能分级（表2-1-5），包括临床症状（腹水、肝性脑病）和实验室检查（总胆红素、白蛋白、凝血酶原时间）共5项指标。此分级对肝硬化失代偿期患者有较好的评估作用，但并不能评估肝脏储备功能，对肝脏手术风险的预测价值也非常有限。

按累计分数分级，A级：5～6分，手术危险度小，预后最好。B级：7～9分，手术危险度中等。C级：10～15分，手术危险度大，预后最差。

表2-1-5　Child-Pugh肝功能分级

临床指标	1分	2分	3分
腹水	无	轻度	中、重度
肝性脑病（级）	无	1～2	3～4
总胆红素（μmol/L）	＜34	34～51	＞51
白蛋白（g/L）	＞35	28～35	＜28
凝血酶原时间（s）	＜4	4～6	＞6

肝脏清除或负荷试验是反映肝脏代谢能力的检查。ICG试验应用颇广，是诊断代偿期肝硬化比较敏感的指标。ICG静脉注入后90%以上能被血中白蛋白结合，因此可以先注射ICG再抽取血液，检测其浓度，可以定量评估肝功能储备功能（受肝脏血供、肝细胞数量、肝细胞线粒体功能等因素影响）。目前常用的参数是计算15min吲哚菁绿滞留率

（indocyanine green retention rate at 15minutes，ICG R15），正常值＜10%。现有的肝功能评估方法中，ICG R15可以较好地预测术后肝衰竭的发生。对于肝硬化患者，ICG R15＜14%，半肝切除是可行的，但当ICG R15＞14%时，半肝切除手术后发生肝衰竭死亡的风险是前者的3倍。

术前肝功能评估的新进展有无创ICG试验（脉搏ICG分光光度法）；利用体积比计算剩余肝功能（X线、CT）；磁共振造影计算肝脏功能（动态）；核医学监测如肝去唾液酸糖蛋白受体（asialoglycoprotein receptor，ASGPR）显像和单光子发射计算机断层成像（SPECT）肝脏三维显像等方法，三维立体肝功能评估方法将成为对肝脏术后剩余肝功能评估的一种最有前途的方法。

（六）肾功能评估

肾脏是人体受衰老影响最明显的脏器之一，也是功能减退最快的器官之一。随年龄增长，肾单位数量减少，肾萎缩体积变小、重量减轻，30～50岁时为270g，80岁时减轻约20%。老年人肾组织学特征是部分肾小球发生透明变性、肾小管细胞脂肪变性、入球血管发生硬化等，远曲小管随着年龄增长出现憩室，这些憩室的扩大使老年人常见发生肾囊肿。

肾功能可因血管硬化、有效肾血流量减少而改变：①肾小球滤过率、肌酐清除率明显减低。②肾小管的功能减退更为明显，葡萄糖重吸收和尿浓缩能力亦下降。肾小管浓缩与稀释功能降低出现较早，但进展缓慢，65岁以后急剧降低，约为年轻人的80%。③肾内分泌功能下降，前列腺素分泌减少，导致血管萎缩和血流量减少。血浆内肾素活性降低30%～50%，使血和尿中的醛固酮平均减少50%，导致水钠失衡，影响血流量。老年人促红细胞生成素减少，易致红细胞成熟与生成障碍，可发生贫血。

约30%的老年外科患者伴肾功能不良，肾脏疾病不仅影响很多麻醉药的作用时限，还可增加围术期急性肾功能不全和衰竭的风险。麻醉药物对循环的抑制、手术创伤和失血、低血压、输血反应、脱水等因素都可以导致肾血流减少，并产生某些肾毒性物质，引起暂时性肾功能减退。大量使用某些抗生素、大面积烧伤、创伤或并发脓毒症时，均能导致肾功能损害。如果已存在肾病，则损害更显著。对慢性肾衰竭或急性肾病患者，原则上禁忌施行任何择期手术。近年来，在人工肾透析治疗下，慢性肾衰竭已不再是择期手术的绝对禁忌证。总体来说，此类患者对麻醉和手术的耐受性差。

术前合并慢性肾病是术后发生急性肾损伤、消化道出血、心房颤动、低心排血量的独立危险因素，也是冠状动脉旁路移植术围术期发生并发症的独立危险因素。

建议对老年患者进行常规肾功能评估，肾小球滤过率（glomerular filtration rate，GFR）是评估肾小球功能最重要的参数，是目前最好的健康及疾病状态下肾功能评价指标。其直接测量非常烦琐，对于所有需手术患者推荐根据慢性肾脏病流行病学合作（chronic kidney disease epidemiology collaboration，CKD-EPI）公式估算肾小球滤过率（eGFR），以评估患者的肾功能状况及术后发生急性肾损伤的风险。CKD-EPI公式为肾小球滤过率（GFR）＝a×（血肌酐/b）^{c}×（0.993）^{年龄}，其中a值根据性别与人种分别采用如下数值，黑色人种男性＝163、女性＝166，白色人种及其他人种女性＝144、男性＝141；b值根据性别不同分别采用如下数值，女性＝0.7、男性＝0.9；c值根据年龄与血清肌酐值的大小分别采用如下数值，女性血清肌酐≤0.7mg/dl＝-0.329、血清肌酐＞0.7mg/dl＝-1.209；男性血清肌酐≤0.7mg/dl＝-0.411、血清肌酐＞0.7mg/dl＝-1.209。必须考虑合适的术前预防策略（如慎用肾毒性药物及造影剂等）。

男性GFR为（125±15）ml/min，女性约低10%。肾功能不全患者GFR降低的程度与术后发生肾衰竭和手术并发症有密切关系。有文献表明，GFR为50～75ml/min，有可能手术前后发生肾衰竭；GFR为25～50ml/min，危险性更大，应密切关注围术期水电解质平衡，适当调整药物剂量；GFR＜25ml/min，在肾衰竭基础上增加了肾外并发症的发生危险性。

（七）内分泌系统评估

1. 糖尿病　为常见病和多发病，术前患者均应常规检查血糖和尿酮体，评估是否有糖尿病酮症酸中毒。一旦确诊糖尿病酮症酸中毒，立即纠正水和电解质失衡，纠正酸中毒，补充胰岛素促进葡萄糖利用，并寻找和去除诱发酮症酸中毒的应激因素。值得注意的是所有老年人糖耐量均降低，应引起重视。合并糖尿病的老年患者应当注意评估其血糖控制是否稳定、对降糖药物的敏感性、是否合并心血管疾病、周围神经病变程度及认知功能状态等情况。另外，有部分老年患者合并隐性糖尿病，术前应常规检查血糖水平。

2. 肾上腺功能抑制　与使用皮质激素有关。对经常使用皮质激素治疗的患者，应询问其用药剂量和最后一次用药时间。肾上腺皮质功能抑制不能预测，取决于激素的用药剂量、药效和频度，以及激素治疗时间的长短。泼尼松累积剂量大于0.4g可发生肾上腺皮质功能抑制，且可延续至停止用药后1年。

3. 甲状腺疾病　包括甲状腺功能减退和甲状腺功能亢进两类。近年资料表明，对稳定型的甲状腺疾病患者，允许施行择期麻醉和手术；大型及高风险手术需推迟择期手术，并给予相应治疗。

（八）胃肠道功能及胃肠系统疾病评估

老年人胃肠道血流量降低，胃黏膜有一定程度的萎缩，唾液及胃液分泌减少，胃酸较少，胃排空时间延长，肠蠕动减弱，但一般对老年人的消化、吸收功能无较大影响。65岁以上的接受中大型手术的老年患者围术期易并发应激性溃疡，建议麻醉手术前仔细询问是否有消化性溃疡病史及近期是否服用可能导致消化道出血的药物，严防围术期应激性溃疡的发生。

（九）血栓和出血风险评估

静脉血栓栓塞症（venous thromboembolism，VTE）包括深静脉血栓形成（deep venous thrombosis，DVT）和肺栓塞（pulmonary embolism，PE）。VTE在临床中很常见，一旦发生后果很严重。流行病学研究显示VTE是住院患者致死和致残的主要原因之一。全球每年确诊的PE和DVT患者约数百万人，美国VTE的发生例数每年超过90万，其中1/3直接导致死亡。血管内皮损伤、血流速度减缓和血液成分改变是VTE形成公认的三大必要条件。外科手术患者术前活动减少，麻醉及术中静止不动、术后卧床都使静脉血流明显减慢；手术创伤使组织因子释放激活外源性凝血系统，出现高凝状态或血栓形成；除此之外，患者自身因素，如高龄、肥胖，或患有遗传性易栓症、恶性肿瘤、静脉曲张，以及既往VTE病史，均可增加VTE风险。另外，手术类型和手术时间也是很重要的影响因素。大多数住院患者存在一种或多种的静脉血栓栓塞的危险因素，通常混合存在。大量的研究结果显示，根据上述因素对患者进行危险分层并采取相应的预防措施非常有益。对于外科手术患者而言，使用药物进行VTE预防有效，并且术后发生出血的风险未见明显增高。

ERAS预防方案中，术前对患者用深静脉血栓Autar评分表（表2-1-6）进行评估。评估的时机为：高风险人群入院24h内，术后患者即时完成评估。

表2-1-6 深静脉血栓Autar评分表

年龄（周岁）	分值	体重指数（kg/m²）		分值	活动	分值
10～30	0	体重不足	16～18	0	自由活动	0
31～40	1	体重适中	20～25	1	运动受限（需辅助工具）	1
41～50	2	超重	26～30	2	运动严重受限（需他人协助）	2
51～60	3	肥胖	31～40	3	使用轮椅	3
61～70	4	过度肥胖	≥40	4	绝对卧床	4
70以上	5					
创伤风险（术前评分项目）	分值	特殊风险		分值	评估指引	
头部受伤	1	口服避孕药			分值范围 危险等级	
胸部受伤	1	20～35岁		1	≤10 低风险	
脊柱受伤	2	＞35岁		2	10～14 中风险	
骨盆受伤	3	激素治疗		2	≥15 高风险	
下肢受伤	4	妊娠/产褥期		3		
		血栓形成		4		
高风险疾病	分值	外科手术（只选择一个合适的手术）		分值	评估时机：	
溃疡性结肠炎	1	小手术＜30min		1	①高风险人群入院24h内、手术后患者即时完成	
红细胞增多症	2	择期大手术		2	②≥15者根据活动内容的改变及时评估（至少每3天一次）	
静脉曲张	3	急诊大手术		3	③＜14分者每周评估一次	
慢性心脏病	3	胸部手术		3	总分：_____ 评估人：_____	
急性心肌梗死	4	腹部手术		3		
恶性肿瘤（活性）	5	泌尿系统手术		3	预防策略：	
脑血管疾病	6	神经系统手术		3	低危：走动＋弹力袜	
静脉栓塞病史	7	妇科手术		3	中危：弹力袜＋肝素＋静脉泵	
		骨科（腰部以下）手术		4	高危：弹力袜＋肝素＋静脉泵	

注：评估各项目在相应分值处打√，各项分值相加计算总分数。

（十）免疫功能及组织免疫系统评估

老年患者免疫反应受到抑制，使老年人容易发生感染。免疫反应低下与胸腺的退化和T细胞的功能改变有关。

（十一）精神状态评估

1.焦虑抑郁状况　术前焦虑抑郁状态可导致术后死亡率增加，住院时间延长，术后疼痛明显及麻醉药物使用增加。建议老年患者进行焦虑抑郁状况评估，如采用老年抑郁量表（the geriatric depression scale, GDS）。该评估量表由Brink等在1982年创制，专用于老年人抑郁的筛查。针对老年人1周以来最切合的感受进行测评。

2.谵妄　会导致老年患者病死率和并发症发生率增高，常表现为急性发作或症状波动、注意力受损、思维不连贯和意识水平变化。

（十二）营养状态评估

所有老年患者均应接受营养状态评估。如果患者合并以下任何一种情况，证明存在严重营养不良发生风险。体重指数（body mass index, BMI）$< 18.5 kg/m^2$合并一般情况较差；血清白蛋白$< 30 g/L$（无肝肾功能不全证据）；过去6个月内体重下降10%～15%；进食下降，不能达到正常进食量的50%。根据《中国加速康复外科临床实践指南（2021版）》，术前应采用营养风险筛查2002（nutritional risk screening 2002, NRS 2002）进行营养风险筛查。对合并营养风险的患者（NRS 2002评分≥3分）制订营养诊疗计划，包括营养评定、营养干预与监测。

衰弱被认为是一种与年龄相关、机体多系统功能减低、体能储备减少，可导致跌倒、住院、残疾、死亡等不良结局的老年综合征。研究发现衰弱与临床结局密切相关。衰弱是术后不良事件发生的独立预测因素。衰弱与年老、多病和残疾有密切关系，但又不能单独用疾病或残疾来解释，它是独立存在的，经过治疗或干预可以逆转。因此，建议临床医师在术前对高危患者进行精神科及老年病科的评估，对手术患者进行衰弱及心理干预，以增加手术安全系数。

（十三）功能/体力状态和跌倒风险的评估

功能依赖是术后6个月死亡率的最强危险预测因素。活动能力下降也与术后谵妄相关。活动能力下降会增加手术部位耐甲氧西林金黄色葡萄球菌（methicillin-resistant Staphylococcus aureus, MRSA）感染的风险。

生活能力评估采用日常生活活动能力（activities of daily living,

ADL）量表（表2-1-7），小于60分为异常。

1.日常生活活动能力评估（功能/体力状态的简短筛查试验）

（1）你自己能下床或离开椅子吗？

（2）你自己能穿衣服和洗澡吗？

（3）你自己能做饭吗？

（4）你自己能买东西吗？

如果以上任一问题回答"不能"，进行日常生活活动能力量表筛查。

表2-1-7　日常生活活动能力量表

项目	0分	5分	10分	15分
大便	失禁	偶尔失禁	能控制	
小便	失禁	偶尔失禁	能控制	
洗漱	需帮助	独立洗脸、刷牙、梳头、剃须		
如厕	依赖别人	需部分帮助	自理	
吃饭	完全依靠	需部分帮助	全面自理	
挪动	完全依靠不能坐	需大量帮助（2人）能坐	需少量帮助（1人）或指导	自理
活动（步行）	不能动	在轮椅上独立活动（体力或语言指导）	需1人帮助步行	独自步行（可用辅助器）
穿衣	依赖	需部分帮助	自理	
上楼梯	不能	需帮助（体力或语言指导）	自理	
洗澡	依赖	自理		

注：总分100分，达到100分为正常，高龄老年人达到95分为正常。

2.记录视力、听力或吞咽功能下降情况

3.询问跌倒病史

4.建议采用起立行走试验对患者步态、运动受限情况进行评估　起立行走试验（timed up and go test，TUGT）评定只需要一张有扶手的椅子和一个秒表，评定时患者着平常穿的鞋，坐在有扶手的靠背椅上。在离座椅3m远的地面上贴标识物。当测试者发出"开始"的指令后，患者从靠背椅上站起。站稳后，按照平时走路的步态，向前走3m，过标识物处后转身，然后走回到椅子前，再转身坐下，靠到椅背上。测试过程中不能给予任何躯体的帮助。测试者记录患者背部离开椅背到再次坐下（靠到椅背）所用的时间（以秒为单位）以及在完成测试过程中出现可能会跌倒的危险性。评分标准：TUGT ≥ 15s提示有功能减弱。对测试过程中的步态及可能会跌倒的危险性按以下标准打分：1分，正常；2分，非常轻度异常；3分，轻度异常；4分，中度异常；5分，重度异常。

（十四）认知障碍评估

认知障碍与手术预后差，如住院时间延长、围术期死亡风险增加及术后功能下降等因素相关。对有认知功能障碍病史的患者，建议尽早进行认知功能评估，因为认知障碍可导致随后的功能状态和（或）药物使用评估结果不可靠。建议仔细收集患者术前认知状态资料，请相关科室医师会诊，使用认知功能评价量表进行评估。

（十五）PONV评估

PONV是外科手术后常见并发症，PONV主要发生在术后24 ~ 48h，术后24h内恶心呕吐的发生率可达60%。PONV不但会增加患者的不适感，而且可能引发更为严重的后果，包括诱发吸入性肺炎，水、电解质紊乱，营养不足，切口裂开感染，切口疝形成等，以及延长住院时间和增加医疗费用。

ERAS优化策略包括术前对患者进行PONV风险评估，根据评估结果进行预防性干预。具体做法是在术前采用成人PONV简易风险评分表进行PONV风险评估，评分≥3分时，在术后呕吐发生之前，即可直接给予预防性治疗，从而降低PONV的发生率。除了上述措施外，预防术后呕吐相关的措施还有：选择尽可能减少容易引发呕吐的麻醉药物和镇痛药物，采用非阿片类镇痛药物；采取局部麻醉加全身麻醉方式，减少全身麻醉药量；术中减少出血，维持充足血容量。

（十六）手术压疮风险评估

压疮是皮肤或皮下组织由于压力、剪切力或摩擦力而产生的皮肤、肌肉和皮下组织的局限性损伤，常发生在骨隆突处。临床最常用的压疮评估量表包括Braden压疮风险评估量表（全面）、Norton压疮风险评估量表（简单）和Waterlow压疮风险评估量表（详细）。以往研究结果显示，Norton、Braden和Waterlow压疮风险评估量表的灵敏度差别不大，因此，本章仅以Norton压疮风险评估量表（表2-1-8）为例进行说明。Norton压疮风险评估量表对患者的身体情况、精神状态、活动力、移动力和失禁5方面进行评估。

表2-1-8　Norton压疮风险评估量表

项目	4分	3分	2分	1分
身体情况	良好	尚可	虚弱	非常差
精神状态	清醒	淡漠	混淆	木僵
活动力	活动自如	扶助行走	轮椅活动	卧床不起
移动力	移动自如	轻度受限	严重受限	移动障碍
失禁	无	偶尔	经常	二便失禁

三、结语

ERAS理念强调以患者为中心，以循证医学证据为基础，贯穿入院前、术前、术中、术后及出院后。ERAS的核心内容就是术前评估部分。术前全面检诊患者整体状态、各系统功能及并发基础疾病，经相关科室会诊给予相应处理。术前评估工具和量表可用于识别有并发症风险的患者，并对围术期风险进行分层。评估麻醉、手术风险及患者耐受性，完善术前准备，制订患者的麻醉方案及可能出现相关并发症的预案，初步确定患者是否具备进入ERAS相关路径的条件。

参 考 文 献

王天龙，王东信，李金宝，等，2020. 中国老年患者围手术期麻醉管理指导意见（2020版）[J]. 中华医学杂志，8（31）：2404-2415.

中国高血压防治指南修订委员会，2019. 中国高血压防治指南2018年修订版 [J]. 心脑血管病防治，19（1）：1-44.

中华医学会外科学分会，中华医学会麻醉学分会，2021. 中国加速康复外科临床实践指南（2021）（一）[J]. 协和医学杂志，12（5）：624-631.

Autar R，1996. Nursing assessment of clients at risk of deep vein thrombosis（DVT）：the Autar DVT scale [J]. J Adv Nurs，23（4）：763-770.

Bahl V，Hu HM，Henke PK，et al，2010. A validation study of a retrospective venous thromboembolism risk scoring method [J]. Ann Surg, 251（2）: 344-350.

Canada JM, Reynolds MA, Myers R, et al, 2021. Usefulness of the Duke activity status index to select an optimal cardiovascular exercise stress test protocol [J]. Am J Cardiol, 146: 107-114.

Caprini JA, 2005. Thrombosis risk assessment as a guide to quality patient care [J]. Dis Mon, 51（2-3）: 70-78.

Detroz B, Sugarbaker PH, Knol JA, et al, 1994. Causes of death in patients undergoing liver surgery [J]. Cancer Treat Res, 69: 241-257.

Gianotti L, Besselink MG, Sandini M, et al, 2018. Nutritional support and therapy in pancreatic surgery: a position paper of the International Study Group on Pancreatic Surgery (ISGPS) [J]. Surgery,164（5）: 1035-1048.

Heit JA, Cohen AT, Anderson FA, 2005. Estimated annual number of incident and recurrent, non-fatal and fatal venous thromboembolism (VTE) events in the US [J]. Blood, 106（5, article 267A）: 267A.

Mayhew D, Mendonca V, Murthy BVS, 2019. A review of ASA physical status-historical perspectives and modern developments [J]. Anaesthesia, 74（3）: 373-379.

Weimar C, Goertler M, Röther J, et al, 2008. Predictive value of the Essen Stroke Risk Score and Ankle Brachial Index in acute ischaemic stroke patients from 85 German stroke units [J]. J Neurol Neurosurg Psychiatry, 79（12）: 1339-1343.

Wilson ME, Speiglhalter D, Robertson JA, et al, 1988. Predicting difficult intubation [J]. Br J Anaesth, 61（2）: 211-216.

Zung WW, 1972. The Depression Status Inventory: an adjunct to the Self-Rating Depression Scale [J]. J Clin Psychol, 28（4）: 539-543.

第二节　老年人术后快速康复中的术前准备

人口老龄化是一个全球性的公共卫生挑战。世界60岁以上人口的比例将从2010年的11.0%增加到2050年的21.8%，而80岁以上人口的比例将从1.5%增加到4.3%。据估计，老年人需要手术的比例是其他人群的4倍。考虑到减少医疗支出的经济和社会压力，制定战略以满足这些日益增长的需求并确保为老年外科患者提供更高质量的康复是非常必要的。麻醉前准备的目的是确保患者麻醉和手术中的安全，减少围术期并发症的发生率和病死率，尽可能将患者术前机体状态调整到最佳水平，提高患者的耐受力。

一、术前一般准备

（一）心理准备

大部分老年患者术前存在不同程度的思想顾虑，或恐惧、紧张、焦虑等心理波动，情绪激动或彻夜失眠，导致中枢神经系统和交感神经系统过度兴奋，全身氧耗明显增多，削弱了患者对麻醉和手术的耐受力。为此，麻醉医师接触患者及其家属时应注意言谈举止，注意沟通技巧，术前须缓解患者的焦虑情绪，从关怀、安慰、解释和鼓励着手，尊重患者的知情权，酌情恰当阐明手术目的、麻醉方式、手术体位，以及麻醉或手术中可能出现的不适及安全措施等情况，针对存在的顾虑和疑问进行交谈和说明，以取得患者信任与配合，有利于ERAS顺利实施。对过度紧张而不能自控的患者，晚间可给予适量镇静药，手术日晨麻醉前再给适量镇静药。

（二）营养状况准备

多数老年人因长期卧床或长期消耗性疾病而存在显性或隐性的营养不良。营养不良导致机体蛋白质和某些维生素不足，可明显降低麻醉和手术耐受力。老年人常伴有低血容量或贫血，对失血和休克的耐受能力降低。低蛋白血症常伴发组织水肿，降低组织抗感染能力，影响创口愈合。维生素缺乏可致营养代谢异常，术中容易出现循环功能或凝血功能异常，术后抗感染能力低下，易出现肺部感染并发症。

当出现以下任一情况时应给予术前营养支持：6个月内体重下降 $> 10\%$；NRS 2002评分 $\geqslant 5$ 分；BMI $< 18.5 \text{ kg/m}^2$ 且一般状态差；血清白蛋白 $< 30\text{g/L}$。手术前如果有较充裕的时间，首选经消化道途径如经口补充营养及肠内营养支持；如果时间不充裕，或患者不能或不愿经口饮食，经消化道不能满足需要或无法经消化道提供营养时，术前施行静脉营养治疗；白蛋白低下者，可适当补充人血白蛋白。术前营养支持时间一般为7～10天，存在严重营养问题的患者可能需要更长时间，改善营养状况，降低手术并发症发生率。

（三）适应性训练

有关术后饮食、体位、大小便、切口疼痛或其他不适，以及可能需要较长时间输液、吸氧、胃肠减压、胸腔引流、导尿及各种引流等情况，术前可酌情将其临床意义向患者说明，以争取配合。多数患者不习惯在床上大小便，术前需进行锻炼。术后深呼吸、咳嗽、咳痰的重要性必须向患者讲解清楚，并训练正确执行的方法。

（四）口腔卫生准备

老年患者一般会有松动牙齿和装有活动性义齿，应叮嘱患者入手术室前将义齿摘下，松动牙齿用线扎牢，防止麻醉时脱落，甚至误吸入气管或嵌顿于食管。

（五）输液输血准备

对中等以上手术，术前应检查患者的血型，留取一定血样，做好交叉配血试验。凡有水、电解质或酸碱失衡者，术前均应常规输液，尽可能进行补充和纠正。

（六）手术部位的皮肤准备

病情允许时，患者在手术前一日应洗澡，洗头和修剪指（趾）甲，并更换清洁的衣服，按各专科的要求剃去手术部位的毛发，清除皮肤污垢，范围一般应包括手术区周围5～20cm，剃毛时应避免损伤皮肤。备皮的时间，多数在手术前一日完成，部分骨、关节手术，无菌要求较严格，皮肤的准备应连续进行3天。手术前日晚主管医师应该仔细检查皮肤准备情况，如发现切口附近皮肤有破损、毛囊炎，应推迟手术日期。

（七）预防感染

手术前，应采取多种措施增强患者的体质，预防感染。例如，及时处理龋齿或已发现的感染灶，患者在手术前不与感染者接触。严格遵循无菌技术原则，手术操作轻柔，减少组织损伤等是防止手术野感染的重要环节。下列情况需要预防性应用抗生素：涉及感染病灶或切口接近感染区域的手术；肠道手术、操作时间长、大的手术开放性创伤，创面已污染或有广泛软组织损伤，创伤至实施清创的间隔时间较长，或清创所需时间较长及难以彻底清创者；癌肿手术；涉及大血管的手术，需要植入人工制品的手术；器官移植术。

二、心血管系统准备

充血性心力衰竭失代偿、严重心律失常、重度瓣膜疾病和急性心肌梗死对围术期威胁最大，通常应取消或延期手术，使病情得到良好的控制。老年患者更容易发生围术期心脏不良事件。因此，ACC/AHA的非心脏手术评估，对于心脏并发症发生风险较高的老年患者至关重要。术前风险评估应关注三个要素：择期计划手术后心脏不良事件的手术风险、患者耐受力和风险指数。心脏储备的评估比射血分数的静息值更重要。体能为4个METs，相当于爬一段楼梯的能力。有一个明确的共识，就是在手术前继续使用常规慢性疾病治疗药物（尤其是β受体阻滞剂和他汀类药物）。

（一）高血压

原发性高血压患者的麻醉风险取决于有无继发性重要器官损害及损害程度。一般推荐严重高血压患者（收缩压＞200mmHg，舒张压＞115mmHg）推迟择期手术，直至血压降至180/110mmHg以下。如果有严重的终末器官损伤，术前应尽可能降血压至正常。避免过快或过低地降压，否则可增加大脑和冠状动脉的缺血。若非急症手术，高血压患者术前均需经一段时间的内科治疗，使血压控制于接近正常水平，将有助于减少围术期心、脑、肾等器官损害的发生率。通常术前老年人血压控制于145/90mmHg水平即可。现已公认抗高血压治疗应持续到麻醉前，突然停用降压药可能导致心肌梗死、心力衰竭和脑血管意外事件等。但术前必须了解患者所用的抗高血压药物的种类和剂量，因为很多药物与麻醉药有协同或相加的循环抑制作用。避免使用中枢性降压药（可乐定）、血管紧张素Ⅱ受体阻滞剂（angiotensin Ⅱ receptor blocker，ARB）类（如缬沙坦、氯沙坦、替米沙坦等）或血管紧张素转化酶抑制剂（angiotensin converting enzyme inhibitor，ACEI）类（如依那普利、卡托普利等），以免麻醉期间发生顽固性低血压和心动过缓，应在手术当日早晨停用。其他降压药如β受体阻滞剂、钙通道阻滞剂、硝酸酯类药物应持续用至手术当天，避免因停药而发生血压剧烈波动。利尿剂（呋塞米、氢氯噻嗪、螺内酯等）应在手术当日早晨停用。肾上腺素能神经抑制药（利血平、复方利血平）术前停药1周，改用其他降压药物。

（二）冠心病

冠心病是老年人麻醉中常见的并存病，70岁以上可超过50%。近期心肌梗死者围术期再梗死的发生率有所降低，3个月内5.7%，3～6个月2%～3%。麻醉前应由内科诊疗。药物治疗主要用β受体阻滞剂、硝酸盐、钙通道阻滞剂和葡萄糖－胰岛素－钾合剂（combination of glucose-insulin-potassium，GIK）等，并予吸氧，以控制心率和血压，纠正心律失常，防治心肌缺血或冠状动脉血管痉挛，并保持患者安静等。术前用洋地黄治疗者，手术当天应停药，但如果患者有心房颤动且心室率较快，一般应维持用药至手术当天。

（三）心血管系统用药

1.β受体阻滞剂

（1）常用：美托洛尔、比索洛尔、索他洛尔及其他。

（2）处理：应继续使用直至手术当日早晨。

突然停用β受体阻滞剂会出现撤药综合征，并可伴随高肾上腺素能状态，从而增加心肌耗氧量，严重时可危及生命；但β受体阻滞剂引起的低血压和心动过缓效应与麻醉药物对心血管系统的抑制有叠加效应，因此需要给予大剂量的血管收缩药和抗胆碱能药物才可升高血压和心率。

2. ACEI和ARB类

（1）常用：卡托普利、依那普利、贝那普利；氯沙坦、缬沙坦、厄贝沙坦及其他。

（2）处理：①全身麻醉：应在手术当日早晨停用。②监护性麻醉：应继续使用直至手术当日早晨。

全身麻醉状态下交感神经系统受抑制，如同时合并低血容量并于术前持续使用ACEI类药物则调节血压的几个因素均被抑制，机体易发生顽固性低血压，尤其接受心脏和大血管手术的患者更是如此，因此，体外循环下心脏直视手术及大血管手术患者术前应停用长效ACEI。合用ACEI/ARB类及其他2种或2种以上抗高血压药物，且收缩压在正常偏低范围的患者，麻醉诱导时极易发生低血压，因此术前应停用ACEI类药物。

3.钙通道阻滞剂（calcium channel blocker，CCB）

（1）常用：二羟吡啶类和非二羟吡啶类，硝苯地平、尼卡地平及其他，地尔硫䓬、维拉帕米及其他。

（2）处理：应继续使用直至手术当日早晨。

心肌缺血者突然停用CCB类药可发生撤药综合征，出现心率及血压的上升，继发急性冠状动脉综合征；虽然CCB类药与吸入麻醉药和其他术中用药有相互作用，但术前无须停药，麻醉及手术中注意调整吸入麻醉药和肌松药的剂量即可。

4.硝酸酯类

（1）常用：硝酸甘油、硝酸异山梨酯及其他。

（2）处理：应继续使用直至手术当日晨。

该类药物多用于冠心病及慢性心力衰竭的治疗，术前停药有导致病情加重的风险，因此不主张术前停药。

5.利尿剂

（1）常用：呋塞米、氢氯噻嗪、螺内酯及其他。

（2）处理：应在手术当日早晨停用（注：除慢性心力衰竭患者术晨服用一次）。

这类药物排尿、排钠、排钾，易引起电解质紊乱，可导致术中尿量增多，膀胱充盈过度，术中尿量过多加之麻醉作用还会引起术中的有效循环不稳定，尤其是老年患者，因此除了慢性心力衰竭患者，手术当天应该停用此类药物。

6.复方制剂

（1）常用：复方利血平、利血平。

（2）处理：术前停药1周，改用其他抗高血压药物。

利血平为肾上腺素能神经抑制剂，可阻止肾上腺素能神经末梢内介质的储存，将囊泡中有升压作用的介质耗竭。此外复方利血平中还有硫酸双肼屈嗪和氢氯噻嗪等成分，前者为血管扩张药，可松弛血管平滑肌，降低外周阻力，氢氯噻嗪为利尿剂，三药联合具有显著的协同降压作用，如果术中出现大出血或低血压，血压会很难用药物提升，导致严重后果。

7.抗心律失常药

（1）常用：地高辛、β受体阻滞剂、奎尼丁、胺碘酮及其他。

（2）处理：应继续使用直至手术当日早晨。

除胺碘酮外，一般抗心律失常药发生心脏抑制和神经-肌肉阻滞作用延长的程度均较轻，且较容易处理，因此术前不主张停药；胺碘酮具有非竞争性α、β肾上腺素受体阻滞作用，同时还产生一种与受体阻滞无关的进行性心动过缓的症状，虽然这些效应在某些患者可能产生麻醉状态下心血管功能减弱，但胺碘酮多用于治疗严重心律失常，根据目前研究不主张术前停用。

8.抗血小板药

（1）常用：阿司匹林、氯吡格雷、噻氯匹定及其他。

（2）处理：除外血管手术者，阿司匹林和氯吡格雷术前应停用1周。

由于抗血小板药不可逆地持续抑制血小板的激活，停药后5～7天待新生的血小板足够多时才能发挥正常的凝血功能。血小板糖蛋白（glycoprotein，GP）Ⅱb/Ⅲa拮抗剂如替罗非班快速起效，快速失活，停药24h后，血小板活性恢复至50%水平，可用于围术期替代波立维，术前停药。

9.抗凝血药

（1）常用：华法林、香豆素、利伐沙班及其他。

（2）处理：术前应至少停用5天。①华法林半衰期为40～60h，作用维持2～5天，故手术前4～5天停用；但对于发生血栓的高危患者，停止华法林治疗时，术前常用小剂量低分子肝素皮下注射，预防深静脉血栓和心肌梗死等。②利伐沙班是一种高选择性直接抑制Xa因子的药物，半衰期为5～13h，可增加硬膜外麻醉或腰椎穿刺及手术出血风险，至少术前停药24h。

10.他汀类药物

（1）常用：阿托伐他汀、辛伐他汀、普伐他汀及其他。

（2）处理：可继续使用直至手术当日早晨。

11.降三酰甘油类药

（1）常用：贝特类、烟酸及其他。

（2）处理：应在手术当日早晨停用。

贝特类药物可将其他药物从血浆蛋白结合位点替换下来，有导致麻醉药物作用加强的风险；烟酸具有扩张血管作用，麻醉期间有诱发低血压的风险。

三、呼吸系统准备

高龄是术后肺部并发症的重要预测因素，包括误吸、肺水肿、肺不张和肺炎。与患者相关的危险因素包括年龄>60岁，ASA≥Ⅱ级，COPD，功能依赖性和充血性心力衰竭；与手术相关的危险因素包括长手术时间（>3h）、头颈外科手术、胸部外科手术、神经外科手术、腹部外科手术、血管外科手术、急诊外科手术和全身麻醉。在一项综述中，Smetana和Conde进一步确定肺动脉高压和阻塞型睡眠呼吸暂停综合征（obstructive sleep apnea syndrome，OSA）是新出现的肺部危险因素。

关于降低风险的实验室检查，血清白蛋白水平＜35 g/L是术后肺部并发症风险增加的有力预测因素。美国医师学会的指南建议临床医师在临床风险分层后应采取策略减少高危老年患者术后肺部并发症发生率。术前肺活量测定和胸片检查可能对既往有COPD或哮喘病史的患者有用，同时也可采用降低风险的策略（如诱发性肺活量测定和深呼吸练习）。对于COPD患者，术前应用噻丙嗪可降低术后肺部并发症的发生率，术前皮质类固醇也可用于慢性肺部疾病的老年患者。戒烟已被证明可以降低围术期并发症发生的风险，强烈鼓励应在手术前至少4周戒烟。OSA患者发生围术期事件的风险增加，需要额外的麻醉管理。老年肥胖OSA患者是否适合进行门诊手术取决于手术的侵入性水平、麻醉的选择、气道阻塞的严重程度、合并症的存在与否、术后阿片类镇痛药需要与否以及家庭护理的水平。

老年人术后肺部并发症发生率颇高，术前已有肺部疾病者可高达70%。麻醉前评估查找危险因素，积极做好麻醉前准备。麻醉前准备的目的在于改善呼吸功能，提高心肺代偿功能，增加患者对手术和麻醉的耐受。准备的重点是控制呼吸道感染，解除支气管痉挛，并施行呼吸锻炼，但一般应在肺部疾病缓解期进行。术前有急性呼吸道感染者除非急症，手术应暂停，在感染得到充分控制1周后再手术，否则手术后呼吸系统并发症发生率明显增高。并存慢性呼吸系统疾病如哮喘、COPD、支气管扩张等患者，术前应检查肺功能、动脉血气分析和胸片；停止吸烟至少2周，呼吸功能锻炼；雾化吸入和胸部物理治疗促进排痰；术前应用支气管扩张药和肾上腺皮质激素；有效抗生素治疗3～5天以控制急慢性肺部感染，通过完善的术前准备提高患者的呼吸储备功能。

（一）慢性阻塞性肺疾病

对COPD患者，麻醉前宜使用支气管扩张药喷雾治疗，以减少围术期支气管痉挛或哮喘发作。解除支气管痉挛首选 β_2 受体激动剂，如舒喘灵（沙丁胺醇，salbutanol）、特布他林（博利康尼）、氯喘等。抗胆碱能药如溴化异丙托品吸入剂，尤其适用于老年或吸烟的支气管痉挛患者。氨茶碱为治疗支气管痉挛的二线药物。糖皮质激素可减轻气道黏膜水肿，抑制或减少支气管收缩介质的释放，适用于严重的COPD或哮喘患者，是围术期治疗支气管痉挛的一线药物，急性发作时，静脉注射氢化可的松100mg，每8h一次，一直用至术后1～2天。以后改用口服泼尼松40～60mg/d。为预防肺部感染，术前3天常规用抗生素。对呼吸道细菌感染者应选用广谱抗生素，以控制感染。伴支气管扩张者应待炎症控制、痰量减少后2周再行手术。近期急性呼吸道感染易诱发支气管痉挛，应经治疗待症状消失后2～3周再行手术。

（二）限制性肺疾病

这类患者呼气速率较好，咳嗽排痰能力尚可，对手术麻醉耐受力相对较好，神经肌肉疾病和胸壁疾病影响呼吸和咳嗽能力时可增加麻醉风险。如肺活量低于预计值的50%，最大吸气压低于15cmH$_2$O，最大通气量低于预计值的45%，PaCO$_2$＞45mmHg，则术后发生肺不张、呼吸功能不全和呼吸机脱机困难等的机会较多。术前准备主要是控制感染，解除支气管痉挛，指导患者进行呼吸锻炼，鼓励咳嗽等促进气道分泌物的排出，纠正营养不良等，以改善全身情况和呼吸功能。

四、消化系统准备

择期手术前禁食禁饮的目的在于彻底排空胃内容物，保证呼吸道不受呕吐和反流误吸的威胁。成年择期手术患者术前禁食8～12h、禁饮4h。术前禁食禁饮时间过长，患者口渴、饥饿可导致烦躁、低血糖、急性炎症反应标志物升高、胰岛素抵抗等应激反应，并可能减少血管内容量。美国麻醉医师学会在2017年修订了术前禁食指南，建议缩短术前禁食禁饮时间，尤其是清亮液体的禁饮时间。我国也尝试新的禁食禁饮方案，但临床应用情况并不理想。

不同食物的排空速度不同。水的排空最快，不到1h胃排空；其次为固体食物，淀粉、糖的胃排空速度最快，只需1个多小时；蛋白质居中，约3个多小时；脂肪的胃排空速度最慢，需要6个多小时。这为临床上缩短术前禁食禁饮时间，尤其是缩短清亮液体的禁饮时间提供了生理学依据。

（一）长时间禁食禁饮对机体的影响

目前国内手术术前禁食禁饮时间过长，往往超过传统固定时间。机体在禁食禁饮状态下血糖下降，导致胰岛素分泌减少，胰高血糖素、生长激素、儿茶酚胺分泌增加，使糖原分解加速，糖生成增加。长时间禁食禁饮促使肌蛋白动员、肝糖异生活化，糖生成增加，以补充血糖。体内脂肪分解增加，成为机体最主要的能量来源。因此，在禁食的早期，如能及时补充葡萄糖，可明显减少蛋白质的异生，节省蛋白质；并且，补充葡萄糖还可以防止脂肪分解产生酮症，降低酸中毒的发生率。对机体而言，手术是一种创伤，可导致术后产生胰岛素抵抗。在不复杂的择期腹部手术后约持续2周，尤其在术后第1～2天表现较为强烈，与手术的强度直接相关，甚至也发生在小手术患者。术前长时间禁食禁饮可进一步促使术后胰岛素抵抗的发生，增加手术创伤的代谢性应激，影响组织修复和切口愈合，降低机体抗感染的能力。择期手术的患者通常被要求从午夜开始禁食禁饮，确保麻醉诱导前胃排空并降低误吸风险，这一措施缺乏循证医学依据。

（二）缩短禁食禁饮时间

由于长时间禁食禁饮会引起血液的浓缩，Taniguchi等将手术患者术前禁饮时间由传统的4h缩短至2h，患者在手术开始时身体总水分丢失量可明显减少。一项包括38个随机对照试验的荟萃分析也显示，与传统的半夜禁食组比较，没有证据显示缩短术前禁食时间会增加麻醉期间反流和误吸的风险。为了使患者在手术前处于良好的机能状态，Yagmurdur等在缩短禁食禁饮时间的基础上，术前给患者口服葡萄糖或含碳水化合物（carbohydrate，CHO）的饮料，明显改善了患者的口渴、饥饿等不适感，维持了平均动脉压的稳定，增加了血糖和胰岛素的浓度。碳水化合物饮料的能量类似混合膳食的水平，可以使患者在经受手术创伤前储备一定的能量，促进内源性胰岛素的释放，减轻了术后胰岛素抵抗。Perrone等尝试术前给患者补充乳清蛋白，这样不仅有效地降低了C反应蛋白、C反应蛋白/白蛋白的值，也减轻了术后急性期反应和胰岛素抵抗，有效地帮助患者控制了血糖。当血糖控制后，围术期并发症的发生率也显著降低。研究人员不断探索术前可给予的透明液体，新的方案还包括给予氨基酸类（谷氨酰胺）或肽类（大豆肽类）。Henriksen等研究发现，碳水化合物组（100ml碳水化合物饮料）和碳水化合物加肽类组（100ml碳水化合物加100ml水解大豆蛋白）在胃排空时间上无差异。Lobo等将谷氨酰胺和碳水化合物加入300～400ml的水中，记录胃排空时间，健康志愿者饮用此混合液体3h后，胃内容物状态可恢复至初始基线水平。大量临床实践证明，缩短术前禁食禁饮时间改善了手术患者的临床转归，并发症减少了约50%，术后恢复时间和住院时间也相应减少。

两项荟萃分析结果表明，麻醉诱导前2h饮用清亮液体和6h进食固体食物的患者，其胃内容物与午夜后禁食患者的胃内容物比较，相同或更低。影像学研究显示麻醉诱导前2h饮清液，90min内胃完全排空，这得以进一步支持此做法的安全性。近期，欧洲和美国麻醉学学会已经修订了其禁食指南。准备12.5%高浓度的复合碳水化合物，术前一晚口服800ml和麻醉诱导前2～3h口服400ml，可减少因夜间禁食和手术引起的分解代谢。事实上，术前一夜禁食抑制胰岛素分泌，促进胰高血糖素和皮质醇等分解代谢激素的释放。通过提高胰岛素水平，术前口服碳水化合物可降低术后胰岛素抵抗，维持糖原储备，减少蛋白质分解，提高肌力。值得注意的是以下类型患者是否有胃排空延迟，如胃轻瘫患者、服用促动力药物［如胃复安和（或）多潘立酮］的患者、计划进行胃肠手术（如胃底折叠术、食管旁疝修补术、胃空肠造口术）的患者、既往接受Whipple手术的患者、贲门失弛缓症患者和伴有吞咽困难的神经系统疾病患者。研究表明合并神经病变的糖尿病患者和肥胖患者胃排空时间延迟。肥胖患者在麻醉诱导前2～3h口服300ml透明液体后的胃排空情况与瘦弱患者的胃排空情况无差异。无并发症的糖尿病患者服用碳水化合物后的胃排空是正常的。

在非心脏手术中，ERAS策略是推荐术前缩短禁食禁饮的时间以及口服碳水化合物饮品，这样有利于减少手术前患者由饥饿、口渴带来的紧张、烦躁等不良反应，并且有助于减少胰岛素抵抗，缓解分解代谢。指南建议除合并胃排空延迟、胃肠蠕动异常及急诊手术等患者外，目前提倡禁饮时间延后至术前2h，可口服清流质，包括清水、糖水、无渣果汁、碳酸类饮料等；禁食时间延后至术前6h，可进食淀粉类固体食物（牛奶等乳制品的胃排空时间与固体食物相当），但油炸、脂肪及肉类食物则需要更长的禁食时间。术前推荐口服含碳水化合物的饮品，通常在术前10h饮用12.5%碳水化合物饮品800ml，术前2h饮用＜400ml。这可以减少患者术前口渴、饥饿及烦躁的情况，并且显著降低胰岛素抵抗发生率，使患者处于一个更适宜的代谢状态，降低术后低血糖等并发症的发生率，提高术中术后安全性。

《中国加速康复外科临床实践指南（2021版）》建议：麻醉诱导前6h禁食，2h禁饮，除外胃排空延迟或胃肠运动障碍及急诊手术的患者。术前禁食有必要性，麻醉实施前应给予足够的胃排空时间；术前服用碳水化合物饮料有助于患者康复，但对于胃肠道动力不足或消化道梗阻患者应审慎应用。

五、内分泌系统准备

对并存不同内分泌系统疾病的患者，因其病理生理学特点，麻醉前准备的侧重点不同。

（一）甲状腺功能亢进

此类患者麻醉前准备的关键在于手术前控制病情，有效降低基础代谢率，防止术中、术后甲状腺危象的发生。

（二）原发性醛固酮增多症和皮质醇增多症

此类患者麻醉前注意纠正水、电解质和酸碱平衡紊乱，特别注意钾的补充。

（三）嗜铬细胞瘤

此类患者术前尽可能控制儿茶酚胺过度分泌导致的高血压，在应用受体阻滞剂扩张血管的同时应积极进行液体治疗，扩充血容量，在纠正血容量不足和电解质紊乱（特别是低钾血症）后手术。

（四）糖尿病

在围术期，糖尿病患者血糖控制不佳可导致电解质失衡、脱水和伤口感染。对于未控制的糖尿病，需要一种最佳的介入策略，对 1 型糖尿病患者使用静脉胰岛素，对 2 型糖尿病患者使用口服降糖药物和（或）肠外胰岛素。合理的方法是术中和术后分别将血糖维持在低于 200mg/dl 和 150mg/dl 水平，但应避免血糖水平低于 80 mg/dl。手术后血糖水平的轻微升高在临床上并不显著，可能是由于使用地塞米松预防 PONV。

围术期应控制血糖，但要求不宜过严，因发生低血糖也可造成严重后果。择期手术控制空腹血糖 8.3mmol/L（150mg/dl）以下，最好在 $6.1 \sim 7.2$ mmol/L（$110 \sim 130$mg/dl）范围内，最高不应超过 11.1 mmol/L（200mg/dl），尿糖（＋/-），尿酮体阴性。急症伴酮症酸中毒者，应静脉滴注胰岛素消除酮体，纠正酸中毒后再考虑手术。如需立即手术者，虽然可在手术过程中补充胰岛素、输液并且纠正酸中毒，但麻醉的风险明显增大。确保安全的关键是反复控制血糖，同时术中输注平衡液。术前或术后补充葡萄糖时可按血糖情况，按比例同时给予胰岛素（1U 胰岛素：2～4g葡萄糖）。当血糖超过14mmol/L时，可静脉注射胰岛素5～10U，并反复检测血糖。

为了较合理地解决临床工作者的实际问题，《成人围术期血糖监测专家共识》将手术分为择期手术和急诊手术，分别制定了不同的管理方案，具体如下。

1.择期手术术前、术中及术后血糖控制目标

（1）普通大中小手术若以糖化血红蛋白（hemoglobin A1c，HbA1c）为标准，术前糖化血红蛋白＜8.5%即可；若以血糖为标准，术前、术中及术后采用宽松标准，即空腹血糖（fasting blood glucose，FBG）8～10mmol/L，餐后2h血糖（2-hour postprandial blood glucose，2hPBG）或不能进食时任意时点血糖水平8～12mmol/L，短时间＜15mmol/L也可接受。对非老年患者，如身体状况良好，无心脑血管并发症风险，或单纯应激性高血糖可采用一般标准，即FBG 6～8 mmol/L，2hPBG或不能进食时任意时点血糖水平8～10mmol/L。

（2）精细手术（如整形手术等）采用严格标准即FBG 4.4～6.0mmol/L，2hPBG或不能进食时任意时点血糖水平6～8mmol/L。

（3）器官移植手术采用一般标准，即FBG 6～8mmol/L，2hPBG或任意时点血糖水平8～10mmol/L。

2.急诊手术术中及术后血糖控制目标　与相应手术类型的择期手术术中及术后血糖控制目标相同。

手术当日应停用口服降糖药和非胰岛素注射剂。根据中华医学会麻醉学分会发布的2020版《围术期血糖管理专家共识》，磺脲类和格列奈类药物可能引起低血糖，手术当日停用；肾功能不全或使用静脉造影剂的患者术前停用二甲双胍24～48h；停药期间使用常规胰岛素控制血糖；新型降糖药二肽基肽酶-4（DDP-4）抑制剂的降糖作用具有血糖依赖性，发生低血糖的风险低，围术期可以考虑继续服用；钠-葡萄糖共转运蛋白2（SGLT-2）抑制剂容易导致脱水，术前需停药48h。不需要禁食禁饮的短小局麻手术可保留口服降糖药。对于入院前已使用胰岛素者，多为给予控制基础血糖的中长效胰岛素加控制餐后血糖的短效胰岛素的联合方案。手术安排当日第一台，停用早餐前短效胰岛素，继续使用中效或长效基础胰岛素。使用皮下埋植胰岛素泵的患者由专业人员进行调节，保留胰岛素基础用量。避免不必要的过长时间禁食，减少对常

规血糖控制方案的干扰。

以下情况考虑手术当日彻底停用胰岛素原用方案，监测血糖水平，需要时使用持续静脉输注胰岛素控制术前血糖：①手术时间长、术后当日仍无法进食的大手术；②术前完全依赖皮下短效胰岛素治疗；③医院缺少管理皮下埋植胰岛素泵的专业人员。术前已长时间禁食或行肠道准备的患者按手术日方案管理。

六、中枢神经系统准备

（一）脑血管病

老年人常不同程度并存脑血管病，尤其在并存高血压、糖尿病的老年患者中更多见。麻醉前通过各种神经系统检查和特殊检查，明确诊断后，应予适当治疗以控制症状，包括其他并存疾病。

急性脑梗死患者行择期手术应推迟4～6周，以等待梗死周边缺血区自动调节功能有所恢复。

（二）帕金森病

伴随自主神经功能障碍者表现为呼吸道分泌增多、直立性低血压、体温调节失控、麻醉期间血流动力学紊乱。症状严重者因呼吸肌僵直可产生限制性通气障碍和阵发性膈肌痉挛。术前需做肺功能检查、血气分析，并指导患者进行呼吸功能锻炼。常用药物如左旋多巴，可透过血-脑屏障，经多巴脱羧酶转化为多巴胺，应注意其能引起心肌应激性增加而诱发快速性心律失常，改变周围血管活力和排钠增多而致血容量减少、低血压或高血压，也有发生恶心呕吐和精神障碍者。麻醉选择虽无特殊，但具有对抗多巴胺作用的甲氧氯普胺、丁酰苯类药（如氟哌利多）和丙嗪类药宜避免使用。术前治疗帕金森病的药物在围术期应继续使用，因为停药5～12h症状即可复发或加重。

七、肾功能准备

预防老年患者围术期急性肾衰竭是一个重要关注方面，尤其是对于那些既往存在肾功能不全、糖尿病和长期高血压的患者。血清肌酐浓度是老年人肾功能的一个不敏感指标，因为它受年龄、性别、总肌肉质量、种族和饮食等非肾脏因素的影响。用于优化老年患者肾功能的策略包括最佳水合作用、仔细控制血压、纠正电解质失衡、调整药物剂量、避免肾毒性药物、监测血糖和估计肌酐清除率。有术后肾功能损害风险的既往肾衰竭患者应在整个围术期仔细监测其尿量，并应提供足够的水合作用以防止任何恶化。

八、肝功能准备

　　肝脏疾病会影响蛋白的合成（包括凝血因子和白蛋白），药物、毒物的代谢，以及胆汁调节。中度肝功能不全或濒临失代偿，麻醉和手术耐受性显著降低，术后容易出现黄疸、腹水、切口裂开、出血、无尿，甚至昏迷等严重并发症。因此，择期手术前需要充分准备才行。重度肝功能不全如晚期肝硬化，常合并严重营养不良、消瘦、低蛋白血症、贫血、大量腹水、凝血机制障碍、全身出血或肝性脑病前期脑病等征象，手术风险极高。大中型手术前需严格纠正低蛋白血症，达到35g/L，减少围术期并发症风险。凝血酶原时间明显延长，活动度低于30%需维生素K治疗直至50%以上才可手术。腹水患者需要限制钠盐摄入，必要时给予利尿治疗及输入白蛋白或血浆以减轻腹水。肝性脑病患者严格限制氮摄入，同时清除肠道中的氮，口服抗生素抑制肠道菌群，利用离子交换树脂等降低血氨。给予营养支持，高热量、高能量饮食，静脉滴注葡萄糖。维生素B和维生素C一定程度上可以改善糖、氨基酸代谢，改善凝血机制。

九、结语

　　麻醉前准备是为了使患者在体格和精神方面达到最佳状态，增强麻醉和手术的耐受力，提高患者围术期安全性。个体化的术前准备是ERAS成功与否的独立预后影响因素。告知患者及其家属ERAS方案目的及术前准备项目，鼓励患者增加对ERAS方案实施的信心。相关指南会随更有利证据不断更新，其虽不是法规，但具有一定共性和普遍性，在应用时需要因人而异。

参 考 文 献

中国研究型医院学会护理分会，2021. 成人围手术期血糖监测专家共识［J］. 中国糖尿病杂志，29（2）：81-85.

高卉，黄宇光，许力，等，2021. 围术期血糖管理专家共识（2020版）［EB/OL］. http://med.china.com.cn/content/pid/283037/tid/1026.

Aurini L，White PF，2014. Anesthesia for the elderly outpatient［J］. Curr Opin Anaesthesiol，27（6）：563-575.

Bettelli G，2010. Anaesthesia for the elderly outpatient：preoperative assessment and evaluation，anaesthetic technique and postoperative pain management［J］. Curr Opin Anaesthesiol，23（6）：726-731.

Dewan SK，Zheng SB，Xia SJ，2012. Preoperative geriatric assessment：comprehensive，multidisciplinary and proactive［J］. Eur J Intern Med，23（6）：487-494.

Fleischmann KE，Beckman JA，Buller CE，et al，2009. 2009 ACCF/AHA focused update on perioperative beta blockade［J］. J Am Coll Cardiol，54（22）：2102-2128.

Hall R，Mazer CD，2011. Antiplatelet drugs：a review of their pharmacology and management in the perioperative period［J］. Anesth Analg，112（2）：292-318.

Lutz W，Sanderson W，Scherbov S，2008. The coming acceleration of global population aging［J］. Nature，451（7179）：716-719.

Saporito A，Anselmi L，Borgeat A，et al，2016. Can the choice of the local anesthetic have an impact on ambulatory surgery perioperative costs? Chloroprocaine for popliteal block in outpatient foot surgery［J］. J Clin Anesth，32：119-126.

Shaikh SI，Verma H，2011. Parkinson ' s disease and anesthesia［J］. Indian J Anaesth，55（3）：228-234.

Smetana GW，2009. Postoperative pulmonary complications：an update on risk assessment and reduction［J］. Cleve Clin J Med，76 Suppl 4：S60-S65.

Smetana GW，Conde MV，2008. Preoperative pulmonary update［J］. Clin Geriatr Med，24（4）：607-624.

White PF，White LM，Monk T，et al，2012. Perioperative care for the older outpatient undergoing ambulatory surgery［J］. Anesth Analg，114（6）：1190-1215.

第三章

老年人术后快速康复的术中麻醉管理

第一节　老年人术后快速康复与全身麻醉

　　老年患者大多患有慢性疾病，并且所有器官系统的功能处于衰退状态。迄今为止，没有足够的证据支持老年患者接受哪一种麻醉方案最佳。全身麻醉可以充分消除患者对伤害性刺激的反应，提供良好的手术条件；同时可以管理气道，在临床上被广泛应用于老年患者。但是老年患者全身麻醉是一项极具挑战性的任务。衰老引起器官功能的异常，使老年人对药物的敏感性和代谢存在着巨大的个体差异。衰老也导致组织结构退化，使老年患者气道管理变得困难。在全身麻醉过程中，保护和维持各脆弱器官的功能成为麻醉医师的首要任务。在本章中，将着重介绍老年患者全身麻醉过程中，与术后快速康复的相关问题。

一、全身麻醉药在老年患者中的药理学特点

　　所有的全身麻醉药都可应用于老年患者，但大多数老年人对药物敏感性增加，相同的浓度会产生更大的反应。老年人药物体内分布容积下降，全身麻醉过程中易发生给药过量，导致苏醒延迟和血流动力学抑制。老年人也常伴有心脏舒张功能不全和冠状动脉不同程度的狭窄，经常无法代偿麻醉引起的血流动力学影响，因此，麻醉过程中的血压降低要给予及时矫正。通常在严密监测下应用血管活性药物或者补液扩容来维持平均动脉压不低于基线水平的20% ～ 25%。老年人的药物效应室浓度上升缓慢，使得药物起效缓慢和恢复延迟。老年人围术期更易发生麻醉并发症，如全身麻醉诱导期间因用药过量导致的血流动力学不稳定，以及麻醉后恢复不佳导致胃内容物反流误吸入气道等。

（一）全身麻醉药在老年患者中的药代动力学特点

老年人体重减轻、全身水分减少、脂肪增加，药物分布发生改变。这些变化在男性身上比在女性身上更明显。高脂溶性药物在稳定状态下的分布量在老年人中显著增加，血浆浓度降低并清除延迟。相反，脂溶性较低的药物（吗啡）分布量减少，清除时间缩短。

许多药物的初始分布量或初始分布清除量在老年患者中减少。老年患者血浆白蛋白浓度下降，并且结构蛋白的变化导致白蛋白结合位点的效率降低。与年轻患者相比，给予相同剂量药物，会产生更高的血药浓度、更大的药理作用，使老年患者对药物的敏感性增大。此外，老年患者多长期服用各种药物，这些药物可能会与麻醉药物竞争结合位点，从而增加未结合药物浓度。

在50岁之前，肝脏约占总体重的2.5%，50岁以后逐渐降低，到90岁时仅占体重的1.6%。肝血流量每年减少0.3%～1.5%，65岁时肝脏血流量约减少到25岁时的40%。因此，氯胺酮、氟马西尼、吗啡、芬太尼、舒芬太尼、纳洛酮等主要经肝代谢的药物在老年人中代谢减慢。衰老和相关疾病常导致肾小球滤过率下降。但因为肌酐合成减少，即使肾功能不全，血浆肌酐水平并不升高。脂溶性麻醉药被肾小球滤过后，立即完全被肾小管重吸收，几乎不从肾脏排出。肾脏排出的只是水溶性代谢物。代谢产物具有药理活性的药物（如吗啡），在老年人清除率降低，作用时间延长。

（二）全身麻醉药在老年患者中的药效动力学特点

中枢神经系统是几乎所有麻醉药的作用部位，因此中枢神经系统的衰老将直接影响老年人对麻醉药物的反应。衰老将导致神经递质（儿茶酚胺、多巴胺、酪氨酸和血清素）的全面耗竭、皮质神经元的选择性损耗、神经元密度普遍降低，大脑约30%的质量在80岁时消失。随年龄的增长，脑血流量逐年减少，脑耗氧量也相应减少。

1.常用静脉麻醉药在老年患者中的药效动力学特点　丙泊酚由于其血流动力学效应，在老年患者中的应用受到限制。与年轻患者相比，老年人失去意识所需的剂量较低，呼吸暂停和低血压的发生率增加。与年龄相关的丙泊酚药代动力学变化导致较高的血浆浓度、药效增强、清除缓慢。丙泊酚同时是一种有效的血管扩张剂，老年患者使用有发生低血压的风险。因此，对于相同的催眠效果，与年轻受试者相比，老年受试者的血流动力学效果将增强。丙泊酚与阿片类药物共同用于麻醉诱导，虽不能显著降低丙泊酚的剂量，但能降低收缩压，并可能在没有肾上腺素刺激的情况下导致严重低血压。

依托咪酯主要优势是血流动力学稳定性，常用于老年患者的麻醉诱导。老年人的依托咪酯用量降低主要是由于依托咪酯药代动力学的变化，而不是大脑反应性的改变。依托咪酯的初始分布容积随着年龄的增长而显著减少，22 ～ 80 岁减少42%。依托咪酯的清除率也随着年龄的增长而降低。基于以上药代动力学特点，老年人应用依托咪酯时，用药过量对循环的影响并不明显，但它的缺点是抑制皮质醇合成。

氯胺酮是一种 N- 甲基 -D- 天冬氨酸受体抑制剂，可产生分离麻醉效果。过去广泛用于全身麻醉诱导。氯胺酮刺激内源性儿茶酚胺释放，因此通常在麻醉诱导时具有良好的血流动力学稳定性，被作为血流动力学受损患者（包括老年人）的替代品。

咪达唑仑是一种苯二氮䓬类药物，其清除率取决于肝脏血流量和内在清除率，消除半衰期短（约2h）。大多数老年患者达到特定镇静或催眠终点所需的任何苯二氮䓬类药物的剂量小于年轻患者。研究表明，老年人所需较低剂量主要归因于药效动力学变化。老年患者的咪达唑仑浓度-效应关系发生了深刻的变化，0.5mg就可能导致呼吸暂停。

2.常用吸入麻醉药在老年患者中的药效动力学特点　衰老降低了所有挥发性麻醉药的最低肺泡有效浓度。七氟烷因血流动力学的稳定性可用于老年人麻醉。地氟烷是所有卤族挥发性麻醉药中脂溶性最低的，因此，它更容易滴定，消除快速，是老年人的首选药物。在使用阿片类药物的情况下，使用地氟烷没有观察到交感神经兴奋，其与七氟烷一样具有良好的血流动力学稳定性。

氧化亚氮是一种常见的辅助药物，在老年人中使用应该谨慎。该药物可降低心肌收缩力，同时诱导内源性儿茶酚胺的释放。大多数情况下，其对血流动力学的影响很小，但是在老年心脏病患者中，使用氧化亚氮可能会导致严重的低血压。

3.常用阿片类镇痛药物在老年患者中的药效动力学特点　阿片类药物目前用于绝大多数外科患者，随着年龄增长，阿片类药物用量需要减少。不熟悉药理学而去应用可能导致患者严重的血流动力学不稳定或呼吸抑制。

芬太尼可用于老年患者，但芬太尼药理学尚未在该人群中进行广泛研究。芬太尼是脂溶性药物，在稳定状态下分布体积较大，依赖于肝脏清除。无论药代动力学如何变化，都不会引起芬太尼血浆浓度的重要变化，当35岁患者与90岁患者进行比较时，模拟血浆峰值浓度的差异小于3%。随着年龄的增长清除率降低，导致老年人芬太尼消除半衰期延长。老年人对芬太尼药物作用的敏感性显著增加。有研究表明，老年患者的芬太尼剂量应减少50%。因此，随着患者年龄的增长应减少芬太尼用量。

舒芬太尼药代动力学参数不受年龄的影响。但是，老年人药物初始分布容积减少导致老年患者血浆峰值浓度较高。缺乏舒芬太尼在老年人中的药效动力学数据，但从芬太尼、阿芬太尼和吗啡等药物使用剂量中可以推断出舒芬太尼的合理剂量。老年人使用舒芬太尼的剂量应减少50%。

瑞芬太尼在老年人中由于初始分布量减少，导致追加剂量后初始血浆浓度升高。瑞芬太尼的清除与肝功能和肾血流量无关，其取决于血浆和组织中非特异性酯酶的数量和水解代谢效率。老年人中枢神经系统对瑞芬太尼的作用更敏感，80岁患者诱发50%脑电抑制所需药物浓度仅为年轻人的一半。无论患者的体重如何，一个80岁的患者需要20岁患者一半的剂量就能达到相同的脑电图峰值效应，并且达峰所需时间会延迟。基于药代动力学和药效动力学考虑，老年患者应降低瑞芬太尼的输注速率。

4.常用神经肌肉阻滞剂在老年患者中的药效动力学特点　在老年人中神经肌肉阻滞剂的起效时间通常会延长。罗库溴铵和维库溴铵维持剂量的作用持续时间显著延长，而阿曲库铵并没有明显改变。具有类固醇结构的肌松药（泮库溴铵、维库溴铵和罗库溴铵）主要通过代谢和胆汁排泄被肝脏消除，部分通过尿液排出。它们与血浆蛋白结合率低。无论酸碱度如何，这些大分子都是高度离子化的，这限制了它们在细胞外的分布。因此，随着年龄的增长，它们的分布变化不大。维库溴铵几乎不被代谢，40%从胆汁中以原型排出，30%从尿液中排出，30%在肝脏中以脱乙酰形式代谢。维库溴铵清除率在老年人中降低约30%，而分布无变化。罗库溴铵约75%从胆汁中排出，10%从尿液排出。少量罗库溴铵经脱乙酰化形式代谢。在老年人中罗库溴铵清除率降低30%。

目前可用的苄基异喹啉类药物包括阿曲库铵、米瓦库铵和顺式阿曲库铵。老年患者苄基异喹啉类药物的分布容积略增加。阿曲库铵和顺式阿曲库铵通过霍夫曼消除和水解自发降解。降解过程约占顺式阿曲库铵清除的83%，但仅占阿曲库铵清除的40%。阿曲库铵不经历霍夫曼消除的部分主要在肝脏代谢。顺式阿曲库铵的主要异构体通过血浆假性胆碱酯酶代谢。老年人假性胆碱酯酶活性与年轻人相比有所下降。大多数老年患者，神经肌肉阻滞剂起效慢、作用持续时间长。在老年人中推荐使用神经肌肉阻滞剂拮抗剂（新斯的明或舒更葡糖）。老年人注射新斯的明后，心律失常的发生率增加。舒更葡糖可以安全用于肾衰竭或心力衰竭的患者，因此可以替代新斯的明用于老年患者。

衰老会引起麻醉剂药代动力学和药效动力学的变化。在麻醉手术前，麻醉医师要详细了解这些变化，根据个体差异、手术要求制订完备的麻醉方案。为使老年患者术后快速从麻醉状态恢复，尽量选择起效快、作用时间短、可控性强的药物，尽量滴注给药，以减少副作用。

二、ERAS策略在老年患者全身麻醉中的具体实施

在对老年患者进行麻醉之前要对麻醉设备、药品等进行充分准备，以期在手术麻醉过程中尽量维持机体新陈代谢的正常进行，充分抑制各种刺激对机体产生的应激性伤害。保护各器官系统的功能，使老年患者在麻醉手术结束后快速康复。基于衰老给机体带来的病理生理改变，老年患者的麻醉前准备、麻醉中管理、麻醉后的转归都有需要注意的地方。接下来重点介绍在老年患者全身麻醉过程中，应用ERAS策略的具体措施。

（一）麻醉前准备

1. 麻醉前病情评估　　1/3的老年患者有3种以上的共存疾病，80%的患者至少有一种基础疾病。老年患者围术期发病率和死亡率的风险增加。与年龄本身相比，患者本身并存疾病可以更好地预测围术期和术后不良事件的风险。缺血性心脏病、充血性心力衰竭、慢性阻塞性肺疾病和肾功能不全与老年患者的不良预后相关。老年患者术前评估和准备十分重要，应全面评估各器官系统功能状况，了解病史及用药的情况。对与麻醉实施密切相关的器官系统功能进行检查评估更为重要，尤其是呼吸系统和心脑血管系统。具体评估方法详见第二章第一节。

2.麻醉前安全核查　对能够配合的老年人，与患者本人核对基本情况（姓名、性别、年龄、体重、外科手术名称和手术侧），检查手术同意书和麻醉同意书是否签署。老年患者要注意检查有无义齿、有无缺牙或松动牙、有无助听器、有无人造眼球，并做好记录。老年人禁食禁饮的时间，按照禁清液体2h、固体食物6h执行。如患有帕金森病等将导致胃肠蠕动减弱，应当将此类患者作为饱胃患者处理。

3.麻醉静脉准备及监测准备　根据内科并发症和手术大小，准备相应的静脉通路和监测措施，包括中心静脉压、动脉血压、心排血量监测等。

4.麻醉物品及器械的准备　麻醉机准备包括气源检查，确认氧气、空气及氧化亚氮气源与麻醉机连接是否正确无误，气源压力是否达到使用要求，麻醉机自检过程是否完成，确认无漏气、呼气吸气活瓣等没有问题。

气管插管工具应准备齐全，包括面罩、听诊器、吸引器、口咽通气道、牙垫、喉镜（牙齿松动患者准备可视喉镜）、空针筒、气管导管和管芯等。

常规监测心电图、脉搏血氧饱和度、无创血压、呼气末二氧化碳浓度和尿量，条件具备应监测呼气末麻醉气体浓度和体温。必要时监测中心静脉压、动脉血压、心排血量等。

老年患者入手术室前应准备适当的保暖设备，尤其是大手术，保证各种保温装置处于良好的功能状态，如输液输血加温仪、电温毯、鼓风机等。具体详见第三章第五节。

5.麻醉诱导药品和血管活性药品的准备　建议常规准备阿托品、多巴胺、去氧肾上腺素和艾司洛尔等，并稀释到一定浓度。

（二）老年人气道管理

老年人有许多解剖、生理、病理和认知上的变化会影响气道管理。老年患者经常发生面罩通气困难、气管插管困难或由基础肺疾病导致的肺换气障碍，以及由括约肌的松弛而导致的误吸。衰老导致从口腔到喉发生解剖学变化，如龋齿、口咽部肿瘤和颈部活动受限。这些变化可能会使插管变得困难。口唇周围肌肉的萎缩和无齿可导致面罩密封困难，影响面罩通气。老年人常见的肺部疾病，如阻塞型睡眠呼吸暂停综合征和慢性阻塞性肺疾病，增加了诱导期间乏氧的风险。通常认为与气道管理无关的认知变化可能会影响患者的合作程度，尤其是在需要清醒插管的情况下。总之，气道退化以及其他病理生理和认知变化使老年人群更容易出现与气道管理相关的并发症。在决定使用哪种气道装置和技术进行插管时，临床医师应根据患者的实际情况进行选择。对面罩通气困难或有误吸风险的患者，喉上通气装置可能优于面罩通气。肿瘤或颈部活动范围缩小的患者可能需要一种更精细、更灵活的设备，如纤维支气管软镜。总的来说，以老年人为中心的气道管理核心目的是减少这类患者的插管相关并发症的发生。

（三）全身麻醉诱导

老年患者多存在明确的或隐匿的冠状动脉疾病或其他心血管系统疾病，因此每一位老年患者在实施麻醉诱导前，都应该按心脏病患者的麻醉一样建立充分的静脉通路和有效的循环监测。必要时行中心静脉穿刺置管，监测中心静脉压。

全身麻醉诱导力求循环平稳，控制气管插管引起的应激反应。丙泊酚具有许多理想静脉麻醉药的特性，可以实现快速、平稳麻醉诱导和快速体内清除。静脉麻醉药的使用避免了与吸入诱导相关的幽闭恐惧症。吸入麻醉药是维持麻醉的首选，因为它们可以更精确地控制麻醉状态，并且成本低。理想的吸入麻醉药麻醉效力强，在血液和组织中的溶解度低、不被降解、不引起癫痫发作、无呼吸刺激。

老年患者多存在血容量不足、自主神经调控能力降低，全身麻醉诱导容易引起剧烈的血压波动。老年人对丙泊酚的敏感性增高，可选用对循环影响较小的依托咪酯。从小剂量开始，分次给药，逐渐加大用量。肌松药有利于气管插管。对于沟通无障碍、可以配合的老年人，可以给予完善的咽喉、气管内表面麻醉，以减轻插管时的心血管反应。如果气管插管时血压急剧升高，要及时进行矫正，可应用β受体阻滞剂控制心率，降低心肌氧耗。对老年患者而言没有某种固定的麻醉诱导方案，应结合患者病情制订具体麻醉方案。

（四）麻醉维持

所有静脉和挥发性麻醉药都会对心血管系统产生直接影响或改变循环的神经体液调控机制间接影响心血管功能。术中可应用心血管活性药物或起搏器，维持正常的心率和节律。血压维持要考虑基线值、体位和手术要求。术中常用缩血管药物（去氧肾上腺素、甲氧明、去甲肾上腺素），对心功能异常者可考虑加用正性肌力药物。补液量要考虑术前液体状态、开放性伤口损失量、出血量和尿量。老年人对容量负荷耐受差，根据血气分析结果和心排血量监测，及时适量补充失液，纠正水、电解质失衡。老年患者补液首选晶体液，目前临床常用乳酸林格液、醋酸林格液、钾钠钙镁葡萄糖注射液等。临床常用胶体液有羟乙基淀粉、聚明胶肽、白蛋白等。根据血红蛋白、血栓弹性测定和血小板功能检测决定使用何种血制品和凝血因子。老年人循环管理的目标是保证组织器官灌注，维护脆弱器官的功能，在手术过程中尽量维持生命体征接近生理状态，维护重要器官功能，抑制伤害性刺激引起的应激反应，同时避免术中知晓。

老年肥胖患者行俯卧位手术，术中气道压与腹内压存在密切联系，应采取悬空腹部、定期膨肺等措施，增加功能残气量，调整通气血流比值，改善通气，同时，控制腹内压≤20cmH$_2$O，避免急性冠状动脉综合征的发生。胸部视、触、叩、听诊结合气道压力、呼气末二氧化碳分压，以及波形监测、压力容量环，可对围术期患者的肺通气功能进行监测与病因判定。

老年患者体温调节能力明显降低，术中易发生低体温。有必要进行体温监测并进行干预处理，如应用保温毯、热风机、液体加温仪，保持体温不低于36℃。

由于老年患者脑功能减退，对麻醉药物的代谢能力降低，术中易出现镇静过度及麻醉过浅。因此，老年患者术中进行麻醉深度监测，可以避免对老年人脆弱脑功能的损伤。

（五）麻醉苏醒

患者从麻醉状态到清醒状态通常是可以预测的。在麻醉过程中，维持应有麻醉深度的情况下尽量限制应用药品的种类和用量，可以提高麻醉苏醒期的可控性，当出现苏醒延迟时，能够准确找出原因。麻醉苏醒期通常比麻醉诱导和维持更难把控，因为患者既受原有疾病的影响，又受到手术的影响，同时还存在麻醉药物代谢的不完全。此时，患者呼吸功能未恢复正常，循环反射未完全恢复，将进一步影响麻醉的恢复，因此麻醉苏醒期必须严密监测，及时处理各种情况，避免发生严重并发症。于手术结束前1h开始，根据药物的半衰期，陆续停用肌松药、镇静药、镇痛药、全身麻醉药。在此过程中，要防止气管插管及手术切口疼痛等引起的伤害性刺激，给予适当预防，如给予阿片类药、非甾体抗炎药等。同时应防止呼吸抑制的发生。另外，应用罗哌卡因切口局部浸润可以有效减轻患者苏醒期疼痛。

高龄是拔管失败的重要危险因素。由于衰老，老年人会出现胸廓僵硬、残气量增加、膈肌和呼吸肌力量减弱、大脑咳嗽中枢敏感性降低，以及心脏功能下降等一系列生理变化。所有这些因素都将导致老年患者机械通气后拔管和撤机难度增加。有研究表明，老年患者的浅快呼吸指数大于130，而普通患者小于105。研究还表明，拔管前评估中的呼吸频率-潮气量比、负吸气力和每分钟通气量等许多经典预测指标不能用于预测老年患者拔管失败的风险。膈肌和胸壁的结构变化导致最大吸气压、肺活量和最大自主通气量下降。因此，老年患者是否达到拔管的标准与一般成人不同。必须保证麻醉镇静药、镇痛药及肌松药的残余效应完全消除；呼气末二氧化碳分压（$P_{ET}CO_2$）达到 35 ～ 45mmHg，呼吸节律规整、呼吸频率在正常范围内。拔管前充分吸痰及肺复张，以30cmH₂O加压膨肺 3 ～ 5 次，使不张的肺泡完全开放。如氧合指数难以达到300mmHg，应该分析原因加以处置。

老年患者苏醒延迟仍然是对麻醉医师的最大挑战之一。苏醒被定义为一个人清醒或容易被唤醒并意识到他的周围环境和身份时的一种意识状态，是麻醉药从大脑中消除的结果。如果不受其他因素的影响，当肺泡麻醉药浓度降低到最低肺泡有效浓度的30%左右，患者通常会对语言刺激做出反应。从阿片类药物和催眠药中恢复可能比从吸入麻醉药和神经肌肉阻滞药中恢复更难以确定。有研究指出，老年患者在返回恢复室时没有反应的情况下，术后早期呼吸系统并发症的发生率较高。随着短效麻醉药的普遍使用，通常患者会在术后快速苏醒。导致老年人苏醒延迟的主要因素是围术期使用的麻醉药，某些潜在的代谢紊乱，如术中低体温、低血糖、严重高血糖和电解质失衡，尤其是高钠血症、缺氧、高碳酸血症、中枢抗胆碱能综合征、慢性高血压病、肝脏疾病、低白蛋白血症、尿毒症和严重的甲状腺功能减退，也可能是麻醉后苏醒延迟的原因。术中脑缺氧、出血、栓塞或血栓形成也可导致苏醒延迟。准确诊断是采取适当治疗的关键，主要措施是维持呼吸道通畅、保证呼吸和循环的稳定。

三、结语

在全身麻醉过程中，应全面贯彻ERAS策略，尽量维持老年患者的正常生理状态和内环境稳态，最大限度降低麻醉的不良反应和术后并发症的发生率，提供有效镇痛措施促进术后早期进食和活动，给予个体化的液体治疗方案，降低老年患者围术期死亡率。

参 考 文 献

Hansen J, Rasmussen LS, Steinmetz J, 2020. Management of ambulatory anesthesia in older adults [J]. Drugs Aging, 37 (12): 863-874.

Hu J, Li CJ, Wang BJ, et al, 2020. The sensitivity and specificity of statistical rules for diagnosing delayed neurocognitive recovery with Montreal cognitive assessment in elderly surgical patients: a cohort study [J]. Medicine (Baltimore), 99 (29): e21193.

Liu Y, Su M, Li W, et al, 2019. Comparison of general anesthesia with endotracheal intubation, combined spinal-epidural anesthesia, and general anesthesia with laryngeal mask airway and nerve block for intertrochanteric fracture surgeries in elderly patients: a retrospective cohort study [J]. BMC Anesthesiol, 19 (1): 230.

Ljungqvist O, de Boer HD, Balfour A, et al, 2021. Opportunities and challenges for the next phase of enhanced recovery after surgery: a review [J]. JAMA Surg, 156 (8): 775-784.

Orhun G, Sungur Z, Koltka K, et al, 2020. Comparison of epidural analgesia combined with general anesthesia and general anesthesia for postoperative cognitive dysfunction in elderly patients [J]. Ulus Travma Acil Cerrahi Derg, 26 (1): 30-36.

Strøm C, Rasmussen LS, Sieber FE, 2014. Should general anaesthesia be avoided in the elderly? [J]. Anaesthesia, 69 Suppl 1 (Suppl 1): 35-44.

Studniarek A, Borsuk DJ, Marecik SJ, et al, 2020. Enhanced recovery after surgery protocols. Does frailty play a role? [J]. Am Surg, 87 (7): 1054-1061.

Zhou J, Leonowens C, Ivaturi VD, et al, 2020. Population pharmacokinetic/pharmacodynamic modeling for remimazolam in the induction and maintenance of general anesthesia in healthy subjects and in surgical subjects [J]. J Clin Anesth, 66: 109899.

第二节　老年人术后快速康复与椎管内麻醉

对于各器官功能脆弱的老年患者麻醉方式的选择应基于多种因素，如手术持续时间、预先存在的风险因素以及麻醉医师的技术。椎管内麻醉被整合为 ERAS 计划的一部分。在进行椎管内麻醉前或手术麻醉中，给予充分的镇静可以最大限度地提高手术麻醉的安全性和成功率。对于各器官功能脆弱的老年患者实行椎管内麻醉可以降低医疗成本、提高手术安全性和改善患者住院期间和住院后的主观不愉快体验。在本节中，将着重介绍老年患者椎管内麻醉过程中，与术后快速康复的相关问题。

一、老年人的脊柱解剖学特点

衰老导致脊柱结构的改变。老年人椎间盘的弹性蛋白含量变少，椎间盘退化，变薄、变硬。黄韧带钙化并突向椎管，棘突间隙变窄，棘上韧带和棘间韧带肥大钙化，甚至骨化导致穿刺困难。椎间孔变窄或闭锁，硬膜外间隙变窄，注入硬膜外腔的局部麻醉药不能通过椎间孔到达椎旁。衰老会导致硬膜外间隙脂肪组织含量减少，形成一个更顺畅、阻力更小的硬膜外空间，使得注入的局部麻醉药扩散范围更广。此外，周围神经中的轴突数量随着年龄的增长而减少，神经纤维退化，并且传导速度降低。衰老还将导致蛛网膜绒毛增大、增多，通透面积增加；局部麻醉药较易进入蛛网膜下腔。同时，老年人椎体骨密度下降，椎间关节活动受限，导致硬膜外穿刺体位配合困难。

二、老年人相关的生理学特点

研究表明老年患者对硬膜外间隙给予的局部麻醉药更加敏感。硬膜外间隙给予相同浓度相同体积的局部麻醉药，其产生的痛觉阻滞平面范围随年龄的增长而增加；达到最大阻滞平面所需时间随年龄增长而减少。同时，老年患者达到最大运动阻滞强度所需时间较年轻人更短。硬膜外间隙给药后 1h 内平均动脉压的降低最为显著，并且随着年龄的增长，患者低血压或心动过缓的发生率逐渐增加。研究表明，硬膜外间隙给予 1.0% 罗哌卡因 15ml 可导致平均动脉压显著下降，在 1h 内下降达 30%。其原因之一可能是高浓度局部麻醉药向头侧的扩散，使感觉阻滞

平面达到 T_5 水平。其原因之二可能是衰老对血流动力学稳态的影响。其原因之三可能是硬膜外麻醉后阻滞交感神经节前神经纤维，导致阻滞节段血管扩张，血容量相对不足和静脉回心血量减少。下胸段硬膜外麻醉可阻滞 $T_6 \sim T_{12}$ 的内脏神经，内脏容量血管扩张，使有效循环血量锐减，导致患者低血压。此外，衰老会引起循环系统结构的改变，表现为血管管腔扩张、血管内膜中层增厚、血管硬化、内皮功能障碍。在衰老过程中会发生血管重塑，血管系统对危险因素变得超级敏感，动脉硬化的进程加速。

心脏由多种细胞和组织构成。衰老导致心肌细胞增大，心室容积增加，心肌细胞外基质沉积，成纤维细胞数量和功能改变。衰老也会导致冠状动脉粥样硬化，心肌血供下降，心排血量可较年轻时减少 $30\% \sim 50\%$。老年人心室肥厚，心脏舒张功能障碍，是心功能不全的常见原因。衰老使心脏储备能力下降，小动脉的结构变化，以及自主神经系统的变化可能导致老年患者在进行硬膜外麻醉后出现严重的低血压、心动过缓等。

三、老年人局部麻醉药的代谢特点

全面完整地了解老年人局部麻醉药的药代动力学特点，对于安全有效地实施椎管内麻醉是极为必要的。老年人由于各个器官结构功能衰退，药物在体内的吸收、分布、代谢和排泄过程随年龄增长而发生很大变化，影响麻醉效果。

局部麻醉药脂溶性较高，仅有 $1\% \sim 6\%$ 以原型经肾脏排泄，大部分经肝脏代谢转化为极性较大的物质，然后由肾脏排泄。酰胺类局部麻醉药的血浆结合蛋白主要为 α-酸性球蛋白。α-酸性球蛋白血浆含量随年龄增长而升高。因此，随年龄增长酰胺类局部麻醉药的血浆蛋白结合率增加，游离型药物血浆浓度降低。老年人心排血量减少、肝脏血流量降低、肝脏微粒体酶活性减低、基础代谢率下降，随着年龄的增长，肝脏代谢药物能力降低，消除半衰期延长。老年人硬膜外腔注入布比卡因，其清除率降低程度与肝血流量减少幅度呈平行关系。酯类局部麻醉药主要经血浆胆碱酯酶分解失活。随年龄的增长肝功能减退，血浆胆碱酯酶的合成减少，酯类局部麻醉药作用时间延长。老年人肾血流量、肾小球滤过率及肾小管转运功能逐年减退，肾脏排泄药物及代谢产物的能力大大降低。由于许多局部麻醉药代谢产物仍具有生物活性，在老年人体内存留时间延长可能会产生一些毒副作用。因此，应适当调整老年人局部麻醉药用量和给药间隔。

在进行蛛网膜下腔阻滞时，衰老可使蛛网膜下腔阻滞镇痛作用起效时间和下肢运动神经达到最大阻滞的时间缩短，蛛网膜下腔阻滞平面增高，痛觉恢复时间和镇痛持续时间明显延长。局部麻醉药在蛛网膜下腔内扩散广，麻醉平面高，与老年人脑脊液压力低、容量小有关。麻醉作用时间延长，可能是老年人局部麻醉药在蛛网膜下腔内吸收缓慢，脑脊液药物浓度增高，脊髓及周围神经因退行性改变对局部麻醉药敏感性增加的缘故。

有研究证实，在硬膜外麻醉中阻滞一个神经节段所需的局部麻醉药剂量随年龄增长而减少，两者呈线性关系。老年人硬膜外麻醉，镇痛作用起效时间明显缩短，阻滞平面宽于年轻人，且与剂量大小无相关性，但麻醉作用持续时间不因年龄增长而延长。硬膜外麻醉的起效快慢、平面宽窄、时间长短和质量好坏主要依赖于局部麻醉药在注药部位的分布和消散。诸多决定因素中，局部血流量和吸收面积的大小与局部麻醉药药代动力学变化紧密相关。老年人硬膜外间隙注入局部麻醉药后，硬膜外间隙压力明显升高，加快了局部麻醉药的吸收，随年龄增长结缔组织通透性增大，导致局部麻醉药弥散加快，吸收入血的量和速度均增大。鉴于上述药理学特点，老年人实施硬膜外麻醉，宜减少局部麻醉药用量，避免血药浓度过高，麻醉平面过广。连续硬膜外麻醉重复注药时，应考虑到老年人的局部麻醉药清除率较低，消除半衰期较长。延长给药的间隔时间，避免局部麻醉药在体内蓄积，可减少局部麻醉药中毒的机会。

四、老年人镇静镇痛药物的代谢特点

对于老年人，要成功地在椎管内麻醉下完成手术，镇静是必不可少的。然而，老年人对镇静药物的代谢和反应都发生了变化，其对镇静药物的敏感性增加。在老年人，药物的生物利用度、分布和代谢出现正常的生理性衰减，使镇静作用的起效和持续时间不可预测。一般情况下，对镇静药物的需要量与年龄增长成反比。药物协同效应是另一个重要的需考虑因素，当与全身麻醉药合用时，即使是非常小的剂量也会导致呼吸抑制、血流动力学不稳定和精神状态改变。因此，应小剂量给药，减少并发症的发生。过度镇静对认知能力下降和出院时间都有影响。

劳拉西泮可以在术前舌下给药，其代谢产物无活性，可以安全地用于老年患者。与咪达唑仑相比，静脉注射劳拉西泮可引起注射痛，且峰值效应明显延迟。其半衰期为 3～10min，但作用时间可以持续 60～120min。在椎管内麻醉前 30min 给予劳拉西泮 1mg 口服，须关注呼吸抑制和血氧饱和度下降的发生。一旦发生应立即进行监测，并采取干预措施。

右美托咪定是一种 α_2 肾上腺素受体激动剂，具有催眠和镇痛作用，可用于老年人，较少发生呼吸抑制。右美托咪定通常以 0.2～0.7μg/（kg·h）给药。随着年龄的增长，人体对右美托咪定的敏感性增加，并且在老年人因清除率降低，中位有效剂量（median effective dose，ED_{50}）减少 33%，老年患者右美托咪定输注速度应低于 0.5μg/（kg·h），因为老年患者易发生过度镇静和心动过缓。研究表明，老年患者应用右美托咪定可降低术后认知功能障碍（postoperative cognitive dysfunction，POCD）和术后谵妄（postoperative delirium，POD）的发生率。一项 80 例老年髋关节和膝关节手术患者的随机前瞻性研究表明，右美托咪定可发挥神经保护作用，显著降低 POCD 甚至术后脑卒中的发生。

老年人其他常用镇静镇痛药物的代谢特点详见本章第一节。

五、老年人椎管内麻醉的管理

硬膜外麻醉或椎旁阻滞是 ERAS 多模式镇痛策略中常用的镇痛方案。然而，老年患者常有骨关节炎、软骨钙化、退行性椎间盘疾病、椎管狭窄、脊柱后凸或其他脊柱排列的变化，存在关节活动受限，导致硬膜外穿刺困难。超声引导下旁正中入路穿刺，使硬膜外间隙穿刺的成功率大大提高。老年患者术前常接受抗凝治疗，如存在凝血功能异常，是椎管内麻醉的禁忌，在麻醉前应详细询问病史。一项回顾性研究显示，老年患者于椎管内麻醉下行下肢关节置换术，发生硬膜外血肿伴神经损伤的比例为 0.07/1000。马尾综合征虽然更常见于蛛网膜下腔阻滞，但在老年患者如硬膜外间隙一次注入过大容量局部麻醉药也可能发生，并且病程会延长至 3～5 天。

最近的研究发现，区域阻滞麻醉和硬膜外麻醉与全身麻醉相比，可降低 POCD 发生的风险，但不会降低 POD 的发生风险。已充分证实，硬膜外麻醉有利于术后肺功能恢复。在严重呼吸系统疾病老年患者中，胸段硬膜外麻醉可以成功替代全身麻醉进行腹腔镜胆囊切除术。硬膜外麻醉进行胰十二指肠切除术的老年患者与全身麻醉下接受胰十二指肠切除术的老年患者相比，术后肺部并发症明显减少。在临床工作中，根据手术时间的长短选择硬膜外麻醉的药物：普鲁卡因和氯普鲁卡因用于 30～60min 的小手术，利多卡因、丙胺卡因和甲哌卡因用于 60～90min 的中等大小手术，丁卡因、布比卡因和罗哌卡因用于 180～360min 的中长时间手术。在硬膜外麻醉中罗哌卡因正越来越多地取代布比卡因用于镇痛和降低心血管反应。与年轻患者相比，老年患者应用 0.75% 的罗哌卡因会产生明显的血流动力学变化。高位胸段硬膜外麻醉过程中，发生低血压的风险很高。一项研究显示，硬膜外麻醉在心胸外科手术中除了镇痛作用外，还可改善心脏功能，减少心肌损伤标志物的释放，缩短术后在重症监护室的停留时间。老年患者越来越多地应用患者自控硬膜外镇痛（patient controlled epidural analgesia，PCEA）。大型回顾性研究发现硬膜外术后应用罗哌卡因和芬太尼的患者自控镇痛更容易出现低血压和恶心呕吐。术前吸烟的老年患者，在应用 PCEA 时，需要补充镇痛的情况更多。

　　肾上腺素是一种血管收缩剂，可以减少硬膜外间隙对局部麻醉药的吸收。临床应用的浓度从 1∶400 000（0.002 5mg/ml）到 1∶200 000（0.005 mg/ml）。除了肾上腺素之外，硬膜外还可使用 α_2 肾上腺素能受体激动剂（可乐定和右美托咪定）。将右美托咪定 0.5μg/kg 加入 15ml 左旋布比卡因或布比卡因中，能延长老年患者镇痛的持续时间，但应注意心动过缓的发生。氯胺酮添加到 0.125% 布比卡因中用于老年人硬膜外麻醉，镇痛效果显著。阿片类药物常被添加到硬膜外麻醉药中，以减少局部麻醉药用量，提高血流动力学稳定性和镇痛效果。类似于鞘内应用阿片类药物，老年人因对阿片类药物的呼吸抑制作用敏感，应谨慎使用。

　　蛛网膜下腔阻滞联合镇静已被证明成为老年人安全的麻醉选择，应用于下肢手术、盆腔手术、经尿道前列腺电切术等。但是随着年龄的增长，脑脊液体积减小，所以老年患者蛛网膜下腔阻滞平面易升高。另外，老年患者脊髓神经元的质量和数量都有所下降，这可能是麻醉药起效更快的原因。蛛网膜下腔阻滞最常见的并发症之一是低血压，即使在低位蛛网膜下腔阻滞后也能发生。高位蛛网膜下腔阻滞不仅会导致严重的低血压，还会导致心动过缓，这是由于交感神经阻滞引起血管舒张以及心脏抑制受体的反常激活。必须始终将椎管内麻醉后的心动过缓视为一个重要的血流动力学变化的迹象。如心功能允许麻醉前可输注胶体液给予预负荷，可有效降低低血压的发生率。对心动过缓相关的低血压的纠正，首选麻黄碱。去氧肾上腺素作为一种 α_1 肾上腺素能受体激动剂，也越来越多地用于治疗椎管内麻醉后低血压及预防性给药。去甲肾上腺素作为去氧肾上腺素的替代品似乎很有希望。其他药物，如血清素受体拮抗剂（昂丹司琼），通过抑制 Bezold-Jarisch 反射来限制椎管内麻醉后的血压下降，但在推荐其广泛使用之前，还需要进一步研究。预防性去氧肾上腺素输注已被证明可有效降低蛛网膜下腔阻滞后低血压的严重程度和发生率。老年患者在蛛网膜下腔阻滞前静脉注射昂丹司琼 8mg 也可减轻低血压。

椎管内麻醉后最常见的并发症是硬膜外穿刺后头痛，可能发生在硬膜外手术或脊髓麻醉后无意中刺破硬膜后。硬膜外穿刺后头痛的治疗方法是硬膜外血液补片疗法。各部门应制定硬膜外穿刺意外的管理方案，在方案中应明确规定适当的随访和进一步管理的指征。蛛网膜下腔阻滞后头痛的发生率因使用的针尖类型而异。荟萃分析中发现蛛网膜下腔阻滞后头痛发生率为 1.5%～11.2%。有趣的是，他们发现使用斜口式腰麻针时，无论针头的直径如何，发生头痛的风险都要高得多。如果使用笔尖式腰麻针，同样不管针的直径如何，风险会低得多。这些发现与 Springer 公布的数据一致。使用 27～30G 斜口式腰麻针，术后头痛的发生率为 3.5%，但如果使用 24～26G 笔尖式腰麻针，术后头痛的发生率仅为 0.8%。因此，在日常实践中，应该尽量使用笔尖式腰麻针进行蛛网膜下腔阻滞。

六、在椎管内麻醉中的 ERAS 考虑

对于老年患者既要考虑手术的要求，又要考虑患者的生理状况和对手术麻醉的耐受情况。在手术麻醉过程中保护好老年患者脆弱的器官功能，使其在术后能尽快康复，减少术后并发症的发生，降低围术期死亡率。

与蛛网膜下腔阻滞相比，硬膜外麻醉对循环影响较小，麻醉平面可

控性强，短小手术无须留置导尿管，广泛用于老年患者，在老年人下腹部及盆腔手术中已取得广泛应用，如普外科的阑尾切除术和疝修补术，泌尿外科的膀胱手术，妇科的子宫及附件手术等。下肢手术如骨折和脱臼复位术、截肢术等也是硬膜外麻醉的适应证。老年患者因解剖结构的改变实施硬膜外穿刺或置管难度较大，旁路法避开了钙化的棘上韧带和棘间韧带，提高了穿刺成功率。在手术麻醉之前首先需要建立静脉通路，麻醉操作结束后使患者平卧，注入2%利多卡因2～3ml作为试验的剂量，之后从小剂量开始，逐渐给予全量，根据手术时长定期追加维持量。

老年人蛛网膜下腔阻滞起效更快，持续时间更长，需密切监护，以确保麻醉安全。对于老年肛门及会阴部手术如痔切除术、肛瘘切除术，以及膀胱手术、前列腺手术常采用蛛网膜下腔阻滞。蛛网膜下腔阻滞所用药物的比重与脑脊液的比重相比较，可将蛛网膜下腔阻滞分为重比重、轻比重和等比重阻滞。重比重可控性强，在临床上应用最广。轻比重适用于患肢在上的手术。等比重阻滞平面局限，循环相对平稳，但可控性差，在临床应用相对较少。蛛网膜下腔阻滞常用药物有：布比卡因（用生理盐水和10%葡萄糖配备相应浓度的溶液），临床常配制0.67%的浓度；丁卡因（1%丁卡因要和生理盐水按照1∶9的比例配比）；罗哌卡因的配制与布比卡因相同。

临床实践表明单纯硬膜外麻醉对于阻断内脏神经的牵拉反射的能力有限，所以在手术中可以采用硬膜外麻醉复合静脉全身麻醉的方式阻断内脏神经的牵拉反射。这种方式的麻醉药量较少且效果显著，术后苏醒时间较短，躁动发生率低，因此更加适合于老年患者。硬膜外麻醉复合静脉全身麻醉的优点很多，例如，其具有肌肉松弛及镇痛的作用，在手术中患者没有过于强烈的疼痛反应，更加容易维持循环；应用的药量较少，所以在手术后只要准确计算停药时间，老年患者就可以清醒，极少发生术后躁动现象。在老年开胸手术及上腹部手术中可用此方式麻醉。硬膜外麻醉抑制了伤害性刺激所致的下丘脑-垂体-肾上腺皮质轴兴奋，同时阻滞交感神经节前纤维，使其阻滞范围内的容量血管及阻力血管扩张，降低心脏前、后负荷，回心血量减少、血压下降，可以抵消全身麻醉诱导插管期交感神经兴奋引起的血压上升、心率增快现象，同时支配心脏的交感神经被阻滞，心率减慢、心脏耗氧量降低，而冠状动脉血流量、心排血量和心脏指数无明显变化。可施行硬膜外术后镇痛，改善老年患者术后呼吸功能，减少术后低氧血症的发生。

椎管内麻醉在围术期提供有效的麻醉与镇痛，单独或复合全身麻醉应用于老年患者的各种手术及术后疼痛管理。有研究表明，椎管内麻醉的应用可以良好地控制疼痛，减少阿片类镇痛药的应用，有利于普外科患者肠道功能的早期改善。一项研究椎管内麻醉预防术后死亡和主要并发症的试验，并未发现接受椎管内麻醉的高危患者死亡率和肺炎发生率减少。仍然缺乏证据表明在泌尿外科和血管外科椎管内麻醉和全身麻醉术后并发症发生率和死亡率之间存在差异。但一项关于全身麻醉复合硬膜外麻醉的荟萃分析证实，硬膜外麻醉良好的镇痛效果降低了死亡率并改善了许多心血管疾病，呼吸道和胃肠道并发症的发生率也较单纯全身麻醉患者低。

七、结语

ERAS理念的提出旨在通过各种手段减轻机体对各种伤害性刺激产生的应激反应，促进机体各器官功能早期恢复到术前水平。椎管内麻醉有效减少了阿片类药物的使用，最大限度地减少生理储备下降人群的心血管、神经和整体生理压力。椎管内麻醉是老年ERAS麻醉计划重要考虑因素，成功实施取决于各方的共同努力。

参 考 文 献

Arnstein P, 2010. Balancing analgesic efficacy with safety concerns in the older patient ［J］. Pain Manag Nurs, 11（2 Suppl）: S11-S22.

Ferré F, Martin C, Bosch L, et al, 2020. Control of spinal anesthesia-induced hypotension in adults ［J］. Local Reg Anesth, 13: 39-46.

Frassanito L, Vergari A, Nestorini R, et al, 2020. Enhanced recovery after surgery （ERAS）in hip and knee replacement surgery: description of a multidisciplinary program to improve management of the patients undergoing major orthopedic surgery ［J］. Musculoskelet Surg, 104（1）: 87-92.

Jakobsson J, Johnson MZ, 2016. Perioperative regional anaesthesia and postoperative longer-term outcomes ［J］. F1000Res, 5: F1000 Faculty Rev-2501.

Lin C, Darling C, Tsui BCH, 2019. Practical regional anesthesia guide for elderly patients ［J］. Drugs Aging, 36（3）: 213-234.

Ljungqvist O，Hubner M，2018．Enhanced recovery after surgery-ERAS-principles，practice and feasibility in the elderly［J］．Aging Clin Exp Res，30（3）：249-252．

Simon MJ，Veering BT，Stienstra R，et al，2002．The effects of age on neural blockade and hemodynamic changes after epidural anesthesia with ropivacaine［J］．Anesth Analg，94（5）：1325-1330，table of contents．

Waldinger R，Weinberg G，Gitman M，2020．Local anesthetic toxicity in the geriatric population［J］．Drugs Aging，37（1）：1-9．

Wink J，Wolterbeek R，Aarts LP HJ，et al，2013．Upper thoracic epidural anaesthesia：effects of age on neural blockade and cardiovascular parameters［J］．Acta Anaesthesiol Scand，57（6）：767-775．

第三节　老年人术后快速康复与区域阻滞麻醉

区域阻滞麻醉是麻醉医师运用麻醉药阻断支配机体不同部位的神经传导而产生麻醉作用，患者可以保持清醒，但不会感觉疼痛。区域阻滞麻醉能否成功实施需要依靠神经定位技术，神经定位技术的发展先后经历了三个阶段，分别是盲探异感法、神经电刺激法和超声定位法。超声引导区域阻滞麻醉已成为ERAS策略的重要组成部分，其能够优化手术前患者的基础状态，减少术后的应激反应，促进实施早期物理治疗并恢复日常活动。在实施ERAS策略过程中，麻醉医师对老年患者围术期管理需要更精准化和个性化，区域阻滞麻醉对合并严重心、肺、脑部疾病的外科患者具有明显的优势。

一、老年患者区域阻滞麻醉特点

老年患者容易受到全身麻醉药物的影响，并且衰老会影响镇静、镇痛药物和局部麻醉药的药物代谢和效果，所以老年、高危患者提倡开展"微创麻醉"，麻醉方式可以选择区域阻滞麻醉或区域阻滞联合其他麻醉，这样可以保护脆弱器官，阻止伤害性刺激向中枢的传导，减少机体应激反应，减少麻醉药物的用量。

（一）老年人周围神经系统改变

周围神经随着年龄增长出现衰退的表现，其中有髓神经纤维的数量和直径减少，髓鞘发生退行性改变，有髓神经纤维中的Schwann细胞之间的距离随着年龄的增长而缩短，导致阳离子受体位点的数量增加，从而有利于被局部麻醉药阻滞。周围神经的传导速度随着年龄的增长而降低，到90岁时，周围神经中1/3的有髓神经纤维已消失。随着衰老，神经结缔组织鞘中黏多糖结构和髓鞘形成下降，使局部麻醉药可更快地穿透神经纤维。28%的70岁以上老年人和35%的80岁以上老年人存在周围神经病变。老年人心排血量减少使局部麻醉药全身吸收量减少，阻滞作用的持续时间延长。老年人药物代谢减慢，对局部麻醉药的清除能力较弱，因此，使用局部麻醉药的浓度和剂量应适当减少。

（二）超声引导区域阻滞麻醉的优势

超声引导区域阻滞麻醉技术可以清晰识别神经、血管、肌肉、骨骼及内脏结构，穿刺过程中可以实时看到进针的走向、位置，更加准确地找到目标神经，减少穿刺次数，大大提高老年患者穿刺成功率。超声引导区域阻滞麻醉可以减少穿刺引起的周围组织、器官和血管的损伤，特别是对于存在解剖结构变异的患者，能够及时准确发现问题，提高穿刺成功率。老年患者能以更少的局部麻醉药剂量获得满意的神经阻滞效果，减少局部麻醉药中毒的发生率。

（三）适应证、禁忌证和主要并发症

区域阻滞麻醉的适应证非常宽泛，但是也需要考虑多种因素，如手术持续时间、患者可能存在的麻醉风险以及麻醉医师熟练程度。区域阻滞麻醉可以单独使用，也可与其他麻醉方式联合应用。越来越多的证据表明，围术期麻醉的类型和镇痛管理可能会影响手术部位感染、尿潴留、肠梗阻、恶心和呕吐的发生率，可能还会影响参与术后早期康复的能力。超声引导区域阻滞麻醉技术与多模式镇痛相结合，可以改善疼痛评分，减少阿片类药物的使用量，使患者能够早期下床活动，参与物理治疗，提高患者满意度，缩短住院时间和减少手术后并发症。

区域阻滞麻醉的禁忌证主要有以下几个方面：患者拒绝不配合、穿刺部位有感染或肿瘤、患者凝血功能障碍、有神经系统疾病和操作者经验不足等。穿刺可能引起穿刺部位的感染和出血，可能损伤周围重要器官，也可能同时阻滞周围邻近的神经，局部麻醉药可能导致全身毒性反应，穿刺时药物可能误入硬膜外或蛛网膜下腔。

（四）区域阻滞麻醉前的准备

实施操作前需要准备基本的设备和物品，其中设备包括监护仪、麻醉机和超声仪器，物品包括局部麻醉药、耦合剂、穿刺针、注射器、无

菌手套和无菌的探头保护套。在对老年患者实施操作前应开放外周静脉通路，进行常规监测，对于联合其他麻醉方式的患者，也可在其他麻醉实施后进行超声引导的区域阻滞麻醉。

二、老年患者超声引导区域阻滞麻醉

（一）竖脊肌平面阻滞

竖脊肌平面阻滞（erector spinal plane block，ESPB）是Forero在2016年实施的一种胸壁神经阻滞技术，起初适用于癌症患者的镇痛，随后应用于许多外科手术患者的围术期镇痛。

竖脊肌是脊柱后方的长肌，位于斜方肌和菱形肌的深面，棘突与肋角之间的沟内，分为三部分：外侧为髂肋肌，中间为最长肌，内侧为棘肌。ESPB通过局部麻醉药直接扩散进入胸椎旁间隙产生作用，对脊神经背侧支、腹侧支、交通支均产生影响。

操作时患者可以取仰卧位、侧卧位或坐位，将高频线型探头沿长轴置于T_5正中线旁约3cm，可见横突的骨性声影表面存在3层肌肉，自浅至深分别为斜方肌、菱形肌和竖脊肌，将阻滞针自患者头端进入时要注意，药物注入横突和竖脊肌之间的筋膜间隙中而不能注射到肌肉中，竖脊肌从横突表面分离提示局部麻醉药注射部位正确。阻滞成功的标志是竖脊肌深面被推开，横突表面出现低回声液性暗区。

ESPB应使用低浓度、大剂量的局部麻醉药。单次使用0.5%罗哌卡因20～25ml，阻滞范围在穿刺点节段上下加减2～3个节段。连续ESPB时，0.5%罗哌卡因首次20～30ml后，置管5cm，连接镇痛泵（0.2%罗哌卡因8ml/h、单次5ml/次、锁定60min）。

（二）腰丛神经阻滞

20世纪70年代Chayen等报道过在髋部和大腿手术中实施腰丛神经阻滞（lumbar plexus block，LPB）。2002年，Kirchmair等首次运用超声引导实施LPB，目前LPB主要用于下肢和下腹部手术的麻醉和镇痛。

腰丛位于腰大肌后内1/3的筋膜平面内，横突与椎体的前外侧，由L_1、L_2、L_3神经的前股和大部分L_4神经组成。超声引导LPB技术，可以分为几种不同操作方法，包括："三叉戟""三阶梯""三叶草"、横突间隙旁正中、平卧位及前路。麻醉医师可以根据患者的手术部位、穿刺部位情况、合并症、患者要求及舒适度等选择合适的操作方法，均可获得满意的镇痛效果。

患者仰卧位，将2～5MHz弯曲阵列探头放置在腋后线，矢状位扫描，显示腰方肌和腰大肌的长轴、髂嵴、腰椎体和腰丛的长轴。腰丛为位于椎体外侧和腰大肌中的纵向高回声结构，从头侧向尾侧插入针头，穿过腰方肌，可以成功地进行腰丛神经阻滞，注射局部麻醉药20ml。

（三）臂丛神经阻滞（brachial plexus block，BPB）

1.腋路　此方式适用于前臂和手的外科手术的麻醉和镇痛。患者仰卧，上臂外展，肘部屈曲。选择6～13MHz高频线阵探头，超声探头与肱骨垂直放置于腋窝胸肌和肱二头肌交叉处，进针至腋动脉的浅部和内侧，正中神经在动脉外上方，尺神经在内侧，桡神经在下方，肌皮神经在喙肱肌内。采用短轴平面内技术，从探头外侧进针，分别阻滞这四根神经，每根神经周围注入5ml局部麻醉药。

2.肌间沟入路　此方式适用于肩部、锁骨远端和肱骨近端手术的麻醉和镇痛。穿刺时患者头转向健侧，肩下可垫小枕。选择6～13MHz高频线阵探头，探头置于锁骨上约3cm的颈外静脉上，或从锁骨上窝开始向头侧扫查，采用短轴平面内技术，前中斜角肌之间数个斜行线性排列的圆形低回声结构即为臂丛神经根或神经干，向头侧追踪至颈椎横突沟可辨别神经根或神经干的来源，在超声探头的外侧部位皮肤处穿刺，将局部麻醉药10～15ml注射至肌间沟内。

3.锁骨上入路　此方式适用于肱骨、肘部、前臂和手的外科手术麻醉和镇痛。患者仰卧或半卧位，头转向健侧，肩下可垫小枕。选择6～13MHz高频线阵探头，超声探头初始置于锁骨上窝，并向尾侧倾斜，找到锁骨下动脉，锁骨下动脉上外侧蜂窝状结构即为集结的臂丛神经。采用短轴平面内技术，由外侧向内侧进针，将局部麻醉药注射至臂丛神经鞘内，药液围绕神经扩散即可，总药量15～20ml。

（四）股神经阻滞

股神经阻滞（femoral nerve block，FNB）适用于大腿前部、股骨、膝盖和膝盖以下小腿内侧的皮肤手术麻醉和术后镇痛。股神经是腰丛的最大分支，由L_2、L_3、L_4脊神经腹侧支后股组成，从腰大肌外缘穿出，走行于腰大肌和髂肌之间，在腹股沟韧带中点稍外侧经韧带深面、股动脉外侧进入股三角区，分为数支。肌支：分布于髂肌、耻骨肌、股四头肌和缝匠肌。皮支：有数条较短的皮支即股中间、股内侧皮神经。最长的皮支为隐神经，分布于小腿内侧面和足背内侧缘的皮肤。在腹股沟韧带下方，股神经位于股动脉外侧，股静脉位于最内侧。腹股沟韧带处前侧入路股神经阻滞常用于膝关节手术。

患者仰卧位，双下肢稍分开，患侧足向外旋，选择 6 ～ 13MHz 高频线阵探头，超声探头平行于腹股沟韧带，在腹股沟韧带中点下缘，股动脉搏动点的外侧 1 ～ 1.5cm 处进针，采用短轴平面内技术，针尖至股神经表面部位注射局部麻醉药 10 ～ 20ml，完全包围神经。

（五）髂筋膜间隙阻滞

髂筋膜间隙阻滞（fascia iliaca compartment block，FICB）由 Dalens 等第一次定义并逐渐开展至今，最早用于股骨颈骨折患者，随后超声引导下 FICB 适用于股骨颈骨折后的围术期镇痛、髋关节和膝关节手术，以及膝上截肢等下肢手术。FICB 可以同时阻断股神经、闭孔神经和股外侧皮神经，针头不指向股神经附近，从而降低了神经损伤的风险。在临床实践中，FICB 可以作为股神经和腰丛神经阻滞简单又安全的替代方法。

髂筋膜间隙是一个复杂的潜在腔隙，其前方和后方分别是髂筋膜和骨盆髂肌。髂筋膜起自髂嵴的上外侧，向内与腰大肌筋膜结合，浅层被阔筋膜覆盖；在腹股沟区与缝匠肌筋膜相连，内侧与耻骨肌相连。髂筋膜位于股鞘的后方，因此其内没有股静脉和股动脉。股神经、股外侧皮神经、闭孔神经和生殖股神经是由腰丛发出的 4 条主要神经，走行于髂筋膜后方，共同位于髂筋膜间隙内。

经典 FICB：即腹股沟韧带下入路，穿刺点在腹股沟韧带中外 1/3 交界处下方 0.5 ～ 1.0cm，与皮肤成约 30° 向头侧进针，可有两次落空感即穿透阔筋膜和髂筋膜，注入局部麻醉药。

改良 FICB：即垂直入路，穿刺点在髂前上棘和耻骨结节连线交界的中外 1/3、腹股沟韧带上方 1cm 处，垂直进针。针尖穿过浅筋膜和腹横筋膜产生两次落空感，针尖未穿过阔筋膜和髂筋膜。

腹股沟韧带上入路：患者仰卧，探头垂直置于腹股沟韧带上方靠近髂前上棘的水平，识别出髂肌、髂筋膜、股动脉和股神经图像，进针点为股神经外侧。采用平面内进针 2 ～ 4cm，穿过髂筋膜时会出现落空感，穿刺时需注意避免误伤位于腹股沟韧带上方 1 ～ 2cm 髂筋膜浅层的旋髂深动脉。

FICB 属于筋膜平面阻滞，阻滞是否成功取决于局部麻醉药向目标神经的扩散，建议实施经典和改良FICB时使用 30～40ml局部麻醉药，采用腹股沟韧带上入路时，需要至少40ml局部麻醉药，才能持续阻滞股神经、闭孔神经和股外侧皮神经。

（六）腹横筋膜平面阻滞

腹横筋膜平面阻滞（transversalis fascia plane block，TFPB）是在腹横肌深筋膜与膜横筋膜之间注射局部麻醉药，阻滞髂腹股沟神经和髂腹下神经。腹横筋膜是位于腹横肌和腹外筋膜之间的薄腱膜，是腹内筋膜的一部分。

TFPB应用于多种腹部手术，如腹式子宫切除术、腹股沟疝修补术、结直肠外科手术、肾切除术、剖宫产等。当一些腹部手术患者存在硬膜外麻醉禁忌时，其可提供较好的镇痛效果。

穿刺时患者可仰卧或侧卧，选择6～13MHz高频线阵探头和采用短轴平面内技术，在腋中线肋弓下缘区域放置探头，识别出腹外斜肌、腹内斜肌和腹横肌，穿刺针置于腹内斜肌和腹横筋膜之间，回抽无血，注入15～20ml局部麻醉药。

三、结语

区域阻滞麻醉，尤其是超声引导区域麻醉的使用已成为ERAS策略的重要组成部分，其与ERAS理念密切呼应，是高龄、高危患者，阿片类药物依赖的疼痛患者的福音。该麻醉方法不仅提高了患者对医疗服务的满意度，也受到越来越多临床医师的青睐。

参 考 文 献

Corbin KB，Gardner ED，1937．Decrease in number of myelinated fibers in human spinal roots with age［J］．Anat Rec，68（1）：63-74.

Forero M，Rajarathinam M，Ahikary S，et al，2017．Continuous erector spinae plane block for rescue analgesia in thoracotomy after epidural failure：a case report［J］．A A Case Rep，8（10）：254-256.

Gregg EW，Sorlie P，Paulose-Ram R，et al，2004．Prevalence of lower-extremity disease in the US adult population≥40 years of age with and without diabetes：1999-2000 national health and nutrition examination survey［J］．Diabetes Care，

27（7）：1591-1597.

Liu Y，Ke XJ，Wu X，et al，2018. Ultrasound-guided lumbar plexus block in supine position［J］. Anesthesiology，128（4）：812.

O'Reilly N，Desmet M，Kearns R，2019. Fascia iliaca compartment block［J］. BJA Educ，19（6）：191-197.

Scurrah A，Shiner CT，Stevens JA，et al，2018. Regional nerve blockade for early analgesic management of elderly patients with hip fracture，a narrative review［J］. Anaesthesia，73（6）：769-783.

第四节　老年人术后快速康复与目标导向液体管理

一、老年人生理特点

（一）老年人体液分布

水是人体最重要的组成成分之一，约占体重的60%。体内的水分称为体液，其是维持细胞新陈代谢和生理功能的基本保证。体液的含量和分布受年龄、性别、脂肪多少等因素的影响，不同年龄、性别体内各部分体液的含量见表3-4-1。老年人体液总量减少，以细胞内液减少为主。老年人若丧失体液，容易发生脱水。

表3-4-1　正常人体液的分布和容量（占体重的百分比）

（单位：%）

	成人（男）	成人（女）	儿童	婴儿	新生儿	老年人
体液总量	60	55	65	70	80	52
细胞内液	40	35	40	40	35	27
细胞外液	20	20	25	30	45	25
细胞间液	15	15	20	25	40	20
血　　浆	5	5	5	5	5	5

（二）老年人心血管系统特点

随着衰老，心脏发生形态改变，如心肌细胞数量减少、左心室壁肥厚、传导纤维的密度和窦房结细胞数量减少、心脏瓣膜钙化。在功能上，这些改变使心脏收缩力降低、心肌僵硬度增加、心室充盈压增加。老年患者心脏舒张功能障碍的发生率很高，严重时表现为舒张功能衰竭。血管的僵硬度也随着年龄增长而增加，特别是弹性蛋白和胶原蛋白断裂导致血管壁基质变化，使血管壁中膜和内膜肥厚。形态学上可见弹性大血管直径增大、僵硬度增加，功能上表现为舒张压保持不变或降低，脉压增加。

（三）老年人肾脏功能特点

随着年龄的增长，肾血流量和肾单位减少，肌酐清除率逐渐降低（血肌酐保持相对平稳，是因为随着年龄的增长肌肉组织减少）。老年患者由于肾脏钠离子的处理能力、浓缩功能、稀释功能的损害容易发生脱水和液体超负荷。

综上所述，老年人心血管储备能力降低，心脏代偿功能差，使老年人对血容量不足及缺氧常不能耐受，而短时间内超负荷补液可能造成急性肺水肿而引起心力衰竭。老年人肾血流量与肾单位的减少，以及尿浓缩能力、利钠能力的降低，会使得围术期容易出现钠潴留及细胞外液增加，还会对限液等导致的血容量不足敏感，致使围术期肾功能受损。因此，老年人术中液体管理至关重要，输液不宜过多、过快，也不宜不足，同时注意纠正电解质的紊乱及酸碱失衡。

二、目标导向液体管理

术中液体管理的目的是维持患者的有效循环容量，增加心排血量，保障充足的组织灌注以为细胞提供充分的氧供和营养，从而维持手术患者的生命体征平稳。术中液体管理策略自20世纪30年代开始就存在争论，从限制性补液、开放性补液，到最新提出的目标导向液体治疗（goal-directed fluid therapy，GDFT），哪种补液方式更利于患者生命体征的平稳及术后的康复，仍无定论。

支持限制性补液的学者认为，手术刺激会触发机体的应激反应，激活下丘脑-垂体后叶-抗利尿激素系统和肾素-血管紧张素-醛固酮系统，致使水钠潴留，限制输液可以有效维持内环境稳态。而创立了开放性补液治疗策略的学者认为，液体治疗应考虑以下几点：①术前禁食禁饮或非正常体液丢失；②术中失血及生理需要；③麻醉所致血管扩张或相对血容量不足；④术中液体再分布。临床常规血流动力学监测指标包括心率、血压、指脉氧饱和度、平均动脉压、中心静脉压等，无法及时准确地反映患者的血流动力学变化及全身各组织灌注程度。早在1997年，Hamilton-Davies等就曾指出患者在出现血压下降、心率增快等表现时，其失血量可能已经高达人体血容量的25%。有报道称血容量不足和血容量过多都会增加围术期并发症的发生率和病死率。传统补液治疗不能满足患者的个体化差异，常导致术中液体输入过多或不足，因此GDFT应运而生。GDFT是指通过监测血流动力学指标，判断机体对液体需求，进而采取个体化的补液疗法。

近年来，随着ERAS理念的推广、中高危患者的增多、老年患者的增多、手术量及手术难度的增加，液体治疗不断发展并吸引越来越多的学者对此展开研究。目前更多更好的观察指标正逐渐被开发与应用以实现理想循环的目标。而GDFT的提出为血流动力学与功能学的监测技术与方法带来新的挑战，也促使GDFT成为ERAS的重要组成部分。

（一）目标导向液体治疗常用观察指标

1.基础指标　包括血压、心率、尿量、皮肤灌注等，易于观察，但敏感性差，仅作为液体治疗时参考的辅助指标。

2.静态指标　包括中心静脉压（central venous pressure，CVP）、混合静脉血氧饱和度（mixed venous oxygen saturation，SvO_2）、中心静脉血氧饱和度（central venous oxygen saturation，$ScvO_2$）、中心静脉-动脉二氧化碳分压差［central venous-arterial carbon dioxide partial pressure difference，P（cv-a）CO_2］、肺动脉楔压（pulmonary artery wedge pressure，PAWP）和血乳酸及血乳酸清除率等。

CVP在评估心脏前负荷方面并不准确，在预测液体反应性方面的用处也不大。

（1）SvO_2与$ScvO_2$：SvO_2是指肺动脉血中的血氧饱和度，其正常平均值为0.75，SvO_2降低说明氧供低于氧需，提示存在组织灌注不足；当SvO_2过高则说明可能存在组织对氧的摄取不足，这两种情况都与术后病死率相关。SvO_2的监测需要将导管置入肺动脉内，为有创操作，复杂且价格昂贵，易导致心律失常的发生。

$ScvO_2$是指将导管置入上腔静脉，测上腔静脉血中的血氧饱和度。因为是上腔静脉的血样，所以只能反映上半部分机体（不包含心肌）的氧供情况，其正常平均值为0.7。有研究表明$ScvO_2$与SvO_2之间具有高度相关性。

（2）P（cv-a）CO_2：是指中心静脉血二氧化碳分压与动脉血二氧化碳分压的差值，用于监测血液流经组织时有氧代谢产生的二氧化碳分压，用于评估患者是否有足够的静脉血流量带走外周组织产生的二氧化碳。正常情况下，血中二氧化碳的含量与二氧化碳分压成正比，相关系数为K，因此P（cv-a）CO_2可以由静脉血二氧化碳含量（venous carbon dioxide content，$CvCO_2$）和动脉血二氧化碳含量（arterial carbon dioxide content，$CaCO_2$）的差值代表。

$$二氧化碳在组织的产生量（VCO_2）=二氧化碳在肺的清除量$$
$$VCO_2 = CO \times （CvCO_2-CaCO_2）$$
$$VCO_2 = CO \times K \times （PcvCO_2-PaCO_2）$$

上述公式中CO代表心排血量。

在无组织缺氧的情况下，P（cv-a）CO_2正常（<6mmHg）提示心排血量（cardiac output，CO）正常或升高；P（cv-a）CO_2升高（>6mmHg）提示心排血量降低。P（cv-a）CO_2指标反映了循环血流量清除外周组织产生的二氧化碳的能力，可作为直接反映血流量的指标。

当组织缺氧，有氧呼吸减少，产生的二氧化碳减少，P（cv-a）CO_2变化是不恒定的，它的升高还是降低取决于心排血量的改变。此时P（cv-a）CO_2的升高提示组织缺氧后心排血量不足以补偿；或毛细血管再灌注及微循环的血流量不够，不足以将产生的二氧化碳清除带走。因此，P（cv-a）CO_2是一个反映组织是否有充足血流量将二氧化碳清除的灵敏指标（流量指标），而不是反映组织是否缺氧的指标（灌注指标）。组织缺氧时，P（cv-a）CO_2如果正常（<6mmHg），此时提高心排血量不是治疗的首选措施；P（cv-a）CO_2如果升高（>6mmHg），此时提示需要提高心排血量。

有研究表明，当$ScvO_2$与P（cv-a）CO_2联合应用时，能有效避免因组织摄取率降低而导致$ScvO_2$假性正常化。

（3）血乳酸、血乳酸清除率：乳酸是葡萄糖无氧代谢的产物，正常人的血乳酸<1.5mmol/L；血乳酸为2～4mmol/L时，提示高乳酸血症；血乳酸>4.0mmol/L时，提示可能存在乳酸酸中毒。血中乳酸升高会使机体酸中毒发展较快，导致体内代谢发生紊乱。血中乳酸升高常是组织氧供不足发生无氧代谢所致，因而血中乳酸的水平是衡量组织氧供比较敏感而可靠的指标。

血乳酸清除率＝（初始血乳酸值－复测血乳酸值）/初始血乳酸值×100%，高血乳酸清除率患者的病死率较低。

3.功能血流动力学指标　包括每搏输出量（每搏量）（stroke volume，SV）、每搏输出量变异度（stroke volume variation，SVV）、脉压变异度（pulse pressure variation，PPV）、脉搏灌注指数变异度（pleth variability index，PVI）等。这些功能血流动力学指标能够很好地实时评价心脏功能，获得这些指标的监测方法却需要特殊设备，在国内尚不能普及。

心排血量除了可以直接反映心脏的射血功能外，还可以用于计算其他血流动力学的参数，如心脏指数（cardiac index，CI）、体循环血管阻力（systemic vascular resistance，SVR）等。

SV是指心脏每次收缩时的射血量，是反映心脏射血功能的金标准，同时也是GDFT最重要的功能血流动力学指标，与心肌收缩力、全身血管阻力及心室前负荷有关。

Frank-Starling曲线表明心肌收缩力的增加与舒张期心肌纤维的拉伸程度呈正相关。依据该曲线的法则，有研究者发现可以用液体冲击的方法来预测液体反应性，即在短时间内注入一定量液体提高心脏前负荷来观察SV的变化。可是对于液体冲击无反应的患者将存在潜在的液体超负荷的危害。

SVV、PVI和PPV都是由于机械通气中呼吸变化对血流动力学参数具有影响而应运而生的监测指标。机械通气期间，正压通气会引起胸腔压力和跨肺压周期性变化，吸气时，正压导致胸膜腔内压增高，对腔静脉的扩张作用减少，静脉回流量减少，从而减少右心静脉回流和前负荷；同时，吸气时跨肺压增加会导致右心室后负荷增加，使右心室SV下降。两方面结合，使机械通气吸气相时右心前负荷反应相关的右心室SV下降，而血液经过肺循环需要一定时间，2～4个心动周期延迟后影响左心室充盈，使左心室充盈减少，这通常发生在呼气相。左心室充盈的减少说明左心室前负荷由吸气相导致的减少，将导致左心室的SV在呼气相时减少。因此，机械通气过程中，左右心室的前负荷会随着呼吸反应时，左心室SV将发生较大的变化，如果至少有一个心室的前负荷不随着呼吸变化，左心室的SV也会无变化。故通过机械通气对血流动力学参数的影响可以预测机械通气患者的容量反应性。

SVV是指单位时间内最大SV与最小SV的差值与两者平均值比值的百分数。SV由于机械通气引起前负荷变化的程度不同，可以据此判断机体容量状态，预测液体治疗的反应性。

PVI是指呼吸周期中脉搏灌注指数（perfusion index，PI）随着胸腔内压变化而产生的变异度。和SVV的原理相同，不过测量PVI是无创的。以肢体末梢无创氧饱和度的容积波为基础，结合复杂的计算，反映外周组织的灌注状态的参数，即PI。而在机械通气患者中，PI随着机械通气压力的变化所得的变异参数，即PVI，其可以有效预测液体反应性。PVI的优点就是测量无创且可以连续监测判断患者的容量状态。

PPV是单位时间内最大脉压与最小脉压的差值与两者平均值比值的百分数。机械通气时呼吸作用对SV的影响可以使脉压产生变异，脉压（收缩压-舒张压）与左心室SV成正比，与主动脉顺应性成反比，当血管顺应性无明显改变时，PPV可以反映SV，用来指导容量治疗。脉压是压差，不直接受胸内压的周期性变化的影响。

值得一提的是，SVV、PVI和PPV都是适用于机械通气（容量控制模式，潮气量8～12ml/kg）且无心律失常的患者。

总而言之，GDFT的最终目的是保证机体氧的供需平衡。根据公式$DO_2 = CO \times CaO_2$换算可得，$DO_2 = CO \times SaO_2 \times 1.34 \times Hb$，$CO = SV \times HR$。其中$DO_2$为组织供氧量，CO为心排血量，$CaO_2$为动脉血氧含量，HR为心率，Hb为血红蛋白，SV为每搏输出量，SaO_2为动脉血氧饱和度。从以上公式分析得出，围术期若要保证机体氧供就要充分供氧，并且通过液体治疗调整患者心排血量，以及保证足够的血红蛋白含量。

（二）目标导向液体治疗的监测方法

1.基于生物阻抗和生物反应技术的监测方法 经胸超声心动图或经食管超声心动图应用多普勒原理成像技术，可以用来评估心排血量、SV、心室前负荷、心肌收缩及舒张状态等。尤其是经食管超声心动图，在全身麻醉气管插管后，将超声探头经口置入食管内对应心脏后方的左心房附近，从心脏后面观察心脏情况，这种方法可以排除肺脏气体对心脏检查的影响。经食管超声通过分析降主动脉内血流，得到时间-速度波形曲线，曲线下面积即为SV。波形基底部宽度为单个SV通过降主动脉的时间，根据心率使用公式校正后得到的数值称为校正血流时间（corrected flow time，FTc），降主动脉的FTc正常值为330～360ms，FTc＜330ms说明血容量不足或外周血管收缩。经食管超声还可以通过测量左心室舒张面积来反映前负荷的变化。经食管超声具有无创、易操作、实时、准确等优点，并且可以在婴幼儿中使用，评估血流动力学状况。

2. 超声心排血量监测仪（ultrasound cardiac output monitor，USCOM）监测方法　USCOM可以选择监测主动脉或肺动脉。选择监测主动脉时，将探头放在胸骨上窝或锁骨上窝；监测肺动脉时则将探头置于胸骨左侧第2～4肋间隙，探头指向头部，使探头与肋骨走向平行。在放置探头的过程中，要注意听取最强和最响的信号音，以保证采集到最准确的多普勒血流频谱。USCOM主要是监测心排血量，也可以测量CI、SV、SVV等血流动力学参数。有研究证实，USCOM与经食管超声测得的SV具有高度一致性。USCOM是一种无创、简便、快速、准确、连续、实时监测心排血量的方法，并且能够排除心动周期中主动脉流出道周期性变化对测量心排血量的干扰。但是USCOM的测量结果会受操作者的影响，以及受试者身体结构变异、肺部疾病、肥胖、机械通气和呼吸运动等因素的影响；若受试者心脏内有分流、反流、心律失常等情况出现时也会影响测量的结果。尽管主动脉瓣口的血流速度理论上与主动脉根部中心的血流速度相等，但由于探头远离主动脉口，测量值会有误差，还有可能会漏测冠状动脉的血流。

3. 热稀释法监测方法　热稀释法是指以温度作为指示剂，根据血液温度变化与血流成反比的原理，将冷液在肺动脉的近端管腔进行注射，也可用另一个通向右心室的中心导管，或者通过指引导管的侧腔来进行注射，然后，将温度的变化输送至计算机，再利用Stewart Hamilton公式计算出心排血量等血流动力学参数。而基于热稀释原理的连续心排血量测量技术是导管远端安装一个加热器，通过加热导丝在右心室内散播，使右心腔的信号噪声比增加，因而提高了心排血量测量的准确性。通过输入和输出信号的统计特征分析随机曲线。"注入"右心室的伪随机二进制代码产生10～15W的热量。每个随机序列对应15s或打开或关闭的状态。温度变化在系统的输出口被监测，在输入和输出区域间互相关联，然后用该分析结果构建热稀释曲线，从而用曲线下面积来评估心排血量。这种技术的常用监测方法有Swan-Ganz法和脉搏指示连续心排血量（pulse indicator continous cadiac output，PiCCO）法。

（1）Swan-Ganz法：是将顶端带有气囊的导管经外周静脉置入上腔静脉，然后通过右心房、右心室、肺动脉至肺小动脉。因此该方法能够获得导管通过路径上的所有压力，还可以利用热稀释法测量心排血量，并计算出CI、SV、每搏指数（stroke volume index，SVI）、肺血管阻力（pulmonary vascular resistance，PVR）和体循环血管阻力（systemic vascular resistance，SVR）。尽管Swan-Ganz法曾被认为是血流动力学监测金标准，但由于其为有创操作，导管置入和监测过程中并发症较多，如肺动脉破裂、乳头肌断裂、严重心律失常等，并且很多文献报道一些重症患者并没有从Swan-Ganz法的监测数据中获益，限制了Swan-Ganz法在临床中的应用。

（2）PiCCO法：结合了温度稀释技术和动脉脉搏波形曲线下面积分析技术。监测时需置入一根中心静脉导管和一根股动脉导管，可以连续监测心排血量、胸腔内血容量、血管外肺水含量及指数、SV、SVI、SVV及PPV等参数。PiCCO测血管外肺水含量可以判断是否有肺水肿的发生，是唯一在床旁就可以得知肺部状况数据的方法。与Swan-Ganz法比，PiCCO法创伤更小、操作简单、减少了因操作引发的心律失常等并发症的发生、留管时间更长、监测结果准确稳定而直观。不过PiCCO法的准确性会受很多因素影响，如呼吸、体位、置管位置、注液的温度及速度，以及病理状态如三尖瓣反流、巨大动脉瘤等。

4.动脉压波形分析法 Flo-trac/Vigileo、LiDCO等是通过动脉穿刺置管或无创传感器监测动脉波形，结合患者年龄、性别、身高、体重及体表面积，然后通过物理学和数学原理分析动脉波形，计算心排血量、SV、CI、SVV、PPV等参数。Flo-trac/Vigileo能获得5min内心排血量和SVV的变化数据，此时，若通过放置专门设计的中心静脉导管还可以监测$ScvO_2$、外周血管阻力等。通过这些指标，可以及时监测机体容量情况，从而给予个体化的液体治疗。

LiDCO在监测心排血量和SVV的同时增加了脑电双频指数和心率变异度监测，分有创和无创两个模块。有创的模块不受动脉波形的影响，因此可以用于心房颤动等心律失常患者的血流动力学指标的获得；而无创模块是根据锂浓度变化计算心排血量等指标，不适用于接受锂盐治疗的患者及心脏结构性功能病变的患者。

（三）目标导向液体治疗的液体选择

GDFT过程中应该选择何种液体，一直是学者们争论的话题。不同的研究机构研究同一问题得出的结论各有不同。有的研究结果显示晶体液和胶体液对患者预后无显著影响；有的研究表明术中单独使用晶体液并不能在所有的患者中保证机体的氧供和组织灌注；还有的研究发现GDFT胶体液组的患者平均住院时长比GDFT晶体液组和限制补液组短，并且胶体液比晶体液的扩容效果更好。

虽然目前对于如何选择GDFT的液体尚无定论，但多数指南推荐以平衡晶体液为主，适量加入胶体液。

老年人因自身心脏代偿功能差等生理特点对液体输注的耐受能力不佳，个体差异大，液体补充稍快或略多即会导致患者出现心脏负荷不良，如心力衰竭、心律失常等的发生，且对血容量不足及缺氧敏感。因此，老年人围术期的补液方案需要个体化，以减少并发症的发生，缩短住院时间，降低病死率。在开始研究ERAS时，学者们发现术中优化液体管理的患者显著获益。而GDFT概念的提出刚好符合ERAS的理念。很多循证医学的研究也证实了那些接受大型手术的中高危患者，术中应用GDFT可降低术后并发症的发生率和死亡率、缩短住院时间、降低医疗费用、加速术后康复。目前，GDFT的实施主要集中在术中液体管理，而实际上ERAS模式下的围术期液体管理应包括术前、术中和术后整个诊疗过程，并且每个诊疗阶段的液体管理都会影响患者循环的稳定、组织的灌注，对患者术后的早期康复出院，以及术后并发症的预防都具有十分重要的影响。因此，术前和术后的GDFT管理模式仍有待进一步的完善和进行循证研究。

参 考 文 献

王建枝，钱睿哲，2018. 病理生理学［M］. 第9版. 北京：人民卫生出版社.

周昭雄，刘玉兰，张庆光，等，2015. 中心静脉-动脉二氧化碳分压差在失血性休克患者容量监测中的应用［J］. 广东医学，36（6）：921-923.

Boyle MS, Bennett M, Keogh GW, et al, 2014. Central venous oxygen saturation during high-risk general surgical procedures-relationship to complications and clinical outcomes［J］. Anaesth Intensive Care，42（1）：28-36.

Cannesson M，Desebbe O，Rosamel P，et al，2008. Pleth variability index to monitor the respiratory variations in the pulse oximeter plethysmographic waveform amplitude and predict fluid responsiveness in the operating theatre［J］. Br J Anaesth，101（2）：200-206.

Dueck MH，Klimek M，Appenrodt S，et al，2005. Trends but not individual values of central venous oxygen saturation agree with mixed venous oxygen saturation during varying hemodynamic conditions［J］. Anesthesiology，103（2）：249-257.

Hahn RG，2011. Clinical fluid therapy in the perioperative setting［M］. Cambridge：Cambridge University Press.

Hamilton-Davies C，Mythen MG，Salmon JB，et al，1997. Comparison of commonly used clinical indicators of hypovolaemia with gastrointestinal tonometry［J］. Intensive Care Med，23（3）：276-281.

Hodgson LE，Forni LG，Venn R，et al，2016. A comparison of the noninvasive ultrasonic cardiac output monitor（USCOM）with the esophageal Doppler monitor during major abdominal surgery［J］. J Intensive Care Soc，17（2）：103-110.

Laupland KB，Bands CJ，2002. Utility of esophageal Doppler as a minimally invasive hemodynamic monitor：a review［J］. Can J Anaesth，49（4）：393-401.

Priebe H J，2000. The aged cardiovascular risk patient［J］. Br J Anaesth，85（5）：763-778.

第五节　老年人术后快速康复与体温管理

体温是人体的重要生理指标之一，正常的体温是机体进行新陈代谢和生命活动的必要条件。在生理条件下，人体的中心温度通常在很窄的范围内波动（为±0.2℃）。围术期患者的体温受多种因素的影响，常出现体温异常，最常见的体温异常为低体温，即中心温度低于36.0℃，又称为围术期意外低体温（inadvertent perioperative hypothermia，IPH）。在不同的医疗机构和不同的手术类型中，IPH的发生率亦不同。有研究表明，接受结直肠癌根治性切除手术的患者中，低体温的发生率高达74%。一项涉及2015名患者的前瞻性观察研究表明，在静脉输注液体和术区冲洗液均不加温的情况下，围术期总的低体温发生率为78.6%，其中老年患者（年龄＞65岁）及并存其他疾病的患者低体温的发生率较高。2017年发表的一项全国多中心观察研究结果显示，国内术中低体温的发生率为44.3%，研究中的所有患者均采用了被动保温措施，仅有

14.2%的患者采用了主动保温措施。

人体主要的体温调节方式为出汗、血管收缩和寒战。全身麻醉和区域阻滞麻醉均会影响机体的体温调节，降低血管收缩和寒战的阈值，使体温更容易受外界因素的影响。加之手术部位的热量散失和冲洗液的使用等因素，均会导致患者围术期意外低体温的发生。老年患者调节机体稳态的能力退化，体温调节能力也随之降低，更容易发生低体温。未给予保温措施的麻醉患者，体温一般会降低1～2℃。维持正常的体温是减少围术期并发症、促进术后快速康复的重要措施之一。

一、围术期意外低体温对老年患者的影响

低体温是一种常见的围术期并发症。虽然低体温可以降低机体代谢率，减少耗氧量，但是低体温也会对患者产生诸多不良影响，尤其是对于老年患者，可能增加多种并发症的发生率，影响老年患者的术后康复，甚至威胁其生命安全。

（一）低体温增加术后心脏不良事件的发生率

轻度低体温即可造成心肌损伤。研究报道，体温降低1.3℃，血清中去甲肾上腺素浓度升高7倍，这会促使高血压和心动过速的发生。对于冠状动脉疾病患者或者具有冠心病风险的患者，术中低体温是发生术后心脏不良事件的独立危险因素。与体温正常者相比，术中及术后低体温的患者在术后发生室性心律失常、不稳定型心绞痛、心肌缺血或心肌梗死等心脏不良事件的概率增加。与正常体温患者相比，老年患者尤其是接受泌尿外科手术的老年患者，术后发生意外低体温者的12导联心电图中经心率校正的QT间期明显延长。

（二）低体温可引发凝血功能障碍，增加失血量和输血量

低体温会减少血栓烷A3的释放，可逆性地损害血小板聚集功能，破坏各种凝血酶的功能，减少凝血块形成。荟萃分析显示，体温每降低1℃，失血量增加20%。与低体温相关的凝血功能障碍增加失血量的同时，也会增加输血量，尤其是增加红细胞的输注量。

（三）低体温会影响免疫调节，增加手术部位感染风险

低体温会从三个方面影响机体的防御能力。首先，低体温引起术后血管收缩，将代谢产生的热量限制到核心部位，同时减少对损伤组织、手术部位的灌注，从而降低组织氧供，阻碍了中性粒细胞的杀菌作用。

其次，低体温还可以降低体内巨噬细胞等免疫细胞的运动和迁移能力，干扰免疫激活过程。最后，低体温还会降低组织的愈合能力，增加伤口裂开和污染的可能性。

（四）低体温可降低药物代谢速度，延迟全身麻醉苏醒

低体温会抑制体内参与药物代谢的酶类的活性，减慢药物代谢。当体温降低2℃时，维库溴铵的作用时间延长1倍。体温降低3℃，阿曲库铵的作用时间延长60%，血浆丙泊酚浓度增加28%，这可能是低体温致肝脏血流减少的结果。麻醉药物作用时间的延长会导致全身麻醉苏醒延迟。

（五）低体温延长住院时间，影响术后快速康复和预后，增加医疗费用

研究表明，老年患者接受达芬奇机器人辅助腹腔镜根治性膀胱切除术时，液体加温护理有助于维持老年患者术中正常体温，改善术后凝血功能，同时可有效减少老年患者的输血量和住院天数。对于接受心脏外科手术的患者，即使是术后轻度低体温也与非体外循环下冠状动脉旁路移植术后全因死亡率相关。与术后体温未恢复正常的患者相比，术后体温恢复正常的患者全因死亡风险较低。

鉴于围术期低体温对患者的严重影响，应足够重视低体温的防治。围术期加强体温管理对于老年患者平稳度过围术期、加速老年患者术后康复具有重要意义。

二、围术期老年患者发生低体温的影响因素

（一）麻醉相关因素

硬膜外麻醉或硬膜外镇痛均可阻滞交感神经，导致阻滞平面以下的血管扩张，患者散热增加。其他神经阻滞也会降低阻滞区域内的血管收缩能力，增加阻滞区域的散热量。应用全身麻醉的患者，在麻醉诱导后，全身血管扩张，热量散失增加，身体的热量从核心重新分配到外周，导致再分配性体温降低。全身麻醉药物对体温调节中枢的抑制作用，以及在麻醉维持期间，患者全身处于松弛状态，使产热减少，散热增加，患者体温进一步下降。

在全身麻醉状态下，老年患者防御寒冷的阈值降低了约1℃。当患者接受全身麻醉联合椎管内麻醉或联合神经阻滞麻醉时，由于对体温影

响的叠加作用，患者低体温的发生率更高。

（二）手术相关因素

增加患者围术期低体温发生率的手术相关因素有手术类型和液体因素等。如长时间（＞2h）、大切口、开腹或开胸、难度较大及术中失血量较多的手术，热量散失增加，患者接受麻醉的时间延长；如输注大量未经加热的液体或血液制品，或使用大量冲洗液（超过1000ml），产生"冷稀释"作用。输注1000ml未加温液体可使70kg的患者体温降低0.25℃。一个单位的冷冻血液制品也可能使体温降低0.25℃。

老年患者一般接受恶性肿瘤手术和膝关节、髋关节置换手术偏多，这些手术的特点均为手术时间偏长、失血量偏大，术中静脉输注的液体量也比较多；此外老年男性患者接受泌尿外科手术较多，术中需要大量液体冲洗，这些患者更容易发生低体温。

（三）环境相关因素

麻醉诱导室、手术室和麻醉恢复室内的温度也会影响患者的体温。一般情况下，手术室的平均温度建议为20～23℃。环境温度低于21℃，将会成为患者体热散失的主要原因。在手术室内的患者，根据其血管舒缩状态不同，其外周体温要比中心体温低2～4℃。手术室温度每升高1℃，患者低体温的发生率将降低23%。但环境因素常是较难控制的因素，首先需要从其他影响因素入手，来维持机体产热和散热的平衡。

（四）患者相关因素

多项研究表明，ASA分级Ⅲ级及以上的患者、老年患者（＞65岁），以及并存其他疾病（如贫血、慢性肾功能不全、神经系统疾病）的患者更容易发生低体温。老年患者容易发生低体温的原因包括：通过血管收缩反应来保存热量的能力下降；皮下脂肪组织减少，隔绝寒冷的能力降低；通过寒战产热的能力也降低。此外，大多数老年患者合并一种或多种基础疾病，这也增加了低体温的发生率。有文献报道，ASA分级高是围术期发生低体温的重要危险因素之一。另外，术前禁食、禁饮也会降低体内产热量。

三、围术期老年患者体温管理的措施

重视并加强体温监测，已经被纳入麻醉科质量控制管理体系，成为麻醉科质量控制管理的评估指标之一。尤其是对于老年患者这一脆弱人群，预防围术期低体温的发生是降低低体温相关并发症最有意义的策略，也是促进老年患者术后快速康复的重要策略之一。

（一）加强体温监测

体温监测适用于30min以上的全身麻醉患者、接受长时间手术的区域阻滞麻醉患者，或其他具有较高低体温风险的患者。《围手术期患者低体温防治专家共识（2017）》要求连续监测或每隔30min测量患者体温，并积极将患者体温升高至36.5℃左右。

体温监测的两个关键问题是选择合适的体温监测部位和体温监测方法。不同部位的组织温差很大。核心部位，如躯干和头部，是血液灌注较多且热量分布相对均匀的部位，这些部位的温度称为中心温度。相比之下，外周组织，如手臂和腿等部位的温度通常远低于中心温度，而皮肤表面的温度更低。通常情况下，以下4个部位的温度可以被认为是中心体温，分别是肺动脉的温度、食管远端的温度、探头插入10～20cm的鼻咽部温度和鼓膜的温度。然而在临床实际工作中，核心部位的温度不容易测量，常通过测量食管、鼻咽、舌下和膀胱的温度来反映核心部位的温度。

精确的温度计也很重要。目前常用的温度计有三类，最简单的为汞柱式温度计，电子温度计分为热敏电阻温度计和温差电偶温度计，还有一类是红外线温度计。汞柱式温度计可测量口腔、腋窝或直肠的温度，但由于管理不便，不宜用于麻醉和手术过程中。电子温度计精确且成本较低，可以动态监测体温变化，为实现体温的连续监测提供了技术支持。红外测温系统能够准确测量皮肤表面的温度，并且可以实现远距离测量。

只有准确、及时的体温监测才可以识别围术期患者的体温状态，维持患者的热量稳态。这一点对于老年患者预防术中和术后低体温尤为重要。

（二）围术期防治低体温的策略

围术期的保温措施和设备多种多样。总体来说，防治低体温的保温措施分为被动和主动两类。其中被动保温措施是应用未加热的手术单、棉被或毯子等覆盖在患者身上，起到保暖和隔寒的作用。而主动保温措施则是通过给患者补充额外的热量达到机体产热和散热的平衡，还可以增加患者的热储备。

1.被动保温措施的应用　在围术期，应注意对患者进行覆盖，尽可能减少皮肤暴露。一般在全身麻醉诱导后，患者代谢产热量约降低30%。在常规温度下的手术室内，单层的手术单或毯子覆盖，可以减少30%的散热量，可大致补偿麻醉诱导所造成的代谢产热的减少量。

被动保温措施还包括应用加温输液装置给静脉输注液体或血液制品进行加温，以及将术中需要的冲洗液提前进行预热。冲洗液和静脉输注的液体一般加热至略高于37℃，可控制在37～41℃的范围内。但对于一些含有药品的液体，应注意加温不宜超过37℃，以免影响药物的药理作用。

重视围术期对老年患者的覆盖和术中液体的加温，对预防老年患者术中和术后的低体温十分必要。

2.主动保温措施的应用　日常工作中，保温措施多为被动保温措施，主动保温措施的应用比较有限。然而被动保温只可以限制热量丢失，单纯应用被动保温措施，患者仍然会发生低体温。对于老年患者来说，提供额外的热量供给对于维持正常体温更为重要。

主动保温措施包括强制空气加热、循环水加热、应用加热床垫及电热毯等，其中强制空气加热（the forced air warming，FAW）是目前最常用的方法，该方法利用对流加热原理，用可控的方式将暖流空气分布到患者肌肤，是一种常见的皮肤表面加温方式，加温效果好、经济便捷。

研究表明，在硬膜外穿刺置管前后，为患者实施15min的主动保温，足以防止所有患者发生低体温。在麻醉诱导前对患者进行加温治疗并不会显著增加患者的中心温度，但此阶段蓄积的热量却会增加外周组织的温度，从而降低正常的核心与外周组织温度梯度差，减轻热量再分配性中心体温降低。

建议各医疗机构因地制宜，制定适合本机构的围术期体温管理流程，严格遵守标准化体温管理程序，做好质量控制管理，降低围术期低体温发生率。

（三）围术期不同阶段的体温管理策略

1.术前体温管理　进入手术室之前，医护人员需要对患者围术期发生低体温的风险进行评估，并对可能出现的与低体温相关的不良事件进行评估。容易发生低体温的人群包括ASA分级Ⅲ级以上的患者、拟实施全身麻醉联合区域阻滞麻醉的患者、拟接受重大手术或中等手术的患者、有心血管并发症风险的患者以及术前体温低于36.0℃的患者。

在患者离开病房之前的1h内测量一次体温。如果此时患者的体温低于36.0℃，则在病房即开始应用主动保温措施来补充热量。如果患者的体温高于36.0℃，也应该在麻醉诱导前30min开始主动保温，从而增加热储备。

2. 术中体温管理　这里所谓的术中，指的是整个麻醉过程，从患者接受麻醉相关操作开始，到转移至麻醉术后恢复室。麻醉诱导开始前测量并记录患者体温，之后每30min测量一次体温或进行连续体温监测，直到手术结束。除急诊患者外，如果患者的基础体温低于36.0℃，最好待体温达到36.0℃以上再开始进行麻醉诱导。

手术开始之前，手术间温度最好不低于21.0℃。开始主动保温后，可以考虑将手术间温度降至有利于手术的温度。除消毒阶段外，应充分覆盖患者以保存热量。静脉输液和输注血液制品超过500ml时，应使用液体加温装置进行加热。术中使用的冲洗液应提前预热。

麻醉诱导前，开始应用强制空气加热装置增加热储备。如果不适合使用该方法，可考虑使用加热床垫或电热毯。在使用主动加热设备时，须密切监测体温，及时调整加热设备设定的温度，将体温控制在36.5℃左右。

3. 术后体温管理　术后阶段指的是患者到达麻醉术后恢复室，至术后24h的这段时间。

患者在麻醉术后恢复室内应每15min测量一次体温，并记录。离开恢复室之前，患者的体温至少要达到36.0℃，否则，需要继续保温治疗。患者回到病房后，应继续注意保暖。

四、围术期老年患者体温管理的注意事项

（一）提高重视，加强老年患者体温监测

首先，提高医务人员对老年患者围术期体温管理的重视程度，制定适用于各医疗机构的体温管理程序。其次，在临床工作中重视体温监测，根据各医疗机构的实际情况，开展实时或间断的体温监测。最后，须严格执行已制定好的体温管理程序。注意要在围术期的各个阶段进行体温监测，并且要注意用同一种方法测量同一部位的温度，从而进行比较。

（二）对于老年患者的体温管理应尽早开始

体温监测术前在病房即应该开始，保温工作也应该在病房开始。全身麻醉诱导后的第一个小时内患者体温急剧下降，因此应特别重视麻醉诱导前后患者的保暖问题。在麻醉诱导之前即开始应用主动加温设备进行保温，增加老年患者的热储备。

（三）注意规避保温过程中的安全隐患

虽然目前主张在临床上加强老年患者的保温，但在实施保温的过程中仍然要注意医疗安全问题，避免发生保温相关的不良事件。

要使用安全的加温设备，定期对加温设备进行检修。严格按照说明书进行操作，避免对患者产生副损伤。电热毯和加热床垫在临床工作中比较常用，但其缺点是由于老年患者的温度感受器发生不同程度退化，可能导致烧伤或热过敏。变温毯中的循环水被认为是医院中细菌污染的潜在来源，如果维护不当，也可能成为感染源，增加术后感染，甚至是脓毒症的发生。使用保温毯时，软管末端的空气温度特别高，应避免接触软管末端附近，以免发生热损伤。使用加温冲洗液或输注加温液体时，须反复确认液体温度，防止温度过高，发生热损伤。对于应用保温措施的老年患者，应密切观察体温变化，在交接班时更要特别说明患者应用保温措施的情况。

总之，加强老年患者围术期的体温管理，可以保障患者的体温在正常范围内波动，对于降低围术期低体温相关并发症具有重要意义，有利于缩短老年患者的住院时间，节约医疗成本，提高患者的舒适度和满意度，从而加速老年患者的术后康复。

参 考 文 献

Bayir H, Yildiz I, Erdem F, et al, 2016. Effect of perioperative inadvertent hypothermia on the ECG parameters in patients undergoing transurethral resection [J]. Eur Rev Med Pharmacol Sci, 20（8）: 1445-1449.

Frank SM, Fleisher LA, Breslow MJ, et al, 1997. Perioperative maintenance of normothermia reduces the incidence of morbid cardiac events. A randomized clinical trial [J]. JAMA, 277（14）: 1127-1134.

Luo JW, Zhou L, Lin SM, et al, 2020. Beneficial effect of fluid warming in elderly patients with bladder cancer undergoing Da Vinci robotic-assisted laparoscopic radical cystectomy [J]. Clinics, 75: e1639.

Nam K, Jo WY, Kwon SM, et al, 2020. Association between postoperative body temperature and all-cause mortality after off-pump coronary artery bypass graft surgery: a retrospective observational study [J]. Anesthesia and analgesia, 130 (5): 1381-1388.

Rajagopalan S, Mascha E, Na J, et al, 2008. The effects of mild perioperative hypothermia on blood loss and transfusion requirement [J]. Anesthesiology, 108 (1): 71-77.

Sagiroglu G, Ozturk GA, Baysal A, et al, 2020. Inadvertent perioperative hypothermia and important risk factors during major abdominal surgeries [J]. Coll Physicians Surg Pak, 30 (2): 123-128.

Sari S, Aksoy SM, But A, 2021. The incidence of inadvertent perioperative hypothermia in patients undergoing general anesthesia and an examination of risk factors [J]. Int J Clin Pract, 75 (6): e14103.

Yi J, Lei YJ, Xu SY, 2017, et al. Intraoperative hypothermia and its clinical outcomes in patients undergoing general anesthesia: national study in China [J]. PloS one, 12 (6): e0177221.

第六节 老年人术后快速康复与术中监测

严密的术中监测是保证麻醉和手术过程平稳的基础。老年患者大多处于衰弱状态，常并存一种或多种慢性疾病，因此术中密切监护各项生命体征，并根据生命体征变化趋势及时调整麻醉方案和手术操作，对于维持老年患者生命体征平稳、减少术中和术后并发症、加速患者康复具有重要意义。

美国麻醉医师学会推荐的标准监测包括血流动力学监测、氧合状态监测、通气状态监测和体温监测。连续心电图监测、无创血压测量和脉搏血氧饱和度监测已经成为患者在麻醉过程中的标准监测项目。由于老年患者的特殊性，常需要扩展监测项目，以提高老年患者围术期的生命安全。在临床工作中，麻醉医师常会根据患者的具体状态、手术相关情况，结合自己的经验及麻醉科现有设备的情况，来自主选择血流动力学监测方法。

一、循环系统功能监测

重大心脑血管不良事件（major adverse cardiovascular and cerebrovascular events，MACCE）严重影响老年患者围术期的生命安全和术后的康复。随着ERAS策略的普及，腹腔镜检查和胸腔镜手术逐渐增多，腹腔镜手术中建立的二氧化碳气腹对老年患者的循环系统产生严重影响。完善的血流动力学监测可以指导麻醉医师采取相应措施，以保障老年患者重要组织和器官的灌注，减少围术期并发症，促进老年患者术后康复。

（一）心电图

心电图（electrocardiogram，ECG）作为标准麻醉监测项目，已在临床中应用了30多年，可以在麻醉过程中连续监测患者的心率及心律变化，反映术中是否发生了心脏传导异常和心肌缺血症状，还可以提示某些离子紊乱的情况。上述这些情况都可能破坏血流动力学的稳定，严重时可能危及生命，如及时发现，便可以迅速展开治疗。很多老年患者术前合并心血管疾病，因此ECG在老年患者的麻醉管理中非常重要。ECG为麻醉医师提供了非常有价值的心脏监护信息，指导术中麻醉管理工作。例如，当心率低于40次/分或超过110次/分时，应分析引起心率减慢或加快的原因，并进行相应处理。同时要关注ST段和T波的变化，警惕心肌缺血或急性心肌梗死的发生。

但是ECG仅能提供心脏电活动的相关信息，并不能提供反映心排血量等心脏机械做功的信息。对于老年患者，尤其是病情危重或接受大手术的老年患者，需要增加其他监测项目，为麻醉医师提供更有效、更全面的监测信息。

（二）动脉血压监测

动脉血压监测也是反映循环系统功能的基本项目之一。老年患者多合并高血压病，术前长期服用降压药物，加上老年患者自主神经调节能力退化、血管弹性降低，术前禁食禁饮对循环血容量的影响，这些均可导致在围术期血压出现较大波动。其中，术中低血压在手术和麻醉过程中发生率很高，一直以来都受到广大麻醉医师的密切关注。低血压可导致术中或术后诸多并发症，如肾功能不全、心肌缺血、术后谵妄、脑卒中等。

动脉血压监测分为无创血压测量和有创血压监测。无创血压测量包括应用袖带加压法简单测量血压，也可利用红外光传感器连续测量血压。无创血压测量方法在应用过程中具有一定的局限性。对于老年患者，尤其是接受大手术或术前合并基础疾病者，更推荐应用连续的有创动脉血压监测，可以即时、准确地反映血压的变化趋势，麻醉医师也可以依据变化趋势调整麻醉管理方案。

术中低血压持续时间与术后死亡率显著相关。荟萃分析表明，平均动脉压（mean arterial pressure，MAP）＜80mmHg、超过10min，或MAP＜70mmHg、持续不足10min，与轻微的终末器官损害有关。而当MAP＜60～65mmHg、持续时间超过10min，或MAP＜50～55mmHg时，终末器官损伤的发生风险升级为中等或高风险。前瞻性队列研究结果表明，在老年患者常见的髋部骨折手术中，术后谵妄的发生率与术中持续降低的MAP及明显的MAP波动密切相关。

对于老年患者，特别是对于合并高血压、脑卒中、颅脑损伤的老年患者，血压一般维持在术前基础血压的±20%。此外，术中应尽量维持MAP不低于80mmHg，并且要尽量避免血压剧烈波动，尽可能维持稳定的器官和组织灌注。

有创血压监测，需要进行动脉穿刺置管，常选择的动脉有桡动脉、足背动脉、肱动脉和股动脉等。动脉穿刺置管为有创操作，为防止出现动脉穿刺相关的并发症，在进行操作时需注意以下几点内容：首先，如果选择桡动脉穿刺，在穿刺之前应进行改良的Allen试验，保证尺动脉的代偿作用完善；其次，要确保穿刺部位周围无感染，同时严格执行无菌操作；再次，一定要连接含有肝素的无菌生理盐水管路，并以300mmHg的压力持续冲洗，预防血栓形成；最后，避免空气进入动脉和连接管路，如发现气泡，立即排尽。

（三）中心静脉压和肺动脉楔压监测

中心静脉压可以反映右心室前负荷，以及心脏排出回心血量的能力，可以通过颈内静脉或锁骨下静脉穿刺置管来测量。CVP的正常值为4～12cmH$_2$O，影响CVP值的因素有静脉回心血量、肺血管阻力和右心功能等。临床上主要利用CVP来评估容量状态，指导液体管理。当无肺部疾病时，PAWP用来反映左心前负荷和右心后负荷状态，可以通过漂浮导管（Swan-Ganz导管）进行监测，PAWP的正常值为5～12mmHg。

中心静脉穿刺置管和漂浮导管置入均为有创操作，麻醉医师需要全面了解并注意预防穿刺和监测过程中可能出现的并发症。首先，需要全程注意无菌操作，以防发生感染；其次，避免插入导管过深，以防损伤血管或心脏；穿刺时适当减小潮气量，嘱清醒患者不要咳嗽，以免穿刺针刺破胸膜，发生气胸或血胸；再次，为了避免穿刺针误入动脉导致血肿，可采用超声引导进行中心静脉穿刺；最后，一定要确保注射器、导管、连接管路和接头处无空气，预防空气栓塞。

（四）连续心排血量监测

常规的术中监护并不能全面准确地预测患者的液体需要量。这时就需要合适的血流动力学监测方法来指导个体化的血流动力学管理，合理选择血管活性药物，尽量减少不必要的液体输注。连续血流动力学监测方法有无创监测，如经食管多普勒监测（transesophageal doppler monitor，TEDM）和有创监测，如Flo-trac/Vigileo系统。这些方法均可以获得SV、SVV、心排血量和液体反应能力等信息，用来指导目标导向液体治疗，以优化血流动力学状态，改善老年患者组织和器官灌注，减少感染、谵妄、肺水肿及心功能不全等术后并发症的发生。

对于高风险患者，一般推荐采用有创的、连续的血流动力学监测。术中出现低血压时，麻醉医师常根据经验来进行补液和使用血管活性药物。而通过连续血流动力学监测结果可以分析低血压发生的具体原因。在老年患者，低血压的发生若与心肌收缩力降低有关，这时应用缩血管药物和增加液体输注量并不能从根本上解决低血压的问题，反而会加重心脏前负荷，最好应用增加心肌收缩力的药物。

（五）尿量监测

时间较长的手术需留置尿管。术中可以通过监测尿量，来评估肾脏及其他内脏器官的灌注情况。通过计算包含尿量在内的液体出、入量，在一定程度上指导麻醉医师进行液体管理。麻醉手术期间最好维持尿量在 $0.5 \sim 1ml/（kg \cdot h）$。

老年男性患者由于前列腺增生，可能会出现留置尿管困难的情况，不可反复或暴力操作，必要时请泌尿外科医师协助置入导尿管。老年女性患者常并发尿路感染，在导尿的操作过程中，一定要严格无菌操作。

二、呼吸系统功能监测

随着年龄增长，老年患者的呼吸功能逐渐退化，很多老年患者合并慢性呼吸系统疾病，导致这些患者的呼吸功能处于衰弱状态。在ERAS策略中，微创手术一直被推崇，腹腔镜手术中的二氧化碳气腹会对呼吸系统功能产生显著影响。良好的术中呼吸系统功能监测对于老年患者非常关键。

（一）呼吸频率和节律

对于接受监测下麻醉管理、椎管内麻醉或神经阻滞麻醉等非机械通气的老年患者，术中需严密观察患者的呼吸频率和节律，确保患者的呼吸频率和节律正常。对于接受气管内插管和喉罩置入的患者，在拔管之前，可以通过呼气末二氧化碳波形来监测呼吸频率和节律。

（二）气道压力和潮气量

气道压力和潮气量是反映呼吸功能状态的两个很重要的指标。接受全身麻醉的老年患者必须监测气道压力和潮气量。在采取容量控制通气模式时，潮气量保持相对恒定，老年患者的气道压力更容易受麻醉、手术和体位等因素的影响，当发生肺容积改变、肺水肿或气道痉挛等情况时，气道压力会增加。同样在应用压力控制通气模式时，也要关注潮气量的变化情况。麻醉医师应该在术中密切观察气道压力和潮气量的变化情况，出现异常情况时，分析原因并进行相应处理。

（三）脉搏血氧饱和度

无论是清醒患者还是接受全身麻醉的患者，术中均应持续监测氧合状态，临床中最常用的无创方法为监测SpO_2。SpO_2不仅可反映患者的呼吸状态，也受患者循环状态的影响，可及时反映机体的氧合状态，为早期发现低氧血症提供信息。老年患者术中容易出现血流动力学波动和意外低体温，外周组织灌注不足和外周体温降低时都会影响SpO_2的结果。因此当SpO_2降低时，应综合分析原因，并做处理。

（四）吸入气氧浓度、呼气末二氧化碳波形及分压

呼气末二氧化碳分压（end-tidal carbon dioxide partial pressure，$P_{ET}CO_2$）可用来评估整个气道的通畅情况、通气状态及循环状态等。对于接受气管内插管和喉罩置入的老年患者，需要持续监测吸入气氧浓度、呼气末二氧化碳分压和呼气末二氧化碳波形。当各种因素诱发气道痉挛时，患者的气道压力会升高，呼气末二氧化碳波形呈梯形改变，结合肺部听诊呼吸音减弱且有哮鸣音，可作出诊断。合并慢性阻塞性肺疾病的老年患者，$P_{ET}CO_2$难以准确反映动脉血中二氧化碳分压，因此想要判断设置的通气参数是否合适，不能完全参考$P_{ET}CO_2$，需要根据动脉血气分析结果进行调整。

三、麻醉深度监测和脑氧饱和度监测

在实际临床工作中，麻醉医师非常注重生命体征的监护，但对脑功能的监测不够重视。大脑是人体非常重要的器官之一，也是麻醉药物的主要作用部位之一。无论是在术中，还是术后，大脑均存在发生功能障碍的风险。大脑的代谢非常活跃，耗氧量很大，术后的某些神经系统并发症，如脑卒中、认知功能障碍等，与脑部氧供和氧耗失衡及麻醉深度有关。

（一）麻醉深度监测

临床上最常用的监测麻醉深度的方式为脑电图（electroencephalography，EEG）。术中脑电图通过记录患者额叶的脑电活动，并由内置的脑电图分析系统进行处理，呈现出不同的脑电波，可以帮助麻醉医师调整麻醉药物剂量，有利于缩短全身麻醉后的苏醒时间。脑电图指导的全身麻醉能够减少老年患者术后谵妄和长期认知功能障碍的发生率。

在全身麻醉状态下，患者的脑电波有以下几种模式：δ波（0.1～4Hz的慢脑波）、θ波（4～8Hz）、α波（8～13Hz）、β波（13～30Hz）、γ波（30～80Hz）。每种频率的脑电波代表不同的麻醉深度。在使用挥发性麻醉药或丙泊酚全身麻醉时，前额叶脑电图的变化被认为是由低电压、高频模式向慢波脑电图的过渡，最后到突发抑制。在应用氯胺酮麻醉时会出现γ波，浅麻醉状态下出现α波，深麻醉状态下，患者常出现δ波和θ波，麻醉过深时则会出现突发抑制。老年患者在全身麻醉期间发生突发抑制的风险增加。

术后谵妄是老年患者术后发生不良事件的独立预测因素，与住院时间延长、死亡风险增加、生活质量降低和医疗费用增加有关，是阻碍老年患者快速康复的重要因素之一。术后谵妄的发生率与麻醉深度有关，可以通过脑电图监测麻醉深度，指导麻醉管理，从而预防术后谵妄。荟萃分析显示，使用脑电图指导麻醉的患者，术后谵妄发生率降低38%。

目前临床上最常用的监测麻醉深度的指标为脑电双频谱指数（bispectral index，BIS）。BIS值的范围为0～100，建议老年患者整个麻醉过程中的BIS值维持在40～60，避免BIS值低于40。

（二）脑氧饱和度监测

脑氧饱和度监测依据红外光谱学方法，对大脑局部区域的混合血进

行氧饱和度测定，从而评估脑组织代谢情况。很多因素可以影响脑氧饱和度的监测，如患者头部位置、颈动脉狭窄、椎基底动脉供血不足、血压波动、血红蛋白浓度变化、吸入气氧浓度变化及心排血量波动等均会影响脑氧饱和度监测结果的准确性。多项研究表明，脑氧饱和度降低的患者常伴发临床不良预后。在心脏外科手术体外循环期间，如果患者的平均动脉压低于脑血流自主调节的下限，则术后急性肾损伤的发生率增加，而脑氧饱和度监测为体外循环期间调控血压提供了全新的指导方法。

2020年，美国快速康复协会和围术期质量推进联盟发布了关于神经监测在围术期预后中作用的共识。该共识指出，建议心脏手术患者术中应用脑氧饱和度监测，来识别和指导处理急性脑灌注不足，并减少重症监护室的驻留时间。然而，该共识还指出，目前尚无足够的证据证实术中脑氧饱和度监测可以降低心脏手术患者的死亡率，也无高质量证据推荐使用术中脑氧饱和度监测来改善非心脏手术患者的预后。因此应根据临床具体情况分析利弊，酌情考虑应用脑氧饱和度监测。

四、肌松监测

骨骼肌松弛药（以下简称肌松药）是全身麻醉过程中常用的药物。由于老年患者肝功能和肾功能减低，对于肌松药的代谢能力下降，使用肌松药时应该更加谨慎。并且对于老年患者，临床常用的肌松药拮抗剂抗胆碱酯酶药物的应用具有一定的局限性，抗胆碱酯酶药物并不能完全消除肌松药的残留作用，因此术后肌松药的残留作用会导致老年患者苏醒延迟和术后低氧血症的发生。

虽然在2015年ASA发布的麻醉基本监测标准中没有提及肌松监测的必要性，但是在ASA关于麻醉后管理的实践指南更新报告中，关于神经肌肉功能部分指出，神经肌肉功能评估主要依靠体格检查，有时也需要监测神经肌肉阻滞情况。法国麻醉和重症医学学会发布的关于肌松药和麻醉逆转的指南特别提出，建议在整个麻醉过程中使用肌松监测设备来监测神经肌肉阻滞情况。然而，肌松监测在临床实际应用情况，尤其是在老年患者中的应用情况并不乐观，麻醉医师常通过主观方式来判断肌松恢复情况。神经肌肉监测被认为是解决术后肌松残留的有效方法。

肌松监测仪是临床中比较常用的监测肌松情况的设备，它可以客观、定量、实时地监测肌松程度。其中，四个成串刺激（train of four stimulation，TOF）模式最常用。TOF 比值（T4/T1 比值）超过90%，可以排除具有临床意义的肌松作用。只有在肌松恢复的最低水平，才能保证患者正常的吞咽反射。除肌松监测仪外，还可以应用肌电图来监测和评估神经肌肉阻滞和肌力恢复的情况。

五、内环境状态监测

内环境状态受营养状态、长期用药、术前禁食禁饮、术中液体治疗、血液制品输注、机械通气和低体温等诸多因素的影响，加之肾脏调节功能的降低，老年患者容易出现离子紊乱、酸碱失衡及血糖异常等内环境稳态被破坏的情况。而内环境紊乱会导致多种并发症，有时甚至威胁患者生命安全。因此，术中监测并调整内环境状态对于老年患者至关重要。术中最常用的监测内环境状态的方法为动脉血气分析。

低钠血症是老年患者最常见的电解质紊乱。术前长期应用噻嗪类降压药、术中补液过多致高容量稀释作用等情况均可引起低钠血症。低钾血症、高钾血症、低钙血症、呼吸性酸碱失衡和代谢性酸中毒，也是老年患者术中比较常见的内环境紊乱类型。对于危重患者或手术时间较长的老年患者，术中需定时进行动脉血气分析，根据血气分析结果，诊断离子紊乱和酸碱失衡的具体类型，并分析可能原因，进行相应处理，来维持内环境的相对稳定。

术中血糖监测对于老年患者来说也非常必要。老年患者常存在糖尿病病史，术前禁食禁饮、疼痛、应激等因素均可影响围术期血糖水平。术中血糖异常可增加老年患者死亡率，增加感染、伤口延迟愈合及心脑血管不良事件的发生率，延长患者住院时间，影响患者远期预后。术中血糖监测可以帮助纠正术中血糖异常，避免低血糖、糖尿病高血糖危象和血糖明显波动的情况发生。术中常用的血糖监测方法有两种，一种是应用便携式血糖仪测量指尖毛细血管血糖，另一种是应用血气分析仪检测动脉血或静脉血血糖。术中应 1 ～ 2h 测一次血糖。如果手术创伤特别大、患者病情危重、术中持续泵注胰岛素，则应每 0.5 ～ 1h 测一次血糖。高危患者建议将血糖控制在 7.8 ～ 10.0mmol/L。术中低血糖是一种很严重的并发症，可增加老年患者术后认知功能障碍的发生率，如果不及时处理，则可能加重脑损伤。但是全身麻醉状态下患者的低血糖难以被发现，因此术中必须进行血糖监测，一旦发现低血糖，及时予以处理，避免发生严重后果。

六、体温监测

正常的体温是机体维持生命活动的基本条件。体温异常包括体温升高和体温降低。围术期老年患者最常见的体温异常是意外低体温。低体温与感染、凝血功能障碍、心律失常、麻醉苏醒延迟等许多围术期并发症密切相关。麻醉和手术过程中常用的体温监测部位有食管、鼻咽、直肠和血液。食管下段温度可以反映心脏大血管温度，鼻咽温度与脑部温度接近，直肠温度在体温降低时下降最慢，利用特殊的温度探头可以测量血液的温度。老年患者应加强体温监测，及时采取保温措施，维持患者中心体温在36.0℃以上，以减少低体温相关的并发症。

全面的术中监测可以在整个围术期帮助麻醉医师进行麻醉评估，并优化高风险手术患者的麻醉管理。但需要注意的是，没有哪一种监测项目是完美的。根据《中国老年患者围手术期麻醉管理指导意见（2020版）》，老年患者的常规监测项目除心率、血压、脉搏血氧饱和度、体温等外，还有吸入气氧浓度、呼气末二氧化碳分压、潮气量、气道压力等。对于接受大手术的老年患者，强烈建议行脑电监测和肌松监测。此外，还应注意对脆弱肺功能、脆弱心功能和脆弱脑功能老年患者的早期预警监测和干预。然而，麻醉医师须深刻意识到，高级的监测不代表良好的结局，应该将监测项目的变化趋势和结果作为指导和参考，认真分析其原因，并及时予以相应处理，预防不良结局的发生，这样才能真正实现监测的意义，从而减少术中和术后并发症，改善老年患者临床预后，促进老年患者快速康复。

参 考 文 献

Brull SJ, Kopman AF, 2017. Current status of neuromuscular reversal and monitoring: challenges and opportunities [J]. Anesthesiology, 126 (1): 173-190.

Green D, Paklet L, 2010. Latest developments in peri-operative monitoring of the high-risk major surgery patient [J]. Int J Surg, 8（2）: 90-99.

MacKenzie KK, Britt-Spells AM, Sands LP, et al, 2018. Processed electro-encephalogram monitoring and postoperative delirium: a systematic review and meta-analysis [J]. Anesthesioloy, 129（3）: 417-427.

Monk TG, Saini V, Weldon BC, et al, 2005. Anesthetic management and one-year mortality after noncardiac surgery [J]. Anesth Analg, 100（1）: 4-10.

Ono M, Arnaoutakis GJ, Fine DM, et al, 2013. Blood pressure excursions below the cerebral autoregulation threshold during cardiac surgery are associated with acute kidney injury [J]. Crit Care Med, 41（2）: 464-471.

Purdon PL, Sampson A, Pavone KJ, et al, 2015. Clinical electroencephalography for aneshtesiologists: part I: background and basic signatures [J]. Anesthesiology, 123（4）: 937-960.

Radinovic K, Denic LM, Milan Z, et al, 2019. Impact of intraoperative blood pressure, blood pressure fluctuation, and pulse pressure on postoperative delirium in elderly patients with hip fracture: a prospective cohort study [J]. Injury, 50（9）: 1558-1564.

Shander A, Lobel GP, Mathews DM, 2018. Brain monitoring and the depth of anesthesia: another goldilocks dilemma [J]. Anesth Analg, 126（2）: 705-709.

Thiele RH, Shaw AD, Bartels K, et al, 2020. American Society for Enhanced Recovery and Perioperative Quality Initiative Joint Consensus Statement on the role of neuromonitoring in perioperative outcomes: cerebral near-infrared spectroscopy [J]. Anesth Analg, 131（5）: 1444-1455.

Wesselink EM, Kappen TH, Torn HM, et al, 2018. Intraoperative hypotension and the risk of postoperative adverse outcomes: a systematic review [J]. Br J Anaesth, 121（4）: 706-721.

第四章

老年人术后快速康复的术后管理

第一节　老年人术后快速康复与术后疼痛

一、老年人术后镇痛的现状与意义

老年人术后疼痛的治疗一直不尽如人意，50%～75%的老年患者术后没有得到充分的镇痛。随着我国麻醉和外科技术的飞速发展及舒适化医疗理念的提出，除了让老年患者安全地度过围术期外，术后镇痛也非常重要。然而由于老年患者的特殊性，疼痛容易被低估且治疗不足。

老年人术后存在的剧烈疼痛常导致下床活动延迟、术后发生肺部并发症、住院时间延长、长期功能障碍及慢性疼痛综合征等情况。镇痛不全会引起不必要的悲伤、抑郁、情绪变化和睡眠障碍，心血管方面表现为心率增快、血压增高和心肌需氧量增加，增加心肌梗死的风险。认知损害和年龄较大严重影响了创伤后或术后镇痛药的药量。上述这些不利因素将延缓患者的恢复，延长住院时间，增加医疗工作和住院费用。因此，应尽早在术后对老年患者给予适当的镇痛措施。术后充分镇痛的益处包括：减轻应激反应，降低儿茶酚胺和神经肽水平，尽早使组织、心肌氧耗降低，使高交感活性引起的生命重要器官从高负荷状态恢复正常；改善损伤后的继发性分解代谢亢进，促进机体有氧合成代谢及创伤愈合，维持正常免疫功能；减少腹部或胸部手术后肺部并发症的发生；促进患者早期活动，减少深部血栓及其他并发症的发生。

选择合适的方式对老年患者进行术后镇痛治疗，不但会减轻老年患者的身体疼痛，而且对老年患者的心理具有积极的作用，对提高老年患者的生活质量具有重要意义。

二、老年人术后疼痛的评估

老年患者与一般成年人不同，对老年人实施术后镇痛，容易受交流、情感、认知和社会观念上的障碍限制，陪护人员往往很难确切了解老年人的具体疼痛情况，因此难以对疼痛进行评估，这就需要采取一些特殊的办法来评估老年患者的疼痛等级。

（一）能进行语言文字沟通的患者

对于围术期能够通过语言文字沟通的老年患者，可以对其进行充分的疼痛评估（包括既往经历和平时生活中的基础疼痛评估），从而制订合适的镇痛方案。

（二）语言文字沟通困难的老年患者

对于围术期语言文字沟通困难的老年患者，有以下几种方式来评估疼痛的等级。

1.根据明显的疼痛来源进行评估，包括切口、创伤、刺激性输液和近期的手术。还要考虑老年人的病史和可能导致疼痛的潜在慢性疾病。

2.使用行为观察和生理指标来判断疼痛，如面部表情的扭曲、喊叫、翻身、睡眠状况，是否用手或者其他物体按压身体的某个部位，测量患者的血压、心率、呼吸频率、出汗等指标。

3.镇痛试验，即考虑给予镇痛药，观察患者行为的变化，以证实是否有疼痛。

（三）量化指标评估

1.数值评分表　是一种有效的测量术后疼痛强度的工具，0代表一点也不痛，10代表能想象的最大的疼痛，通过指出具体的数字来衡量疼痛的强度。

2.疼痛温度计　是数值评分表的一种变体，它有一个垂直的单词刻度，与温度计的图表对齐。对于有中度到重度认知缺陷或抽象思维障碍的患者，它是首选。

（四）疼痛评估注意事项

在使用这些评估方法时，医护人员要通过注意使用的细节来增加使用的成功率。

1.医护人员在与患者交流时尽量直视患者，这样患者的听觉和视觉障碍可以得到弥补。

2.用缓慢、正常的语调说话，减少外部噪声并提供书面和口头的指示。

3.评估工具和其他书面材料可以修改得简单明了些，用简单的字母、至少14号字体大小、足够的行间距和不透明的纸张来弥补常见的视觉障碍。

4.要确保眼镜和功能性助听器尽快就位，并提供足够的时间解释、回答问题，来帮助评估过程。

5.对于有认知障碍的老年人，重要的是评估当前的疼痛程度，而不是询问他们最严重的疼痛程度或平均疼痛程度，因为那需要老年人调动以往的记忆，影响当前的评估。

三、ERAS策略在老年人术后镇痛中的应用

（一）术前宣教

术前宣教是疼痛管理的重要组成部分。传统观念认为老年人反应能力差，痛觉不敏感，且全身状况差，不宜给予镇痛治疗。而实际上老年人术后疼痛的感知程度个体差异很大，有的老年患者可能没有意识到他们有权利治疗疼痛，或不能理解积极疼痛治疗的重要性。这些患者和他们的家人需要了解疼痛不缓解所导致的有害影响。应该告知他们报告疼痛的重要性，控制疼痛的好处，以及如何预防和控制疼痛而不是忍受疼痛，这样可以促进术后康复。如果不能因人而异地进行术后急性疼痛的处理，过度的应激反应可能导致重要脏器功能损害，轻者影响术后恢复，重者可危及生命。

术前应为老年患者做好术后预防疼痛的准备。在安排手术前，应向患者及其家属解释疼痛治疗方案、常见的镇痛药物的不良反应及可用于补充但不能替代药物干预的非药物疼痛管理方案。在开始治疗前，应该允许有足够的时间教老年患者如何使用患者自控镇痛装置。

术前宣教要解决老年人对镇痛药的恐惧或误解。告知老年患者即使长期使用阿片类药物来控制疼痛，也很少会导致成瘾。此外，患者和家属都应该了解生理性依赖（如果阿片类药物突然停用，就会出现戒断症状）和耐受性（药物效果下降或需要更高剂量以维持效果），以及成瘾（一种强迫性药物使用的模式，其特征是持续渴望和需要使用阿片类药

物，以达到镇痛以外的效果）的不同。同时，避免使用麻醉药品这类术语，这类术语会让患者对上瘾的恐惧转嫁到阿片类药物的使用上。老年患者更容易接受止痛药或镇痛药这一类术语。

（二）药物治疗

1.阿片类药物

（1）个性化用药：镇痛药物剂量个性化是老年人有效疼痛管理的一个关键原则。老年人在阿片类药物缓解疼痛上可能会经历更高的峰值效应和更长的时间。他们对镇静和呼吸抑制也更敏感，尤其是那些在过去几天没有定期服用阿片类药物的老年人会更加敏感。因此，疼痛专家建议对老年人应用年轻人剂量减少25%～50%的剂量开始，并根据需要缓慢滴定增加剂量。这种方法同样适用于虚弱的老年人。

（2）短期用药：术后初期全天疼痛时，尤其是不愿要求使用镇痛药的老年人，建议使用药效能够持续24h的缓释镇痛药，这种方法可以避免与高峰效应相关的毒性。在治疗过程中，当疼痛在一天中间歇性出现时，可以按需给药以缓解疼痛。但是，患者仍应定期使用标准的镇痛剂量。

（3）谨慎用药：应用阿片类药物的注意事项包括使用缓释镇痛剂以避免高毒性；如果治疗期间出现意识混乱，应减少阿片类药物剂量，但不要突然停止用药；预测和管理阿片类药物的便秘、尿潴留、镇静和呼吸抑制等不良反应；在阿片类药物治疗的整个过程中，给予患者预防性肠道治疗；避免肌内注射；三环类抗抑郁药和单胺氧化酶抑制剂可能增加镇静、呼吸抑制和药物相互作用的风险。

（4）用药选择：对于大多数老年人而言，在手术后应倾向于选择吗啡等阿片类药物。除了过敏这一禁忌证，吗啡起效快，半衰期短（2～4h），可以经常用小剂量和滴定法来充分缓解疼痛。在小于70岁的患者中，平均第一个24h吗啡需求量（mg）＝100－年龄。另一种半衰期短的速效阿片类药物是氢吗啡酮。在老年人中使用氢吗啡酮的一个优点是，它不会产生任何临床相关的代谢产物。而哌替啶不宜用于老年人，因为它的代谢产物去甲哌替啶，对中枢神经系统有毒，可引起癫痫和死亡。老年人大多有一定程度的肾功能不全，不能有效地消除去甲哌替啶，因此中毒风险高。

（5）给药途径：老年人常用的术后阿片类药物给药方法包括静脉大

剂量给药、静脉自控镇痛泵给药或硬膜外给药。

2.非甾体抗炎药　急性疼痛的推荐治疗包括使用非阿片类镇痛药（对乙酰氨基酚、非选择性非甾体抗炎药和COX-2选择性非甾体抗炎药），此类药物用于轻度至中度疼痛的治疗。

（1）对乙酰氨基酚：对乙酰氨基酚是一种术后常用的非甾体抗炎药，对于老年人是一个相对安全的药物。它是最低效能的镇痛药，大多数人能很好地耐受。对乙酰氨基酚可与阿片类药物，如可待因、羟考酮和氢可酮组合应用。对乙酰氨基酚的每日最大剂量为4g，但对于年老体弱和有肾或肝损害的患者，每日剂量应减少到1～2g。

（2）非选择性非甾体抗炎药：如酮咯酸、布洛芬、萘普生和氟比洛芬酯，由于其导致胃溃疡、出血和肾毒性等不良反应的风险较高，通常禁用于老年患者。一项评估不同年龄阶段胃肠道穿孔、溃疡和消化性溃疡出血风险的荟萃分析发现，在65岁及65岁以上的人群中，非甾体抗炎药诱发的消化性溃疡出血的比例为4∶11，而在65岁以下的人群中为2∶7。此外，老年人经常多重用药，药物之间的相互作用，使得不良反应发生风险增加。然而，也有报道称氟比洛芬酯可以降低70岁以上患者术后谵妄的发生率，氟比洛芬酯的使用既可满足老年患者术后镇痛的需求，又可预防术后谵妄的发生。这一结论对于老年患者具有非常重要的意义。

（3）COX-2选择性非甾体抗炎药：如罗非昔布、塞来昔布和伐地昔布可能是较好的选择。COX-2选择性非甾体抗炎药在缓解疼痛方面与非选择性非甾体抗炎药一样有效，但产生胃肠道毒性、溃疡和出血的风险显著降低。它们不会减少血小板聚集，可使手术切口出血患者受益。然而，和非选择性非甾体抗炎药使用相关的肾功能损害，同样可见于COX-2选择性非甾体抗炎药。

3.非阿片类中枢性镇痛药　近年来有许多合成的新型镇痛药，如曲马多。此药不使患者产生欣快感，镇静作用较哌替啶稍弱，治疗剂量不抑制呼吸，大剂量则可引起呼吸频率减慢，但程度较吗啡轻，对心血管系统基本无影响。曲马多用于手术后中度至重度疼痛，可达到与吗啡相似的镇痛效果。由于不产生呼吸抑制作用，尤其适用于老年人、心肺功能差的患者及日间手术患者。需要注意的是，它的活性代谢产物可能会积累，并可能引起混淆。因此，两次注射的间隔时间应该加倍。

4.局部麻醉药　局部镇痛的方式对老年患者非常有效。它在不干扰意识的情况下提供了很好的镇痛效果。局部麻醉药的使用可以采用多种方式：局部浸润麻醉、硬膜外连续镇痛、外周神经阻滞等。

（1）局部浸润麻醉：优点在于简单易操作，对操作者的技术要求低，耗费时间短，起效迅速，镇痛效果明显。

（2）硬膜外连续镇痛：优点在于镇痛效果完善，能够改善肺功能，有利于下肢血管手术后移植组织的存活，促进肠道排气，缩短住院时间，减少心肌缺血的发生，加速关节手术后的恢复，可以早期进行功能锻炼。其特别适用于心功能或肺功能不良的患者。其中，PCEA目前已成功应用于老年患者术后镇痛，其镇痛药物的消耗明显少于持续硬膜外输注，且不影响术后镇痛质量。由于一些老年患者操作PCEA装置存在困难，因此这突出了患者选择、患者教育和随访的必要性。

（3）外周神经阻滞：近年来随着可视化技术的推广普及，超声下外周神经阻滞（peripheral nerve block，PNB）发展得越来越广泛细致，其不再仅仅局限于满足手术的需求，在术后镇痛领域更是占有一席之地。PNB可有效阻止疼痛刺激的传入，防止中枢敏化和神经可塑性导致的痛感发生。

（三）非药物治疗

多种非药物治疗策略已经在术后镇痛中进行了试验。这些方法在概念上可分为皮肤刺激干预，如经皮神经电刺激、按摩、冷热疗；以及认知行为干预，如放松技术、音乐和引导意象。

1.皮肤刺激干预

（1）经皮神经电刺激：皮肤刺激干预包括刺激皮肤和皮下组织，使疼痛适度传递，减轻疼痛感。这种技术可以直接应用于疼痛部位的上方或周围，或疼痛部位的近端、远端或对侧。最近的证据表明，使用经皮神经电刺激作为步行和深呼吸运动中药物镇痛的补充，可降低这些活动中患者的疼痛强度，并提高术后步行功能。

当考虑将经皮神经电刺激作为老年人的疼痛治疗措施时，应特别慎重。与老化相关的皮肤干燥导致需要更高强度的刺激才能达到所需的效果，这可能会导致对皮肤的伤害。水合作用和额外的凝胶或乳霜可以降低皮肤阻抗，增加这些患者的舒适度。定期更换电极部位也有助于防止皮肤破损。摘除电极过程中，应按住皮肤，缓慢地将电极剥离，以防止皮肤撕裂。

（2）按摩：是一种皮肤刺激的方法，有研究证明患者在按摩治疗后一段时间内，疼痛感可以得到持续减轻。然而，在将按摩与其他治疗措施或不治疗进行随机分组试验中，这些优点并没有得到一致的证实。按摩是使用手或机械设备在人身上推按捏揉等，可以包括许多不同的方法。简单的按摩包括对软组织的摩擦和按压，以缓解肌肉痉挛和紧张，促进血液循环，减轻水肿，可以直接对完整的疼痛区域进行按摩，以减少疼痛和紧张，或按摩其他部位，如背部、肩膀、手、足、头皮和颈部，以放松和安抚患者。每次按摩可以持续3min或更长时间。建议老年人用温热的润滑剂，长时间缓慢按摩，避免对易撕裂的脆弱皮肤进行强力按摩或摩擦。

（3）热疗：作为手术后的疼痛管理策略还没有被研究过。然而，皮肤加热通常被用作舒适治疗的措施，推荐热疗用于急性和慢性疼痛的情况。热量可以通过加热垫、加热灯、化学凝胶包等干性物质和温暖的湿毛巾等湿性物质来传递，也可以进行热浴、淋浴。

（4）冷疗：与常规护理相比，冷疗法在减少镇痛药使用方面已被证明是有效的；然而，一项研究发现，压缩绷带在全膝关节置换术后同样有效。在前交叉韧带重建后，冷敷组与对照组和安慰剂组比较，结果是差异无统计学意义。感冒缓解疼痛时，可以用冰袋、浸入冰水的布或化学凝胶包来冷敷，往往比热疗更有效。相比较热敷，老年患者更愿意采用冷敷。

2.认知行为干预　认识行为干预措施可作为其他镇痛策略的补充，以控制术后疼痛。重要的是，使用这些策略的患者必须具备精神上的，甚至是身体上的能力来参与这些干预，包括有足够的精力来学习或执行所需的动作。应在疼痛在镇痛药作用下得到良好控制时，教授患者相关的认知行为干预措施，以便患者能够更好地集中精力参与。

研究发现，与单独使用镇痛药相比，放松技术、音乐和其他一些干预措施的结合显著降低了腹部大手术后患者的疼痛感和痛苦。研究人员建议护士和医师应该鼓励患者使用这些干预措施作为术后药物镇痛的辅助手段。

（1）放松技术：包括从简单的深呼吸或打哈欠练习到更复杂的策

略，如冥想和渐进式肌肉放松，即系统地收紧和释放主要肌肉群。放松技术需要患者的合作，应基于患者的偏好、注意力广度和认知能力选择适合的策略。有研究发现，术前练习下颌松弛术的老年患者在髋关节置换术后，切口疼痛和镇痛药用量方面均有显著减少。

（2）引导意象：是另一种认知行为技术。与没有接受引导意象的患者相比，接受引导意象的患者在麻醉后监测治疗室（postanesthesia care unit，PACU）的疼痛感受明显降低。引导意象可以显著减少术后疼痛，减少镇痛药的消耗，缩短住院时间。当对老年患者使用引导意象时，让患者回忆过去的生活经历，如最喜欢的时间段或记忆，可能会有帮助。

（3）音乐：多项研究测试了音乐对术后疼痛的影响。研究证实音乐对减轻疼痛有好处。有研究测试了冠状动脉旁路移植术后的老年人，发现接受音乐治疗的患者，术后第2天的疼痛评估评分明显减轻。研究人员研究了术后听音乐的体验，发现其好处是在不舒服的环境中获得安慰，在陌生环境中感到熟悉，分散恐惧、疼痛和焦虑的注意力。医护人员需要为患者提供音乐的选择，并允许患者根据自己的喜好选择音乐，年长的人一般更喜欢轻松的音乐或古典音乐而不是现代的摇滚音乐，他们可能更喜欢年长的音乐家而不是年轻的艺术家。

（四）多模式镇痛

多模式镇痛方案，是指通过联合使用不同镇痛方法和（或）不同作用机制的镇痛药物，以降低每种药物剂量、协同各药物镇痛优势，减少不良反应的发生，提高患者的满意度。有文章就多模式镇痛提出了超前镇痛和预防性镇痛的理念。超前镇痛是指术前（切皮前）给予，但术后不继续给予镇痛药镇痛；预防性镇痛是指术前给予并随后继续给予镇痛药镇痛，包括术前、术中及术后应用镇痛药。无论是超前镇痛还是预防性镇痛目前都忽略了患者的心理因素。术前对患者进行镇痛方面的心理教育可以帮助患者对术后情况形成准确的预判，减轻患者对手术结局的忧虑，降低患者的焦虑水平，缩短术后恢复时间，减轻术后急性疼痛，降低发生慢性术后疼痛的风险。因此，术前宣教也是多模式镇痛的一部分。医护人员应尽可能在术前宣教的基础上采用药物治疗和非药物治疗相结合的多模式镇痛方式来应对老年患者的术后疼痛。

四、结语

老年患者的术后疼痛应该得到积极的应对，以减少认知功能受损、慢性疼痛等与高强度疼痛相关的不良反应。术后疼痛管理过程中需要选择适合老年患者的疼痛评估方法和治疗方案。个体化治疗是有效控制疼痛的关键原则，是评估疼痛体验和反应的关键，治疗方法因人而异。如果对疼痛进行定期、持续的评估，并根据患者的反应和认知状况调整镇痛方法和剂量，老年患者的术后疼痛是能得到有效控制的。

参 考 文 献

American Pain Society, 1990. Principles of Analgesic Use in the Treatment of Acute Pain and chronic Cancer Pain, 2nd edition. Amer-ican Pain Society [J]. Clin Pharm, 9（8）: 601-612.

Dunkman WJ, Manning MW, 2018. Enhanced recovery after surgry and multimodal strategies for analgesia [J]. Surg Clin North Am, 98（6）: 1171-1184.

Gerrard AD, Brooks B, Asaad P, et al, 2017. Meta-analysis of epidural analgesia versus peripheral nerve blockade after total knee point replacement [J]. Eur J Orthop Surg Traumatol, 27（1）: 61-72.

Hubbard RC, Naumann TM, Traylor L, et al, 2003. Parecoxib sodium has opioid-sparing effects in patients undergoing total knee arthroplasty under spinal anaesthesia [J]. Br J Anaesth, 90（2）: 166-172.

Rakel B, Barr JO, 2003. Physical modalities in chronic pain management [J]. Nurs Clin North Am, 38（3）: 477-494.

Rakel B, Frantz R, 2003. Effectiveness of transcutaneous electrical nerve stimulation （TENS）on postoperative pain with movement [J]. J Pain, 4（8）: 455-464.

Rakel B, Herr K, 2004. Assessment and treatment of postoperative pain in older adults [J]. J Perianesth Nurs, 19（3）: 194-208.

Wang XF, Wang Y, Hu YN, et al, 2019. Effect of flurbiprofen axetil on postoperative delirium for elderly patients [J]. Brain Behav, 9（6）: e01290.

第二节 老年人术后快速康复与术后营养

一、老年人营养状态现状

第七次全国人口普查显示，2020年我国65岁及以上人口占总人口比例达13.5%，人口老龄化程度正在逐年加重。需要接受手术治疗的老年人比例也在逐年增加。老年人随着年龄的增长，身体机能不断退化，同时常伴随着营养不良。营养不良是导致身体成分改变和功能减退的一种状态。尽管我国老年人营养过剩的普遍程度随着老年人饮食习惯的改变也在增加，但总体而言，营养不足仍然是我国老年人营养不良的主要问题。

有研究证实：具有独立生活能力的老年人，营养不良发生率为5%～10%，住院的老年患者营养不良发生率为20%～71%，其中由蛋白质热量不足导致的营养不良患病率为60%。造成老年人营养不良的原因有很多：味觉嗅觉随年龄增长而减退，严重影响老年人的食欲，使摄入减少；牙齿缺失、咀嚼难度增大，导致摄入不足；80%老年人患有基础疾病如高血压、心脏病、糖尿病、关节炎等，很多疾病限制日常饮食；大部分老年人每天服用2～5种药物，药物的副作用导致老年人食欲下降，抑制营养物质吸收，加速营养物质代谢；空巢老人增多，孤独、抑郁等影响老年人的食欲；老年人自由活动能力下降，行动不便，购物困难；老年人收入不高，常年养成的消费习惯导致其很少购买优质食物；老年人易发生骨折、肺炎等，营养需求增加，也会导致营养不良。

患有营养不良的老年人住院接受手术治疗后，出现感染的情况增加，并发症增多，住院时间延长，康复速度变慢，死亡率增高。术后营养支持是术后快速康复的重要治疗手段之一，要维持机体平衡，增加抗病能力，需要补充营养，有针对性地进行营养支持。

二、老年人术后营养代谢特点

老年患者在感染、创伤或者大手术后一般处于高代谢状态，表现为"应激性糖尿病"，内环境紊乱、细胞能量代谢和功能异常，使营养物质的代谢过程发生改变。其主要原因包括胰高血糖素、糖皮质激素、儿茶酚胺大量释放，炎症介质生成，胰岛素分泌相对不足，致使糖异生和糖原分解异常活跃。高代谢状态进一步加剧老年患者术后的营养不良，高代谢状态是导致老年人术后预后不良的独立危险因素。

（一）能量代谢的改变

据报道对于择期手术后患者，静息能量消耗（resting energy expenditure，REE）较术前增高约10%，而创伤感染和大手术后一般增高20%～50%。烧伤患者REE的增高较为突出，严重者增高可达100%甚至更高。总之，手术后患者能量消耗是增高的。

（二）蛋白质和氨基酸代谢的改变

外科患者术后肌蛋白分解明显加强，释放大量氨基酸，以提供糖异生原料，包括支链氨基酸、芳香族氨基酸及含硫氨基酸。其中，支链氨基酸可直接被肌肉组织摄取氧化供能；而炎症介质介导的肝细胞功能不全导致血中芳香族氨基酸和含硫氨基酸利用减少，致血中浓度升高。此外，肝脏合成大量急性时相反应蛋白，如C反应蛋白、α酸性糖蛋白等，导致肌蛋白进一步消耗。肌蛋白分解代谢增加，使尿氮排出量明显增多，出现负氮平衡。创伤后总氮丢失量与创伤严重程度成正比，故创伤越重，负氮平衡程度越大，持续时间越长。

（三）糖类代谢的改变

创伤感染和大手术后，肝糖原分解加快，肝糖原异生路径异常活跃。同时，细胞表面胰岛素受体的数量及亲和力降低，胰岛素受体后信号转导障碍，以及肌肉组织葡萄糖载体改变等，导致胰岛素抵抗。异常的糖异生及胰岛素抵抗，使糖无氧酵解增加，产生大量的乳酸和酮酸。

（四）脂类代谢的改变

创伤后，脂肪成为重要的能量来源。外科术后，老年患者脂肪分解明显增加，血浆中游离脂肪酸和三酰甘油明显升高。一般正常机体主要通过游离脂肪酸氧化供能，而老年患者术后主要通过三酰甘油氧化供能。据报道创伤后能量70%～80%来源于脂肪。当机体处于正氮平衡后，营养供给充裕时，脂肪分解转变为积累，速度较慢，待脂肪量增加到术前时，患者基本或完全康复。

（五）钾钠的改变

老年患者术后，尿氮丢失的同时尿钾排出明显增加，排出多少及持续时间长短，随创伤严重程度而异。伤后初期尿钠显著减少，与氮和钾变化相反，为一过性正平衡，到利尿期为负平衡，但很快恢复正平衡。

三、老年人营养状态评估

营养状态评估是结合医疗、营养和用药史、体格检查、人体测量和实验室检查诊断营养问题的综合方法。它是营养支持的第一步，通过营养状态评估，确定需要营养支持的老年人，确定营养支持原则，最后监测营养支持的效果，帮助老年人实现术后快速康复。

营养状态评估方法通常从实验室指标、人体测量学指标和综合性评价法3个方面评估患者的营养状况。实验室指标包括血清白蛋白、前白蛋白、转铁蛋白等。人体测量学参数包括体重指数、臂肌围、肱三头肌皮褶厚度等。综合性评价法包括主观全面评估、微型营养评估、老年营养风险指数等。

1.主观全面评估（subjective global assessment，SGA） SGA是由Detsky等于20世纪80年代初开发，欧洲临床营养与代谢学会推荐的一种简单、无害、便宜、省时的评估工具，广泛用于临床老年患者。评估包括临床病史（减肥史、饮食摄入变化、持续2周以上的胃肠道症状）和体检（皮下脂肪、肌肉萎缩、足踝水肿）（表4-2-1）。由于该评估更多反映的是疾病状况，而非营养状况，侧重反映慢性或已经存在的营养不足，不能及时反映患者入院手术后的营养状况变化，对短期住院患者营养状况改善的观察缺乏敏感性；在检测患者营养变化的主观性方面，其准确性值得怀疑，因此需要观察者接受专门培训，具有一定的经验。

表4-2-1　主观全面评估表

指标	A级	B级	C级
近2周体重变化	无/升高	减少＜5%	减少＞5%
饮食改变	无	减少	不进食/低热量流食

续表

指标	A级	B级	C级
胃肠道症状	无/食欲不减	轻微恶心呕吐	严重恶心呕吐
活动能力改变	无/减退	能下床走动	卧床
应激反应	无/低度	中度	高度
肌肉消耗	无	轻度	重度
三头肌皮褶厚度	正常	轻度减少	重度减少
踝部水肿	无	轻度	重度

注：上述8项中，有5个或以上C级评判时，可被判定为重度营养不良。上述8项中，有5个或以上B级评判时，或有C级但不足5个C级评判时，可被判定为轻度或中度营养不良。

上述8项中，B级和C级评判不足5个时，可被判定为营养良好。

2. 微型营养评估（mini nutritional assessment，MNA）　是最成熟的老年人营养筛查和评估工具，也是检测该人群营养不良的良好预后工具。它开发于1994年，雀巢公司获得专利，是一种专门为老年人设计的评估工具，用于评估营养不良状况（表4-2-2）。然而，鉴于最初的MNA可能需要花费大量时间进行筛查，因此后来设计了微型营养评估简表（MNA-SF），由完整MNA前半部分的六个项目组成，已成为更实用的工具。简表中的六个项目分别是：①过去3个月内，食物摄入与食欲是否减少；②过去3个月体重下降情况；③活动能力；④过去是否有急性疾病或重大压力；⑤精神心理问题；⑥BMI（kg/m^2），当无法获得BMI时，可用小腿围（CC）（cm）代替。在进行微型营养评估时，应当询问患者本人，护理人员查询相关医疗记录。简表最高得分14分，12～14分为"正常营养状况"，8～11分为"有营养不良风险"，7分以下为"营养不良"。当简表评估得分小于或等于11分时，继续完成完整版，完整版则除以上问题以外，还涉及生活状况、服药、皮肤、进食量与进食模式、自我评估、上臂围等情况，最后得出"营养不良指标值"。该评估方法因定量困难、评估用时较长受到限制。

表 4-2-2　微型营养评估表

1	最近 3 个月内，是否因食欲减退，咀嚼吞咽困难导致摄食减少？ 0 ＝严重食欲减退；1 ＝中度食欲减退；2 ＝无食欲减退
2	最近 1 个月内是否有体重减轻？ 0 ＝体重减轻超过 3kg；1 ＝体重减轻 1 ～ 3kg；2 ＝体重没有明显减轻
3	活动情况如何？ 0 ＝卧床或坐在椅子上；1 ＝能下床，但不能出门；2 ＝能出门
4	最近 3 个月内是否受过心理创伤或患急性病？ 0 ＝是；1 ＝否
5	是否有神经心理问题？ 0 ＝严重痴呆或抑郁；1 ＝轻度痴呆；2 ＝无心理问题
6	BMI（kg/m^2）是多少？ 0 ＝BMI＜19；1 ＝19≤BMI＜21；2 ＝21≤BMI＜23；3 ＝BMI≥23
7	是否独立生活，不住养老院？ 0 ＝否；1 ＝是
8	是否每天至少服用 3 种处方药？ 0 ＝否；1 ＝是
9	是否有压力性疼痛或皮肤溃疡？ 0 ＝否；1 ＝是
10	每天能吃完几餐？ 0 ＝1 餐；1 ＝2 餐；2 ＝3 餐
11	每天蛋白质的摄入量是多少？ 每天至少 1 份乳制品（牛奶、奶酪、酸奶）　是/否 每周 2 ～ 3 份豆制品或鸡蛋　　　　　　　是/否 每天吃肉、鱼、禽类　　　　　　　　　　是/否 0 ＝0 ～ 1 个"是"；0.5 ＝2 个"是"；1 ＝3 个"是"
12	是否每天吃 2 份以上的水果或蔬菜？ 0 ＝否；1 ＝是
13	每天喝多少液体（水、果汁、咖啡、牛奶……）？ 0 ＝＜3 杯；0.5 ＝3 ～ 5 杯；1 ＝＞5 杯
14	进食情况如何？ 0 ＝需要帮助才能进食；1 ＝自己进食有些困难；2 ＝自己无进食困难
15	自己对营养状态的评价如何？ 0 ＝认为自己营养不良；1 ＝不清楚；2 ＝认为自己无营养不良
16	与其他同龄人相比，对自己的营养评价如何？ 0 ＝没比其他人好；0.5 ＝不清楚；1 ＝一样好；2 ＝比其他人好
17	中臂围（MAC）（cm）是多少？ 0 ＝MAC≤21；0.5 ＝MAC 21 ～ 22；1 ＝MAC≥22
18	小腿围（CC）（cm）是多少？ 0 ＝CC＜31；1 ＝CC≥31

3.营养风险筛查2002（NRS 2002）　是由丹麦肠外肠内营养协会的专家制订的，适用于18～90岁患者，是欧洲肠外肠内营养学会推荐使用的住院患者营养风险筛查方法（表4-2-3）。NRS 2002对疾病严重程度的评分：1分，慢性疾病患者因出现并发症而住院治疗，患者虚弱但不需要卧床，蛋白质需要量略有增加，但可以通过口服补充剂来弥补；2分，患者需要卧床，如腹部大手术后，蛋白质需要量相应增加，但大多数人仍可以通过肠外或肠内营养支持得到恢复；3分，患者在重症监护室中靠机械通气支持，蛋白质需要量增加且不能被肠外或肠内营养支持所弥补，但是通过肠外或肠内营养支持可使蛋白质分解和氮丢失明显减少。

表4-2-3　营养风险筛查2002评估表

患者一般资料		
性别	年龄	
身高（m）	体重（kg）	
体重指数（kg/m^2）	血清蛋白（g/L）	
临床诊断		分数
（疾病严重程度）	骨盆骨折患者或慢性病患者合并有以下情况：肝硬化、慢性阻塞性肺疾病、长期血液透析、糖尿病、一般恶性肿瘤	1
	腹部重大手术、脑卒中、重症肺炎、血液恶性肿瘤	2
	颅脑损伤、骨髓移植、加护病患（APACHE＞10分）	3
营养状况		分数
（单选）	正常营养状态	0
	3个月内体重减轻＞5%或最近1周进食量（与需要量相比）减少20%～50%	1
	2个月内体重减轻＞5%或BMI 18.5～20.5kg/m^{2}或最近1周进食量（与需要量相比）减少50%～75%	2
	1个月内体重减轻＞5%（或3个月内减轻＞15%）或BMI＜18.5kg/m^2（或血清白蛋白＜35g/L）或最近1周进食量（与需要量相比）减少70%～100%	3
年龄		分数
	年龄≥70岁加1分	1
营养风险筛查结果	营养风险筛查总分（疾病严重程度评分＋营养状况评分＋年龄评分）	
处理	1.总分≥3分：患者有营养不良的风险，需营养支持治疗	
	2.总分＜3分：若患者将接受重大手术，则每周重新评估其营养状况	

注：APACHE为急性生理与慢性健康评分。

4.老年营养风险指数（geriatric nutritional risk index，GNRI） 由Bouillanne等于2005年开发，专为老年人设计，用于识别和预测老年人的营养相关并发症，与MNA相比，GNRI更适合用于老年患者术后的营养状况分类和识别营养相关并发症。GNRI＝[1.489×血清白蛋白值（g/L）＋41.7×（体重/理想体重）]，如果体重大于理想体重，体重/理想体重按1计算。男性理想体重＝0.75×身高（cm）－62.5；女性理想体重＝0.60×身高（cm）－40。对于直立困难而无法测量身高的患者可通过测量膝高估算身高，男性身高（cm）＝2.02×膝高（cm）－0.04×年龄＋64.19；女性身高（cm）＝1.83×膝高（cm）－0.24×年龄＋84.88。GNRI＜82为"高营养风险"；82≤GNRI＜92为"中营养风险"；92≤GNRI≤98为"低营养风险"；GNRI＞98为"无营养风险"。患者水肿会影响GNRI数值，不同应激对血清白蛋白浓度的影响不同，也会使该营养评估方法受到一定的限制。

老年人营养不良，评估方法和筛查方法种类非常多，但是适用于术后营养不良评估的方法并不多。简便、客观、有效可运用于术后老年人的营养评估方法，需要在临床上进一步研究和探索。

四、老年人术后营养支持指征和原则

术后营养支持对老年患者维持术后以分解代谢为主要阶段的营养状况至关重要。有研究结果显示：在应用ERAS方案的结直肠肿瘤手术老年患者中，术后第1天恢复经口肠内营养支持可能是术后五年生存率的独立影响因素。因此，应根据营养支持指征和原则尽早开始术后营养支持，促进老年人切口愈合，减少并发症，加快术后康复，缩短住院时间。

（一）老年人术后营养支持指征

对于一般手术创伤老年患者，术后24～48h就能开始经口进食，只要注意食物细软易消化、搭配合理即可。但对于以下几类患者，需进行合理的术后营养支持：术前营养支持患者；严重营养不良而术前未进行营养支持者；术后估计超过1周不能进食的患者；术后出现严重并发症的患者。

（二）老年人术后营养支持原则

1.术后营养支持时机与方法　在创伤感染和大手术后，虽然大部分患者的小肠功能在6h后即可恢复，但营养支持一般在术后24～48h，全肠道蠕动基本恢复后进行，肠内营养支持仍为首选。可根据吞咽功能、手术位置、胃肠功能等情况选择肠内营养支持或肠外营养支持。如果胃肠功能低下可选择肠外营养支持，并依次过渡到肠外营养支持＋肠内营养支持、肠内营养支持，直至经口进食。

2.能量　由于手术或外伤均可导致老年患者机体能量消耗加剧，术后营养支持必须增加能量供给。能量供给的时机分为术后早期、并发症出现期和康复期三个阶段。

（1）术后早期：一般被认为是高度应激期。此时进行营养支持目的在于保持内环境稳态的稳定，供给机体基础的能量与营养底物，降低应激反应。此时应给予低能量供应，一般能量供应不宜超过30kcal/（kg·d）。

（2）并发症出现期：在并发症出现期，营养支持应增加能量的供应量，以促进机体组织愈合、器官功能恢复及免疫调控。严格控制血糖水平，控制并发症，同时增加脂肪乳剂的应用，适当增加氮量，以满足机体代谢的需求。

（3）康复期：在康复期，营养支持除维持机体代谢所需的基本能量外，还需增加部分能量，达到35kcal/（kg·d），趋于正氮平衡，补充机体在前一阶段的损耗，加快患者的康复。

3.蛋白质　是更新和修补创伤组织的原料。在术后早期及并发症出现期，供给蛋白质1.2～1.5g/（kg·d）较为合适，摄入过多的蛋白质会增加机体的负荷。到了康复期，摄入的蛋白质可以达到1.5～2.0g/（kg·d），以达到正氮平衡的营养支持效果。

4.糖类　是供给能量经济有效的营养素。由于机体的糖原储备在禁食24h后就会耗竭，每日提供的葡萄糖量不应低于120g。由于过量的葡萄糖集中在肝脏，可导致肝脏脂肪浸润，同时葡萄糖的呼吸商较脂肪、蛋白质高，过多摄入会增加通气需求，加重原有呼吸系统疾病患者的负担。因此，葡萄糖的摄入不宜超过4～5g/（kg·d）。

5.脂肪　机体在大手术及创伤感染后主要依靠脂肪供能。术后早期由脂肪提供40%～60%非蛋白质能量。在康复期，由脂肪提供50%非蛋白质能量。脂肪乳剂可以有效防止必需脂肪酸的缺乏，且渗透压低。一般患者应用1～3g/kg的脂肪乳剂是安全的。

6.微量营养素　严重感染、创伤应激时体内抗氧化维生素C、维生素E、维生素A的含量明显下降，使机体的抗氧化能力减弱。因此，术后营养支持应该增加维生素C、维生素E、维生素A的供应。术后康复阶段，应注意适量补钾，以维持钾氮正常比例。

7.其他营养素　研究发现有一些营养素可以改善患者的免疫功能，促进患者康复。术后营养支持中可添加的营养素为谷氨酰胺、精氨酸、ω-3不饱和脂肪酸、核酸等。

五、结语

为了使老年患者术后能够快速康复，ERAS策略中对老年患者的营养支持应贯穿于整个围术期，强调口服优先、蛋白质优先、足量供给，鼓励建立多学科专家共同组成的营养管理团队。根据患者的实际情况，制订个性化的营养支持方案，促进老年患者术后快速康复。

参 考 文 献

Arends J，2018. Struggling with nutrition in patients with advanced cancer：nutrition and nourishmenton in patients with advancedadvancedre care［J］. Ann Oncol，29（Suppl 2）：ii27-ii34.

Braga M，Ljunggvist O，Soeters P，et al，2009. ESPEN guidelines on parenteral nutrition：surgery［J］. Clin Nutr，28（4）：378-386.

Nusbaum NJ，1996. How do geriatric patients recovery from surgery?［J］. South Med J，89（10）：950-957.

Sobotka L，2002. 临床营养基础［M］. 第2版. 蔡威，译. 上海：复旦大学出版社：206-228.

Volkert D，Berner YN，Berry E，et al，2006. ESPEN guidelines on enteral nutrition：geriatrics［J］. Clin Nutr，25（2）：330-360.

第三节　老年人术后快速康复与术后炎症

老年人身体各器官的适应能力逐渐下降，特别是在住院和手术等重大事件之后，他们更容易出现严重的并发症或者康复延迟。严重的创伤会导致全身性炎症反应，其本质上是由过度压力引起的免疫平衡紊乱。创伤后机体的反应对机体本身既有保护作用，也有损害作用。一旦机体反应时间超过人体自身限度，就可以对机体造成损伤并可能引起并发症。适当的康复策略，可以改善机体功能状态，降低并发症发生率和死亡率。

一、衰老与炎症

高龄患者常伴有慢性疾病，影响多个器官、系统的功能。对于这些慢性疾病，炎症过程和免疫功能受损是主要特征。心血管疾病、骨质疏松症、关节炎、2型糖尿病、阿尔茨海默病、衰弱和器官功能衰退等老年人常见疾病的病程都受促炎细胞因子水平的影响。慢性炎症和免疫功能障碍可能是密切相关的过程，共同影响老年人健康。此外，衰老对防御感染能力的降低、炎症介质过度产生和细胞老化加速等都有不同程度影响。老年人常存在一个或几个生理系统的代谢不平衡，宿主防御或组织修复功能异常。虽然慢性代谢性疾病（如2型糖尿病和动脉粥样硬化）与微生物或病毒的暴露没有明确的关系，但患者机体存在持续的巨噬细胞激活。单核-巨噬细胞迁移可能是促炎细胞因子的来源，与老年人的各种疾病状况有关。另外，一些机体衰老引起的危险信号与炎症相关。老年人软组织中常见尿酸盐结晶和焦磷酸钙晶体沉积，可使细胞损伤过程永久化。钠尿酸晶体与细胞表面的Toll样受体（Toll-like receptor，TLR）结合，促进吞噬作用和髓样分化因子（myeloid differentiation factor 88，MyD88）依赖NF-κB激活，但它们也可以在细胞质中起作用，诱导核苷酸结合寡聚化结构域样受体（nucleotide-binding oligomerization domain-like receptors，NLRs）家族成员NALP3炎性体的形成和半胱氨酸蛋白酶-1（caspase-1）的激活。这两种机制都会导致促炎细胞因子水平升高。同样，淀粉样蛋白在神经元和非神经元组织中表达，高级糖基化终产物（advanced glycation end products，AGEs）被其受体识别引发炎症。慢性疾病（糖尿病和动脉粥样硬化）、神经疾病、癌症以及衰老均涉及该过程。氧化的低密度脂蛋白（low density lipoprotein，LDL）与巨噬细胞表面受体结合，从而有助于巨噬细胞在动脉粥样硬化斑块内的持久性激活。此外，最近有研究证明LDL、AGEs与促炎细胞因子的产生有关。

二、老年患者术后的炎症反应

创伤引起的过度炎症反应与老年患者术后功能恢复、器官损害甚至死亡有着密切的关系。如何准确地评估创伤引起的炎症反应，以及采取适当的方法和措施减少其不利影响，实现改善功能、减少死亡率的目标，已成为人们时刻关心的问题。老年人由于自身生理变化，如心排血量减少，肌肉比例下降，脂肪比例增加，脑血液和脑组织体积减小，肝肾功能下降，血浆蛋白浓度减少等，均会导致游离药物浓度升高，药效增强。血浆蛋白结合力高的药物反应更明显。老年患者常合并基础性疾病，如严重的冠心病、瓣膜疾病、心律失常、不同程度的高血压、糖尿病、慢性阻塞性肺疾病等，更易导致术后严重的心肺功能不全的并发症；老年患者还可能需要同时服用多种治疗不同疾病的药物，更易发生一些药物之间的相互作用，使药物的反应更难于准确分析并预测；老年患者术后疼痛不仅会加剧炎症反应，还会导致免疫系统出现相应功能障碍，因此不利于患者的快速恢复。

老年患者术后神经综合征的主要机制是神经炎症。一些重大的创伤后或者是手术后的炎症反应会产生大量的促炎症分子和细胞因子，它们会溢出到血管系统中，导致"细胞因子血症"，而这些物质正是对抗手术部位炎症所必需的，当它们渗入未发生炎症反应的器官时，也可引起不良反应。当这些细胞因子在穿过血-脑屏障到达大脑时，它们会激活小胶质细胞（大脑的巨噬细胞），小胶质细胞释放其他促炎因子，导致神经元损伤，从而出现凋亡现象，导致某些神经元死亡或出现临床脑功能障碍。主要发生神经炎症的区域是海马，短期临床表现基本上是认知紊乱，警惕性下降，而后期认知紊乱占主导地位。

有研究表明，创伤后早期炎症因子均是创伤后炎症反应的敏感指标，能反映创伤患者的病情，评价炎症反应的严重程度。在发生炎症反应后白细胞介素-6（IL-6）与转化生长因子β（transforming growth factor-β，TGF-β）结合，但IL-6也抑制TGF-β诱导的分化。IL-6还可诱导血管内皮生长因子（vascular endothelial growth factor，VEGF）的过量产生，从而增强血管生成和增加血管通透性。大脑中的IL-6不仅会促进周围的炎症细胞集聚在受损部位，加重疾病的进展，还可促进细胞钙离子内流，导致钙超载引起内质网应激及线粒体通路所致的细胞凋亡，最终导致细胞崩解。有研究证实，外伤引起的过度炎症可导致肺、肝、肾等器官的功能和形态改变。对于老年患者这种反应会更为明显，可以在一定程度上延迟康复甚至导致出现严重的并发症。如果能在创伤早期给予相应的炎症干预，从而阻断多种炎症因子的产生，就可以抑制相关的炎症反应，减轻患者的部分症状，有望为创伤后的治疗提供新的思路和新的方法。但目前的研究并没有从根本上解决这一问题。

随着年龄的增长和医学的发展，老年人尤其是高龄患者接受外科手术、麻醉的频率会升高，老年人的大脑对细胞因子的渗透性更强，有助于细胞因子进入神经元和小胶质细胞，导致过量的细胞因子释放，神经炎症过程延长。

三、ERAS策略与老年外科患者术后炎症

ERAS策略包括贯穿术前、术中和术后的各种干预措施。旨在通过抑制手术引起的各种神经激素反应，最大限度地减少有害因素对机体的影响。ERAS策略通过各种有效途径可以减轻手术的炎症反应和维持内分泌和代谢稳态，促进老年患者术后功能快速恢复。

（一）术前ERAS策略与术后炎症

老年患者在接受手术前易产生焦虑、紧张、恐惧等不良情绪和心理反应，受创伤和手术刺激的影响，老年患者的心理处于高度紧张状态，相比于年轻患者，老年人各器官功能呈退行性改变，这增加了手术期间发生不良反应的风险和术后发生炎症反应的概率，严重阻碍老年患者术后各脏器功能恢复。有研究表明，从老年患者术前状态改善、禁食指导、心理安慰、术中和术后可能发生的并发症及如何预防治疗等方面加强与患者的沟通，患者术后离床活动时间和平均住院时间明显缩短，治疗总费用也明显降低，术后炎症反应也会减少。只有在术前将老年患者的各系统器官功能改善、优化，才能将高危患者调整为低危，降低老年患者术后炎症产生的风险。

（二）术中ERAS策略与术后炎症

手术和麻醉引起的应激会增强分解代谢，减少碳水化合物、蛋白质和脂肪的合成，增加患者的营养风险。有研究表明，对于接受术前营养筛查和评估的高危肺癌患者，营养支持结合微创胸部手术可以减少术

后炎症产生和住院时间，改善营养指标、免疫力、呼吸功能和临床结果，显著减少术后并发症的发生，提高生活质量。也有相关研究分析了ERAS策略在老年结直肠癌腹腔镜手术中的临床效果，并观察其对术后炎症的影响。结果显示，应用ERAS策略可明显减少镇痛药物使用率，明显缩短首次排气时间、进食时间、术后恢复时间等，术后炎症发生率也明显降低。该项研究指出，ERAS策略能有效降低老年结直肠癌患者术后炎症的风险，促进术后康复。

术中热量的损失也可能是应激反应、术后炎症反应和心血管并发症的重要风险因素。因此，应注意老年患者术中保温和预防术中低热，以减少由增加耗氧量而引起的应激反应。术前和术后免疫功能变化的临床后果是增加感染等并发症的易感性。因此，需要改善创伤后患者的免疫功能。尽管大多数研究表明部分改善创伤后免疫抑制有改善预后的趋势，但无法得出最终结论或临床建议。

有研究表明，老年患者中"无应激麻醉和手术"可以减轻创伤引起的炎症反应，降低术后并发症发生率。应激反应的主要机制是来自手术区域的传入神经刺激，还有如细胞因子、花生四烯酸级联代谢产物、一氧化氮、内毒素等生物级联反应系统的作用。手术应激反应与手术损伤的程度有关，在相对小的手术或者微创手术后，发生率相对较低。基于ERAS"无应激麻醉和手术"的概念，已经制定了几种减少或预防手术应激反应的策略。老年患者接受微创手术可减少蛋白质分解代谢和炎症标志物的产生，避免肺功能障碍，缩短恢复期，而儿茶酚胺的早期反应、皮质醇和血糖的变化都会较小。

（三）术后ERAS策略与术后炎症

有研究证实，术后充分镇痛可减轻老年患者术后炎症反应。目前，ERAS理念在鼓励应用微创手术的基础上总结归纳了几种技术，可有效减轻老年患者的术后疼痛。这些技术包括使用切口局部浸润麻醉药、非甾体抗炎药和阿片类药物的多模式联合镇痛法；对于更严重的疼痛，通常可以采用持续硬膜外镇痛（局部麻醉药与小剂量阿片类药物联合）或者持续静脉镇痛。

有研究表明PCEA在一定程度上的镇痛管理效果要优于患者自控静脉镇痛（patient controlled intravenous analgesia，PCIA），能够最大限度地减少阿片类药物剂量，同时减少相关并发症的发生。但在中国腹腔镜微创外科日益发展的形势下，PCEA的弊端也凸显出来，其有一定的局限性，如由于留置硬膜外导管，患者不能术后早期离床活动，并且阿片类药物能够引起术后恶心、呕吐、瘙痒、便秘等情况，以及由于硬膜外穿刺引发的血肿、感染等并发症也会导致患者术后延迟恢复和延迟出院。

阿片类药物，特别是强效阿片类药物（如芬太尼、吗啡），主要用于治疗急性疼痛和中重度慢性疼痛及癌症疼痛。老年人的生理变化（肝肾功能减退和脂肪再分布）可导致血药浓度升高。因此，阿片类药物的用量应酌情减量，以不出现严重并发症为宜。阿片类镇痛药不具有抗炎作用，并且使用阿片类药物还可以通过诱发痛觉超敏，使老年患者对疼痛的耐受性出现不同程度的降低。值得注意的是有效缓解疼痛不会自动导致住院时间的增加和减少。但有效缓解术后疼痛是改善术后炎症反应的先决条件，可能会减少手术应激反应、改善胃肠运动，从而允许早期口服营养和促进早期活动，减少术后严重并发症的发生率。

糖皮质激素用于缓解各种情况下的炎症。糖皮质激素可以减少术后疼痛和阿片类药物的用量，不会增加感染的概率，也不会影响伤口愈合时间。糖皮质激素在老年人全髋关节置换术围术期中得到了广泛应用，促进了患者康复，减少炎症反应。氨甲环酸是一种赖氨酸的合成类似物，可竞争性阻断纤溶酶原的赖氨酸结合位点而抑制纤溶，通常用于关节置换术以减少围术期失血量，它具有抗炎作用。地塞米松具有强抗炎作用，已广泛用于减少炎症标志物水平，并在不同外科手术围术期用来缓解术后疼痛。许多随机对照试验和荟萃分析已证明，联合应用地塞米松和氨甲环酸可以减少老年患者术后炎症反应。地塞米松可有效降低炎症反应和疼痛，从而加快患者的康复。但接受地塞米松治疗的患者24h的血糖水平会有所升高。老年人围术期应用糖皮质激素的远期疗效尚不明确。

多种非药物镇痛技术也可以达到一定的抗炎镇痛的效果，包括针灸、芳香疗法、音乐疗法、经皮电神经刺激、催眠等。这些技术的有效性还没有得到证实，但一些研究结果表明它们可能在一定程度上减轻老年患者的术后疼痛。

四、结语

尽管麻醉、外科手术和围术期护理在老年患者管理中不断完善，但老年外科手术患者共有的一个特征是各器官功能的广泛改变，生理储备能力下降，术后炎症反应增强。ERAS理念提出，通过改善老年患者术前状态，减少手术创伤、疼痛、炎症，从而降低术后功能并发症的发生。ERAS策略在患者术后炎症反应方面会产生积极影响，但尚无最合理有效的抗应激或抗分解代谢疗法。

参 考 文 献

Biancofiore G，Tomescu DR，Mandell MS，2018. Rapid recovery of liver transplantation recipients by implementation of fast-track care steps：what is holding us Back?［J］. Semin Cardiothorac Vasc Anesth，22（2）：191-196.

Borges J，Loureiro F，2020. Minilifting technique for treatments of the lower third of the face and anterior cervical neck with tumescent anesthesia［J］. J Cosmet Dermatol，19（5）：1208-1210.

Cappellini I，Picciafuochi F，Ostento D，et al，2018. Recovery of muscle function after deep neuromuscular block by means of diaphragm ultrasonography and adductor of pollicis acceleromyography with comparison of neostigmine vs. sugammadex as reversal drugs：study protocol for a randomized controlled trial［J］. Trials，19（1）：135.

Chaudhary O，Baribeau Y，Urits I，et al，2020. Use of erector spinae plane block in thoracic surgery leads to rapid recovery from anesthesia［J］. Ann Thorac Surg，110（4）：1153-1159.

El Saied MH，Mohamed NN，Mohamed HM，et al，2016. Dexmedetomidine versus fentanyl in anesthesia of cochlear implantation in pediatric patients［J］. Egypt J Anaesth，32（1）：55-59.

Kanaya A，Kuratani N，Nakata Y，et al，2017. Factors affecting extubation time following pediatric ambulatory surgery：an analysis using electronic anesthesia records from an academic university hospital［J］. JA Clin Rep，3（1）：38.

Russo MW，Parks NL，Hamilton WG，2017. Perioperative pain management and anesthesia：a critical component to rapid recovery total joint arthroplasty［J］. Orthop Clin North Am，48（4）：401-405.

Shien LI，Anmin HU，Zhang Z，2017. Clinical application progress of non-intubated anesthesia under spontaneous breathing in video-assisted thoracic surgery［J］. Med Recapitulate，108：893-901.

Troup M，Zalucki OH，Kottler BD，et al，2019. Syntaxin1A neomorphic mutations promote rapid recovery from isoflurane anesthesia in Drosophila melanogaster［J］. Anesthesiology，131（3）：555-568.

第四节　老年人术后快速康复与术后
神经认知紊乱

　　围术期神经认知紊乱（perioperative neurocognitive disorders，PND）是一种神经系统疾病，其特征是患者意识突然改变，注意力下降，思维过程紊乱，定向障碍，情景性记忆障碍，妄想和（或）幻觉会导致对环境的异常感知。其他神经认知紊乱也可能存在，如睡眠-觉醒周期障碍或情绪障碍等。神经认知紊乱的首要特征是意识受损，有时因患者术后镇静或者是随着年龄的增长对外界反应能力下降，导致医护人员可能没有意识到其产生了神经认知紊乱。神经认知紊乱是老年人最常见的术后并发症，在非心脏手术患者中发病率也较高。PND包括术后谵妄（postoperative delirium，POD）和术后认知功能障碍（postoperative cognitive dysfunction，POCD）。

一、术后谵妄

　　POD是一种以急性发作为主的以一系列神经功能障碍为表现的可逆的神经紊乱状态。患者表现为意识水平的改变和注意力障碍，以及思维混乱。POD的核心特征是精神状态的改变，其特点是对外界的认知功能降低和注意力障碍，可伴随定向力障碍或暂时记忆障碍。POD可以在手术后几个小时内发生。POD大致有两种亚型：躁动型和淡漠型，或出现混合模式。前者更容易被诊断出来。谵妄可增加POCD的发生，甚至会导致患者术后数月内状态极差，生活能力和生活质量都随之下降。所有65岁以上住院患者POD发生率平均约为35%，且随年龄增长而增加，但取决于手术类型，可能会上升到70%以上。最近的一项荟萃分析显示，住院期间发生POD的患者出院后再次住院和死亡风险可翻倍，持续48h的谵妄状态可使患者的死亡率增加10%～20%。年龄越大，手术创伤越大的患者术后发生POD的概率就越大。据不完全统计，老年患者神经外科术后POD的发病率约为21.4%，髋关节置换患者POD的发病率为4%～53.3%。POD一旦发生将在一定程度上延长患者的住院时间，增加护理难度，甚至会严重影响患者预后及生活质量。

　　POD的危险因素包括高龄、虚弱、认知障碍或POD发作史。认知变化包括思维、记忆和知觉的紊乱，以及注意力的变化，而注意力的变化被视为警觉性、知觉和方向感的降低。患者的睡眠-觉醒平衡通常会发生变化，白天他们会昏昏欲睡，晚上则会烦躁不安。这些患者遭受的应激可能导致严重的临床问题，引流管和静脉管路可能被拔掉、可能跌倒，甚至伤害自己。相关信息显示，潜在的原因涉及大脑内的胆碱能通路、淋巴因子、恶性肿瘤或外伤。有研究表明，POD作为皮质功能障碍的行为表现，具有特异性。患者脑电图可显示背景活动弥漫性减慢，多种神经递质水平出现紊乱。目前有假说认为，POD可能是手术应激导致炎症反应的结果。但至今POD的发病机制未完全明了，也无肯定有效的预防治疗措施。

二、术后认知功能障碍

POCD是指术后中枢神经系统出现的所有急性或持续存在的功能障碍，麻醉手术后患者持续存在记忆力、抽象思维、定向力障碍，同时伴有社会活动能力的减退，术后人格、社交能力及认知功能发生变化。POCD在老年外科患者中表现更为明显，包括脑死亡、脑卒中和神经心理障碍，需要通过神经心理学测试来验证。POCD可以持续几个月，甚至更长时间。POCD一部分可能会成为永久性的，但随访研究发现大多数不会超过6～12个月，因此到目前为止还不能够证明老年人POCD是否会持续存在甚至发展成更为严重的疾病。

从临床上讲，神经认知紊乱首先是一种与注意力丧失相关的警觉性障碍，而POCD的特征是大脑皮质功能障碍。因此，这是一种与手术相关的认知能力的下降。其临床诊断比较困难，并依赖于一些关于患者的注意力、感知能力、语言能力、学习和综合能力的调查。主要的危险因素是年龄和手术的侵袭程度（组织侵袭程度和炎症程度），POD与POCD这两个相互独立的概念，其关系到目前为止尚未完全阐明。

有研究表明，老年人术后神经认知紊乱的发生率为46%。神经认知紊乱患者年龄较大，更多为女性，最终发生POCD的患者在术后第2天会有更大程度的认知改变。其主要机制是神经炎症（详见本章第三节）。

三、临床特点

POD目前没有确定的实验室检查结果。诊断需排除引起意识状态改变的因素（水电解质紊乱、代谢异常、缺氧或二氧化碳蓄积等）、重要脏器衰竭导致的意识改变（肝性脑病、肾性脑病、胰性脑病等）及中枢神经系统病变导致的意识改变（颅内血肿、脑脊液漏等）。意识模糊评估法（confusion assessment method，CAM）是目前诊断POD最有效的工具之一。其分为4个方面：①意识状态的急性改变，病情反复波动；②注意力不集中或不能注意；③思维紊乱；④意识清晰度下降。如果有①和②存在，加上③或④的任意一条，即为CAM阳性，表示有POD存在。其灵敏度为94%～100%，特异度为90%～95%。

《精神障碍诊断与统计手册（第五版）》（diagnostic and statistical manual of mental disorders，fifth edition，DSM-5）没有将POCD列为一个单独的疾病。老年人持续性认知功能障碍才被称为POCD。国际术后认知功能障碍协会认为，当患者在一个或多个领域精神状态异常（注意力、执行功能、记忆力、视觉空间能力和精神运动速度），且这种情况通常超过一周或一个月且在一年的时间内，可诊断为POCD。诊断需要敏感的术前和术后神经精神评估。POCD常使老年患者处于危险之中，使患者失去工作或独立能力，也使他们的生活质量显著下降。在POCD的国际多中心研究中，记忆功能下降1/4的老年患者，在接受非心脏手术后的3个月内，有10%发生POCD。

术后苏醒期躁动，可能与药物因素有关，由全身麻醉药物在体内还有部分蓄积或者老年患者脑功能下降，气管导管、尿管、胃管等的刺激导致，患者出现短暂的意识模糊、嗜睡、定向力障碍等。只要注意看护好患者防止其伤害自己，病情通常可以自行缓解且无后遗症。大多数患者呈安静、嗜睡状态，并且有轻度定向障碍，脑功能反应由迟钝逐渐变正常。个别患者存在一定的情感波动，表现为不自主哭泣和无法缓解的焦虑情绪。

痴呆是由于脑细胞凋亡而导致的一种慢性进行性脑功能障碍性疾病。主要临床表现是各种障碍，包括记忆障碍、情感障碍及日常生活能力减退，并呈进行性加重。谵妄可出现病情的波动变化，即时好时坏；而痴呆则为持续的认知功能障碍，甚至可逐渐加重。痴呆不仅是记忆力减退和其他认知功能的减退，还会出现情感障碍、精神症状和行为异常，患者最终会因食欲缺乏、营养障碍、感染引起意外死亡。

四、病理生理学改变和发病机制

迄今为止，人们对 POD 和 POCD 的病理生理学改变和发病机制知之甚少。中枢神经系统的功能取决于氧气和营养物质的充足供应、有效排出废物，以及稳定的神经化学环境。任何药物引起紊乱（如缺氧、低血糖）或以任何方式影响大脑的代谢状态及内环境稳态失衡，均可导致患者神经系统功能障碍，出现术后认知功能的下降。

过度换气可能导致低碳酸血症和脑血管收缩进而引起认知缺陷。有研究发现麻醉过程中极低碳酸血症可使认知功能障碍时间延长至 3 ～ 6 天。长期以来，人们研究了那些导致脑灌注不足和脑血流减少的因素。导致脑灌注不足最简单和最常见的原因就是低血压。有研究发现麻醉后低血压可导致认知功能的轻微恶化，但这经常被忽视。耻骨后前列腺切除术后 5 天接受检查的老年低血压患者与正常血压患者相比，精神运动测试结果恶化。

微小的脑栓塞也可以引起轻微的神经系统症状与术后认知功能下降。磁共振成像扩散加权技术表明，约 50% 接受冠状动脉旁路移植术的患者，大脑出现离散的病变，提示微栓塞梗死。尽管如此，微栓子的数量和大小与认知功能障碍之间的相关性尚不清楚。多项研究未能显示栓子大小或栓塞范围与 POD 或 POCD 的相关性。目前的成像技术只能显示直径大于 3mm 的损害。将来成像技术的进步可能会显示出此类微栓塞与 POD 或 POCD 的相关性。

炎症反应也是导致术后认知功能改变的因素之一。详见第四章第三节。

五、ERAS 对 POD 和 POCD 的防治

老年人的神经认知紊乱是由多种易感因素和促发因素共同作用引起的，因此，预防也应该是针对发病因素进行多方面的干预治疗。30% ～ 40% 的 POD、POCD 均可预防。术前查找可能引起疾病的原因并尽量纠正；术后早期活动，尽可能避免身体约束；多与患者交流，并尽可能让亲属多与患者交流；视力或听力有障碍的患者尽早给予治疗和有

效的帮助；避免剥夺患者睡眠，改善患者的睡眠，调整正常的睡眠-觉醒周期；纠正低氧血症，保持水、电解质平衡，给予适当的营养支持；充分镇痛，但是必须严密监测并避免不良反应。

六、结语

综上所述，老年人术后神经认知紊乱是一种神经系统的疾病，并与患者本身的基础状态、年龄，手术麻醉的应激性刺激、疼痛，以及睡眠、心理都有关系，术后一旦发生，可以在一定程度上阻碍患者的康复，甚至带来更多的并发症。目前的研究还没有更确切的治疗方案，但ERAS策略已经被证实可以明显降低患者术后神经认知紊乱的发生率。这需要医师、护理人员、家属密切配合，从多方面来保证患者的围术期安全。

参 考 文 献

Benhamou D，Brouquet A，2016．Postoperative cerebral dysfunction in the elderly：Diagnosis and prophylaxis［J］．J Visc Surg，153（6S）：S27-S32．

Chan LG，Ho MJ，Lin YJC，et al，2019．Development of a neurocognitive test battery for HIV-associated neurocognitive disorder（HAND）screening：suggested solutions for resource-limited clinical settings［J］．AIDS Res Ther，16（1）：9．

Janssen TL，Steyerberg EW，Faes MC，et al，2019．Risk factors for postoperative delirium after elective major abdominal surgery in elderly patients：A cohort study［J］．Int J Surg，71：29-35．

Li WX，Luo RY，Chen C，et al，2019．Effects of propofol，dexmedetomidine，and midazolam on postoperative cognitive dysfunction in elderly patients：a randomized controlled preliminary trial［J］．Chin Med J，132（4）：437-445．

Tachibana S，Hayase T，Osuda M，et al，2015．Recovery of postoperative cognitive function in elderly patients after a long duration of desflurane anesthesia：a pilot study［J］．J Anesth，29（4）：627-630．

Wang KY，Yang QY，Tang P，et al，2017．Effects of ulinastatin on early postoperative cognitive function after one-lung ventilation surgery in elderly patients receiving neoadjuvant chemotherapy［J］．Metab Brain Dis，32（2）：427-435．

Xu LX，Li XR，Song MX，et al，2020．Clinical application of accelerated rehabilitation surgery in elderly patients with colorectal cancer［J］．Medicine，99（41）：e22503．

第五节 老年人术后快速康复与术后恶心呕吐

术后恶心呕吐（PONV）、出院后恶心和呕吐（postdischarge nausea and vomiting，PDNV），以及阿片类药物引起的恶心和呕吐（opioid-induced nausea and vomiting，OINV）仍然是围术期的重要问题。恶心是想要呕吐的感觉，其中包括中枢的激活、交感神经和副交感神经的参与。呕吐是胃内容物通过口腔无意识地排出，需要自主神经、胃肠道和呼吸系统的共同参与。PONV被定义为手术麻醉后24～48h出现恶心、呕吐或干呕。PONV是老年外科患者最常见的一种胃肠道并发症，其发生率从30%到80%，变异较大。虽然PONV通常是自限性的，但是会严重增加老年外科患者的身心不适，大量呕吐可能导致误吸、水电解质失衡、吸入性肺炎、循环紊乱，加重已有的基础性疾病的症状，同时也不利于伤口愈合，偶尔可导致严重的术后并发症，如切口裂开、食管破裂等，严重影响了患者术后的恢复，甚至患者因此出现生命危险。

一、恶心呕吐的病理生理学

恶心和呕吐的病理生理学是复杂的。但对其发生机制的研究有助于对药理学靶点的研发。呕吐中枢（vomiting center，VC）位于延髓外侧网状结构的背外侧缘，通过脑神经（cranial nerves，CN）接收来自大脑以外的冲动。中耳前庭蜗的冲动经第Ⅷ对脑神经传入，颈动脉压力感受器冲动经第Ⅸ对脑神经传入，胃肠道牵张感受器和主动脉压力感受器的冲动经第Ⅹ对脑神经传入。VC通过"特殊内脏传出神经"传出协调所涉及的平滑肌和横纹肌，面部、颈部和口咽肌肉也参与其中。同时，经副交感神经协同交感神经调节胃肠道和分泌器官的活动。呕吐中枢还通过脊神经协调横膈膜和腹部肌肉的活动。化学感受器触发区（chemical trigger zone，CTZ）位于第4脑室底部的后极区，为双侧性区域，有密集多巴胺受体。CTZ主要接受来自血液循环中的化学、药物等方面的呕吐刺激信号，并发出引起呕吐反应的神经冲动。CTZ本身不能直接引起呕吐，必须在延髓呕吐中枢介导下才能引起呕吐，两者的关系尚不明了。

二、老年人术后恶心呕吐的原因

（一）麻醉相关因素

阿片类药物的应用可以增加术后发生恶心呕吐的概率。老年人群术后使用阿片类药物恶心呕吐的发生率是59.3%。超短效的瑞芬太尼可能因半衰期短和术后蓄积少而导致PONV发生率低。芬太尼和瑞芬太尼相比，两者所致PONV发生率并没有显著差异。现有的证据表明，不管是术中还是术后使用阿片类药物，其使用的剂量都是导致PONV的主要因素之一。丙泊酚的抗呕吐作用是否由其镇静作用所致仍不清楚。与单纯的区域麻醉相比，全身麻醉PONV的发生率明显提高，在志愿者的研究中发现吸入七氟烷后8h，恶心、呕吐的发生率超过80%，吸入麻醉药具有致吐特性。与吸入麻醉药相比，丙泊酚所致PONV的发生率更低。

麻醉持续的时间也可能是引起术后发生恶心呕吐的原因之一，很多研究表明麻醉持续时间对PONV存在影响。据早期文献报道，麻醉持续时间的影响在术中使用吸入麻醉药时较大，而使用丙泊酚时较小，且依赖于阿片类药物的用量。无论如何，长时间、创伤大的手术PONV发生率较高。事实上，麻醉持续时间和术后静脉使用阿片类镇痛药的量与PONV的发生是呈线性相关的。因为静脉使用阿片类药物是更强的预测因素，所以将静脉使用阿片类药物作为预测PONV的一个独立因素。

从麻醉方法上来说，目前对于无麻醉禁忌证的老年患者，一般采用复合麻醉来保证老年患者术中、术后的安全，减少PONV的发生率。麻醉方式包括全身麻醉复合硬膜外麻醉、全身麻醉复合超声引导下神经阻滞，或全身麻醉复合切口的局部浸润麻醉等。大量研究证明，复合麻醉能有效降低老年外科患者的应激反应，能改善老年外科患者微循环和组织灌注，有效减少对膈肌活动的抑制，对于术后心肺功能的恢复和减少恶心呕吐的发生都是非常有意义的。

此外，在麻醉诱导面罩通气过程中胃部的过度膨胀充气、麻醉苏醒期吸痰、拔除气管导管时咽部的强刺激都会增加老年人术后恶心呕吐的发生；手术中过低的血压和低氧血症也会诱发恶心呕吐的发生。

（二）患者相关因素

虽然没有单一因素可以预测PONV，但强有力的预测因素包括女性

（风险增加3倍）和既往PONV病史。PONV表现出家族遗传可能性，研究发现PONV与特定遗传多态性之间存在关联，如乙酰胆碱M3亚型受体的某些单核苷酸与晕动病有关，以及细胞色素P450与许多药物快速代谢有关。这些可能在未来成为有研究价值的特定的药物遗传学靶点。吸烟与降低PONV风险密切相关，虽然机制尚未完全明了，但这可能包括多种因素，如肝细胞色素P450酶诱导，下调CTZ暴露于致吐物质的敏感性，或香烟烟雾中存在止吐剂。患者年龄虽然不在任何风险评分系统中，但其在统计方面有影响。

（三）手术相关因素

手术前合适的禁食禁饮措施可以有效地预防术中或者术后发生呕吐、误吸等。对于老年患者来讲，由于其耐受性差、体内液体量不足而易导致术后出现口渴、乏力，甚至恶心的情况。没有证据表明传统的禁食禁饮时间可以进一步提高老年外科患者的安全性。事实上，他们可以在麻醉诱导前6h进食适量固体食物，并于麻醉诱导前2h饮用适量的透明液体。此外，欧洲麻醉学学会在2011年建议老年外科患者在手术前6h内可以进食适量固体食物，2h内可以适量喝水。对于需要手术治疗的老年外科患者，可以指导他们在手术前2～3h饮用适量的富含碳水化合物的液体，并且可以将摄入量控制在300ml左右，这样可以在一定程度上帮助老年外科患者改善术前焦虑和紧张。禁食禁饮时间过长可带来各种不适感及血糖和心脑血管的变化，因此更新禁食禁饮措施对于预防PONV是有意义的。术前适当补充一定量的液体可以有效地改善患者术后的恶心呕吐及眩晕等症状。

三、ERAS与PONV防治

（一）多模式镇痛

多模式镇痛是目前麻醉镇痛的主要模式。良好的镇痛可以缓解患者术后的情绪和不良体验，促进胃肠功能的恢复，减少恶心呕吐的发生，可以使老年患者更早活动，更好地促进肺功能的恢复和改善。由于阿片类药物大量使用会引起肠梗阻、呼吸抑制，引起恶心、呕吐，尤其是老年人大剂量使用阿片类药物会增加术后死亡的风险，目前主张多模式镇痛。超前镇痛，即术前或者术中提前用药物或者采取一些镇痛方式来减轻术后疼痛，已经证明超前镇痛可以减轻疼痛、炎症反应、恶心、呕吐。有效的疼痛控制可以使老年患者早期进食进水，加速胃肠功能的恢复，减少静脉给予液体量，经口给予液体，可以提高患者的幸福感，缓解患者的不适，在一定程度上降低老年患者术后的相关并发症发生率和死亡率，并有助于伤口愈合和提高吻合口强度。

在老年外科患者术后镇痛中，可以采用多模式镇痛的方式减少药物的用量以达到减少术后并发症的目的。使用对乙酰氨基酚和非甾体抗炎药可以在一定程度上减少阿片类药物的使用，也可以复合切口周围局部浸润、硬膜外镇痛、神经阻滞等多种方式。当患者有引起恶心呕吐的风险因素的时候，通常采取一种或两种止吐措施是合理的。

（二）营养状态

营养不良是公认的术后危险因素之一，良好的营养状态，可以减轻患者的术后不适，降低患者对于应激的抵抗能力。营养不良也可以引起恶心呕吐的发生。血流动力学的稳定及术后的快速康复对于患者的麻醉管理有非常大的影响。手术应激可以导致神经、内分泌和代谢系统发生深刻的变化。这些变化的特征是分解代谢相关激素的分泌增加，合成代谢相关激素的分泌减少，高代谢和自主神经系统激活引起心脏做功增加、肺功能受损、疼痛、胃肠道副作用伴有恶心呕吐和肠梗阻，以及凝血-纤溶系统的改变等。虽然手术应激可诱导一些防御机制，但应激所诱导的术后器官功能的变化也可能与术后并发症的发生有关。因此术前术后患者营养状态的改善、调整离子水平、稳定内环境都可以降低患者PONV甚至是其他并发症的发生率，加速患者的康复。

（三）其他因素

恶心、呕吐和肠梗阻是术后最常见的症状，除了令人产生不愉快的体验之外，它们也是术后康复的重要决定因素。早期肠内营养对于减少创伤后感染等并发症至关重要，也可能会减少分解代谢。术后恶心、呕吐和肠梗阻的发病机制是多因素相关的，与手术类型、性别和年龄有关，也与麻醉的选择和阿片类药物的使用有关。因此减少恶心和呕吐发生的干预措施之一就是避免易感因素，规范麻醉管理、规范使用抗呕吐的药物。此外，使用局部麻醉药和非甾体抗炎药可以有效地控制疼痛和节省阿片类药物，减少PONV的发生。使用局部麻醉药（而非阿片类药物）持续硬膜外镇痛可有效减少术后肠梗阻的发生率，并能提供很好的镇痛效果，以促进早期口服营养和术后恢复。老年手术患者常合并慢性疾病，如高血压、糖尿病、心脏病等，对麻醉和手术的耐受性及术后恢复能力下降，易发生一系列并发症，甚至危及生命。麻醉药物易触发恶心呕吐的发生。如何减少应激反应，加快术后恢复是一个研究热点和难点。对于合并慢性病的老年患者，应积极治疗影响患者康复的疾病，使术前血压、血糖达到稳定状态，积极改善患者的营养状态，使患者的身体在手术前达到最佳状态。

鼻胃管和腹部引流管，也是引起 PONV 的因素，不建议常规使用。对于老年患者，局部麻醉相对于全身麻醉术后发生 PONV 的概率小；静脉全身麻醉药相对于吸入麻醉药发生 PONV 的概率小。

四、药物治疗

在老年患者中，PONV 一旦发生，将给患者带来很多相关的风险，应用止吐药物进行干预治疗是必要的。

（一）5-HT$_3$ 受体阻滞剂

5-HT$_3$ 受体阻滞剂是目前应用最广泛的止吐药物，可以选择性阻断化学感受器和迷走神经末梢的 5-HT$_3$ 受体，起到止吐的作用。代表药物有：昂丹司琼、格拉司琼、阿扎司琼等。5-HT$_3$ 受体阻滞剂对于急性呕吐的治疗效果是确切的，但对于迟发的恶心呕吐，止吐效果不确切，可能与诱发机制不同有关。此类止吐药由于无锥体外系反应及神经抑制等相关的风险，因此在老年患者中可以使用，但是高龄或者伴有肾功能不全的老年患者应该慎用此类药物并关注临床反应。

（二）丁酰苯类

丁酰苯类药物具有很强的止吐作用，通过阻滞下丘脑和黑质-纹状体的多巴胺受体达到止吐目的。代表药物有：氟哌利多和氟哌啶醇。此类药物不仅具有抗呕吐作用，还在一定程度上有镇静和抗精神病的作用，有可能引起锥体外系的反应，因此在剂量和用药时间以及用药后的监测上要注意确保老年人的安全。

（三）苯甲酰胺类

苯甲酰胺类药物同时具有中枢性和外周性的止吐作用。其可以增加低位食管括约肌的张力，松弛幽门括约肌张力，促进胃肠的蠕动，加速胃的排空。代表药物有：甲氧氯普胺。此药也有引起锥体外系反应的风险。

（四）其他药物

抗胆碱药、糖皮质激素类及小剂量纳洛酮等均有一定的止吐效果。

五、结语

老年人PONV的发生会严重影响老年患者的快速康复。ERAS策略在老年外科手术患者中的应用已经彰显出预防PONV的优势，推荐在临床管理中逐步实施。如术前应避免机械性的肠道准备、缩短禁食时间，术前2h饮碳水化合物饮料，避免术中液体过载，推广微创手术，早期拔除引流管和导尿管，以及应用麻醉多模式镇痛、早期进食和早期离床活动等多层面的措施。

参 考 文 献

Feldheiser A，Aziz O，Baldini G，et al，2016. Enhanced Recovery after Surgery（ERAS）for gastrointestinal surgery，part 2：consensus statement for anaesthesia practice［J］. Acta Anaesthesiol Scand，60（3）：289-334.

Ljungqvist O，2014. ERAS-enhanced recovery after surgery：moving evidence-based perioperative care to practice［J］. J Parenter Enteral Nutr，38（5）：559-566.

Mariette C，2015. Role of the nutritional support in the ERAS programme［J］. J Visc Surg，152 Suppl 1：S18-S20.

Mortensen K，Nilsson M，Slim K，et al，2014. Consensus guidelines for enhanced recovery after gastrectomy［J］. Br J Surg，101（10）：1209-1229.

Rawla P，Barsouk A，2019. Epidemiology of gastric cancer：global trends，risk factors and prevention［J］. Pyz Gastroenterol，14（1）：26-38.

Wang LH，Zhu RF，Gao C，et al，2018. Application of enhanced recovery after gastric cancer surgery：an updated meta-analysis［J］. World J Gastroenterol，24（14）：1562-1578.

第六节　老年人术后快速康复与术后血栓栓塞

随着人口老龄化进程的发展，老年患者发生术后血栓栓塞性疾病的概率越来越高，血栓栓塞性疾病逐渐受到各学科的关注和重视，血栓栓塞性疾病分为动脉血栓栓塞症和静脉血栓栓塞症。发生风险大的是静脉血栓栓塞症。静脉血栓栓塞症包括两种独立但连续的疾病，即深静脉血栓和肺栓塞。深静脉血栓指血凝块在腿部、腹股沟或手臂的深静脉中形成。随后深静脉血栓凝块脱离静脉壁，通过血液循环到肺部，阻塞血液供应并停留在肺，形成肺栓塞。手术患者静脉血栓栓塞症的发病率为10%～40%。如果没有采取任何干预手段，手术患者术后深静脉血栓的发生率为6.1%，肺栓塞的发生率为1.4%，老年患者中的发生率会更高。静脉血栓栓塞症的风险因素包括：遗传因素（抗凝血酶缺乏，蛋白S和蛋白C缺乏，莱顿第五因子、凝血酶原的基因突变）及其他获得性因素（手术、创伤、入院或活动性恶性肿瘤）。30%～50%的静脉血栓栓塞症病例被归为特发性病例。

一、老年患者术后血栓栓塞的原因

全球大规模流行病学研究表明，外科手术术后血栓栓塞主要在老年人群中发病，在年轻人群中发生率明显降低。老年患者由于术后需卧床休息的时间较长，术前并存多种基础性疾病，易出现术后肺不张、胰岛素抵抗、血栓栓塞、运动能力下降。老年患者由于肥胖、高龄、肿瘤、高血压、高血脂或者伴有冠状动脉粥样硬化等，术前活动量明显较年轻人减少，加上术中的制动、术后卧床时间延长，这些均可使患者的静脉血流速度减慢；麻醉应激和手术损伤促使各种组织因子释放，并直接激活外源性凝血系统，导致机体出现高凝状态或血栓形成；另外，越来越多的老年患者曾经接受过心脏瓣膜手术、冠状动脉支架手术或者是长期受周围血管性疾病的困扰，需要长期服用抗血栓的药物，对于抗血栓治疗药物对手术的影响要精准把控，注意药物的停用时间及监测凝血相关指标，保证患者的安全。

所有能够引起静脉不同程度损伤、静脉血流减慢或者停滞及血液高凝状态的因素均会导致出现血栓栓塞。住院患者的年龄、性别、种族和其他变量是外科手术术后是否发生血栓栓塞的重要决定因素。患者并存以下疾病：艾滋病、贫血、关节炎、充血性心力衰竭、凝血病、高血压、淋巴瘤、转移癌、其他神经系统疾病、肥胖、瘫痪、肺循环障碍、肾衰竭、无转移和体重减轻的实体瘤等，术后发生血栓栓塞的概率增加1.04倍。并存2种或2种以上疾病患者和绝经后雌激素替代治疗的女性均是发生术后血栓栓塞的高危人群，在权衡治疗的风险时，需要重点考虑。糖尿病仍然是老年人外科手术的一个有争议的危险因素，2型糖尿病患者发生术后血栓栓塞的风险高于普通人群。术前禁食禁饮时间长、血液浓缩、胃肠道准备、体液丢失过多，加上老年人血管条件较差、血流速度减慢、血液处于高凝状态，增加了发生血栓栓塞性疾病的风险。

二、老年患者术后血栓栓塞的临床特征

彩色多普勒超声检查是确诊静脉血栓栓塞症的可靠手段。其敏感度93%～97%，特异度94%～99%。操作时无创伤，可反复进行。放射性核素扫描和螺旋CT静脉造影也可对静脉血栓栓塞症做出明确诊断，但费用较高。静脉造影被认为是诊断静脉血栓栓塞症的"金标准"，敏感度、特异度近乎100%。

80%肺栓塞患者$PaO_2 \leqslant 80mmHg$，93%肺栓塞患者出现低碳酸血症。血气分析结果正常不能完全排除肺栓塞。以下情况应警惕是否发生血栓栓塞：突发不明原因的呼吸困难；低氧血症；晕厥；低血压；心脏停搏；胸痛；咯血；X线示肺部阴影和胸腔积液；双下肢不对称肿胀；有发生静脉血栓栓塞症的危险因素；症状与心肺体征不相称；难以用心肺检查解释的症状；超声检查示肺动脉高压、右心负荷增高、无右心室肥厚，尤其是当左心室功能正常的时候。

血浆D-二聚体测定对诊断静脉血栓栓塞症的敏感度为95%，特异度为40%。D-二聚体主要反映纤维蛋白溶解功能。其增高见于继发性纤维蛋白溶解功能亢进（如高凝状态、弥散性血管内凝血、肾脏疾病、器官移植排斥反应、溶栓治疗）、肿瘤、炎症、感染、组织坏死和主动脉夹层等，阳性对诊断的特异度不高，但可用于术前深静脉血栓高危患者的筛查。

三、ERAS与老年患者术后血栓栓塞的防治

术后血栓栓塞的发生延长了患者的住院时间，然而，ERAS策略对血栓栓塞的预防使住院时间明显减少。考虑到住院时间的实际减少，丹麦矫形外科部从2010年开始建议使用ERAS策略，患者并发症如血栓栓塞和医院感染等的发生率明显降低。ERAS策略的实施加快了患者的周转，缩短了住院时间，提高了患者的生活质量。

为了有效预防老年患者术后血栓栓塞的发生，ERAS策略的初始目标之一是早期开始离床训练，这样可以最大限度地预防血栓栓塞的形

成。对于一些短小的手术、微创的手术，全身麻醉可以使患者术后快速离床活动，这对于减少血栓的发生要优于椎管内麻醉。抬高患肢、加强观察、避免脱水、高纤低脂饮食、大便通畅、戒烟戒酒、控制血糖血脂、多做深呼吸及咳嗽动作、手术动作轻柔、避免静脉内膜损伤、规范使用下肢止血带、鼓励患者主动活动等都是有效的预防措施。足底静脉泵、间歇充气加压装置、梯度压力弹力袜的早期合理使用，也可有效防止术后血栓栓塞的发生。

遵医嘱正确应用低分子肝素（low molecular weight heparin，LMWH）等药物，慎用止血药。有研究表明患者接受LMWH血栓预防治疗、术后穿加压袜和术后24h离床活动，术后血栓栓塞的发生率可降到1.0%。他汀类药物目前正在被作为抗血栓治疗药物进行研究，已证明他汀类药物可通过减少促炎因子、趋化因子和炎症敏感血浆标志物而表现出抗炎作用。一项随机试验显示，他汀类药物在显著降低症状性术后血栓栓塞方面起到了积极作用。与其他降脂药物相比，他汀类药物在高危住院患者和普通人群外科手术中，具有治疗和预防术后血栓栓塞的作用。

围术期规范使用多模式镇痛或者是超前镇痛，对于老年患者的快速康复尤为重要。多模式镇痛或超前镇痛能够减轻老年患者术后疼痛带来的紧张、焦虑、睡眠障碍、恶心呕吐甚至是神经认知紊乱等。心理疏导与尽早离床活动，不仅可以帮助患者快速恢复相关脏器或者系统的功能，还可以减少术后血栓栓塞的发生率。

两种麻醉方式的联合应用称为复合麻醉。复合麻醉可以降低麻醉对老年患者的生理影响并减少应激反应及镇痛药的使用量，同时也可以促进患者尽早活动，以降低术后血栓栓塞的发生。复合麻醉还可以预防恶心呕吐的发生，不影响术后抗凝药的口服效果。全身麻醉复合硬膜外麻醉、全身麻醉复合神经阻滞麻醉、全身麻醉复合切口的局部浸润麻醉等均具有很好的效果。

术前对老年患者进行病情评估、心理疏导及有效的术前指导是有必要的。对不同患者，采用多种形式介绍麻醉、手术、术后处理等围术期诊疗过程，了解其全身的血管情况及抗血栓药物的使用情况，并根据手术的需要个性化地调整抗血栓药物的剂量、种类和使用时间。向老年患者及其家属说明术后早期进食、早期下床活动的重要性并取得他们的配合。有研究显示，吸烟、饮酒与术后并发症发生率和死亡率的增加具有相关性，可致组织氧合降低，伤口感染、肺部并发症及血栓栓塞发生率增加等。一项荟萃分析显示，戒烟2周方可减少术后并发症；戒酒时间长短对器官功能的影响不同，戒酒2周即可明显改善血小板功能，缩短出血时间，预防术后血栓栓塞的发生。通过有效的术前指导和心理疏导可以在一定程度上降低术后并发症的发生，加速患者康复，提高老年患者生活质量。

四、结语

预防静脉血栓栓塞症是老年患者术后快速康复的重要环节。老年患者围术期管理包括术前宣教、禁食禁饮、预防性使用抗凝药物、术中麻醉管理、围术期容量管理、术后早期离床活动等，这些都与静脉血栓栓塞症相关。其中术后早期离床活动和预防性使用抗凝药物尤为重要，可以最大限度降低术后血栓栓塞的发生率。因此，老年患者麻醉过程中应遵循ERAS理念，医师、患者、家属和护士密切配合，降低术后并发症发生率，争取使患者早日康复。

参 考 文 献

Ageno W, Agnelli G, Imberti D, et al, 2008. Risk factors for venous thromboembolism in the elderly: results of the master registry [J]. Blood Coagul Fibrinolysis, 19 (7): 663-667.

Cushman M, Tsai AW, White RH, et al, 2004. Deep vein thrombosis and pulmonary embolism in two cohorts: the longitudinal investigation of thromboembolism etiology [J]. Am J Med, 117 (1): 19-25.

Heit JA, 2005. Venous thromboembolism: disease burden, outcomes and risk factors [J]. J Thromb Haemost, 3 (8): 1611-1617.

Naess IA, Christiansen SC, Romundstad P, et al, 2001. Incidence and mortality of venous thrombosis: a population-based study [J]. J Thromb Haemost, 5 (4): 692-699.

Oger E, 2000. Incidence of venous thromboembolism: a community-based study in Western France. EPI-GETBP Study Group. Groupe d'Etude de la Thrombose de Bretagne Occidentale [J]. Thromb Haemost, 83 (5): 657-660.

Silverstein MD, Heit JA, Mohr DN, et al, 1998. Trends in the incidence of deep vein thrombosis and pulmonary embolism: a 25-year population-based study [J]. Arch Intern Med, 158 (6): 585-593.

Spencer FA, Emery C, Lessard D, et al, 2006. The Worcester Venous Thromboembolism study: a population-based study of the clinical epidemiology of venous thromboembolism [J]. J Gen Intern Med, 21 (7): 722-727.

White RH, 2003. The epidemiology of venous thromboembolism [J]. Circulation, 107 (23 Suppl 1): I4-I8.

第五章

老年人术后快速康复亚专科手术的麻醉管理

第一节　老年人术后快速康复中颅脑手术的麻醉管理

一、老年人神经系统改变

（一）解剖改变

1.大脑　老年人大脑出现萎缩性变化，以额叶、颞叶最显著，其次是基底核和丘脑，顶叶、枕叶一般不受累。脑萎缩表现为大脑皮质变薄，脑沟、脑裂增宽，脑回缩小，脑室扩大。70岁以后脑室扩大认为是"生理性老化"的改变。脑细胞从40岁开始减少，40～70岁可逐渐减少20%，老年性痴呆患者的脑细胞可减少30%～70%。大脑细胞减少最明显的部位是颞上回，其次是中央前回和视觉中枢。

脑神经细胞数量的减少，在大脑及小脑皮质最为明显，其次是黑质和蓝斑。老年人神经细胞突起明显减少，脂褐素沉积增加，轴索营养不良，大脑皮质神经胶质细胞增多。衰老的脑细胞常出现以下改变：淀粉样小体、神经原纤维缠结、老年斑、Lewy小体、颗粒空泡变性、平野小体和Pick小体。研究表明老年人神经元密度减少30%。

老年人脑血管的变化表现为脑动脉的粥样硬化、脑的中小动脉中膜和外膜可见淀粉样物质沉积和血-脑屏障的退化。脑动脉硬化可以导致老年人脑血流量下降10%～20%，脑氧代谢下降和脑灌注减少。

2.脊髓　衰老与脊髓中神经元和胶质细胞的减少、树突减少和突触变性、淀粉样小体和细胞内脂褐素沉积增加有关。老年人脊髓形态学改变以后索较为明显，50岁以后开始见到后索脱髓鞘改变，随着年龄的增长发生率进一步增高，后索变性的同时还有薄束核、楔束核、脊髓后根和后根神经节的变性。

3.周围神经　老年人周围神经的改变主要是有髓和无髓神经纤维数量减少，轴索肿胀或萎缩，节段性脱髓鞘，神经纤维再生和髓鞘化，50岁以后可见神经营养血管狭窄，神经鞘内膜肥厚，结缔组织增生，胶原纤维增加并侵入神经束内。老年人周围神经传导速度降低，80岁以上的老年人，其神经传导速度较年轻时减慢15%～30%，故反应迟钝，在紧急情况下，有时不能迅速做出反应。

（二）生理改变

人类的神经系统在自然成熟期（20～30岁）以后，其生理功能逐渐减退，速度一般非常缓慢，进入老年以后速度明显加快。老年人神经系统功能生理改变主要表现包括：反应速度减慢；感觉功能减退；周围神经系统功能降低；自主神经功能下降。

1.反应速度减慢　随着衰老的发生，脑神经突触数量减少发生退行性变，神经传导速度呈线性下降，导致老年人对外界事物反应迟钝，动作协调能力下降。老年人脑内多种神经递质的功能下降，大脑皮质的兴奋性降低，不易形成条件反射，导致老年人健忘、智力减退、注意力不集中、精神性格改变、对外界事物反应迟钝等。老年人脑电图变化特点是节律变慢，在睁眼时出现α波和β波，与小儿脑电图相似。高龄老人脑电图的改变更加多样化，在额叶、中央叶最为明显。

2.感觉功能减退　老年人的感觉逐渐迟钝，触觉、本体觉、视觉、听觉的敏锐性下降，味觉、嗅觉的阈值明显升高。老年人阿片类受体减少导致皮肤痛觉感受降低，对阿片类和其他麻醉镇痛药敏感性增高。老年人眼球突度减少，瞳孔缩小使视力减退、视野缩小、暗适应能力减低。听觉方面主要是高频音听觉丧失。

3.周围神经系统功能降低　衰老时，周围神经的传导速度变慢，使老年人的运动能力减退，如精细动作变慢、肌力对称性减退、步态不稳。

4.自主神经功能下降　衰老与自主神经系统（autonomic nervous system，ANS）的结构和功能变化有关，自主神经系统由神经纤维、神经节和神经丛组成。非自主性的生理活动是由交感和副交感神经的作用控制的。衰老引起交感神经功能的变化主要是循环儿茶酚胺水平下降、去甲肾上腺素再摄取功能降低。随着年龄的增长，基础血浆去甲肾上腺素水平增加，交感神经和副交感神经活动的反应性降低，从而影响老年患者对麻醉药物的反应。

二、老年人颅脑手术快速康复方案与麻醉管理

神经外科手术ERAS策略是通过多学科合作，整合一系列围术期治疗方法，并对各个环节进行改良优化，以减少患者手术并发症的发生率、缩短住院时间，使患者早日康复。通过优化麻醉方案，减少手术应激损伤、维持重要器官功能、最小化不良反应，提升患者术后的主观感受及功能状态，从而实现快速康复的目标。

（一）术前宣教

术前大部分患者存在紧张焦虑的情绪，麻醉医师应在术前对患者和家属进行认真的宣教和辅导，向患者讲解可能采用的麻醉方式、麻醉中可能出现的相关并发症和解决方法、麻醉苏醒期可能出现的问题和解决办法、术后镇痛策略，提高患者围术期的配合度。

（二）术前准备

1.术前评估　为提高老年患者颅脑手术麻醉的安全性，麻醉前应全面评估患者的麻醉风险，采集病史；详细进行术前检查；了解手术实施方案、手术体位、是否使用头钉或头架、是否需要神经电生理监测、是否需要脑室置管引流或置入颅内压监测设备。术前应明确患者的病变部位、病变的病理性质，注意病变引起的相关特性如水肿程度、中线偏移程度、脑室的大小等，外伤的患者是否合并其他损伤，评估患者的呼吸道和心肺功能。老年患者需要特别注意没有牙齿的口腔可能存在通气困难，松动的牙齿有脱落掉入气道或消化道的风险，颞下颌关节松动的患者在手动控制呼吸时可能发生关节脱位。评估患者的神经功能状态，老年患者常合并认知功能障碍、痴呆、脑卒中后遗症等，大脑重要部位的手术可能直接导致术后发生典型的并发症。术前应详细了解患者的治疗情况，如激素、甘露醇、抗癫痫药物的使用，以及放射治疗与化学治疗情况等，警惕可能与麻醉药物出现相互作用的药物。

2.术前基础疾病的治疗　老年患者常伴有复杂的内科疾病，器官储备功能下降，术前需要仔细评估，全面治疗。老年患者围术期对血压、心率和容量变化等事件异常敏感，容易出现围术期严重的心脑血管并发症。老年人呼吸储备功能降低，有些神经外科开颅手术术后需要保留气管导管，使老年神经外科手术的患者围术期肺部并发症的发生率增高。

对于吸烟的患者，应嘱其戒烟，术前可吹气球进行肺功能训练。术前停用阿司匹林或华法林1周，血栓高危患者可使用低分子肝素替代，监测国际标准化比值（international normalized ratio，INR）和活化部分凝血活酶时间（activated partial thromboplastin time，APTT），必要时输注血浆制品改善凝血。

围术期避免发生高血糖，但发生低血糖的可能也不容忽视。推荐术中和术后将血糖控制在7.8～10.0mmol/L。对于术中发生低血糖的患者，可以静脉注射50%葡萄糖20～50ml或者肌内注射胰高血糖素1mg，随后持续静脉输注5%或10%葡萄糖维持血糖，每5～15min检测一次，直至血糖≥5.6mmol/L。

3.术前营养支持　营养不良是发生术后并发症的独立危险因素，对术前老年患者应进行营养风险筛查、身体测量分析、实验室检查等，从而进行营养评估。实验室检查中血清总蛋白、白蛋白、血红蛋白、淋巴细胞等指标可以用来评估营养状态。术前可以在日常饮食的基础上给予患者肠内营养，改善患者的营养状况。

4.术前疼痛强度评估　超前镇痛可以有效减少患者应激，减轻焦虑情绪，减轻围术期有害刺激造成的外周和中枢神经敏化，阻断疼痛链，提高疼痛的阈值，降低术后的疼痛强度。

5.术前禁食禁饮　术前过长时间禁食可能导致术后胰岛素抵抗，推荐无胃肠动力障碍的非糖尿病患者术前2h饮用含碳水化合物的清饮料，不超过400ml，术前6h禁食固体食物。

6.预防性应用抗菌药物　革兰氏阳性菌是神经外科感染最常见的细菌，其中金黄色葡萄球菌占首位。为预防术后感染，手术切皮前30min输注抗生素。

7.预防血栓栓塞　术前活动减少、麻醉状态、术后制动卧床使静脉血流明显减慢；手术创伤激活外源性凝血系统，组织因子释放，血容量不足，容易导致高凝状态或血栓形成。可以应用深静脉血栓Autar评分表和Caprini血栓风险评估量表进行评估、筛查和分级。

（三）术中管理

1.手术方式　神经外科手术根据手术采取的方式不同可以分为显微手术、神经内镜手术、介入手术和穿刺性手术。按照疾病类型不同，可以分为肿瘤手术、血管病手术、功能神经外科手术、外伤疾病手术。另外，对于先天异常畸形，如小脑扁桃体下疝畸形，可采取颅后窝减压手术治疗，对于帕金森病患者可以采取神经调控的手术方式。

2.麻醉管理

（1）麻醉方式的选择：根据不同的手术方式可以选择监护麻醉管理、区域阻滞和全身麻醉。监护麻醉管理（monitored anesthetic care，MAC）是在局部麻醉的基础上由麻醉医师在监护的条件下适当辅助应用镇静、镇痛药物。例如，头皮肿物手术、脑出血钻孔引流手术，应密切观察患者的意识和呼吸情况。区域阻滞：如头皮神经阻滞有利于开颅手术后镇痛。全身麻醉是神经外科手术中最常用的麻醉方式，可以提供很好的镇静、顺经性遗忘、控制颅内压和脑灌注压的作用。

（2）麻醉诱导和维持：全身麻醉常选用丙泊酚、依托咪酯、阿片类镇痛药和非去极化肌松药。老年人对药物的反应性降低，对麻醉药物更敏感，较少的药物即可以获得满意的麻醉效果。药物作用时间延长，容易引起血流动力学的紊乱，备好血管活性药物，及时调整患者血压。除标准常规监测外，可监测老年人有创动脉压、脑电双频指数、心功能、体温、动脉血气和尿量。

麻醉维持可根据手术方式的要求选择全凭静脉麻醉或静吸复合麻醉。老年人吸入麻醉药的最低肺泡有效浓度会随着年龄的增长而减少，每10年减少6%，老年人对阿片类药物的敏感性增加，舒芬太尼和芬太尼的效力在老年人中接近成人的2倍。年龄对肌松药物的药效动力学几乎无明显影响，如需要神经电生理监测，术中应不使用肌松药物。

（3）体温管理：有研究认为，神经外科显微手术的患者50%术中会出现低体温，可以引起麻醉苏醒延迟、机体凝血功能障碍、心血管不良事件增加、免疫功能抑制和术后寒战等。预防围术期低体温的有效方法包括：保持手术间的温度、使用加热毯或加热床垫、使用静脉输液加温设备、加温术中冲洗液。术中监测体温，依据监测结果随时调整加热装置，避免出现高热。

（4）液体管理：常规的神经外科手术常选用不含葡萄糖的等渗晶体液或胶体液，维持正常的组织渗透压，预防低渗透压引起的脑组织水肿。术中实施功能性血流动力学监测指导下的目标导向液体管理，联合预防性血管收缩药物处理，维持循环的稳定，保证脑灌注压。目标导向液体管理可以降低患者围术期心肺肾的并发症，改善患者预后，主要指标包括SVV、PPV、PVI和液体冲击试验。

（四）术后管理与康复

1.术后早期进食，促进胃肠功能恢复　肠内营养可以促进肠黏膜细胞生长因子的产生和提高碱性磷酸酶的活性，增强肠道黏膜的修复，改善免疫功能，调节肠道菌群，减少菌群紊乱。对于术后清醒的患者，若未出现恶心呕吐，一般术后4h开始饮水，6～24h给予肠内营养液250ml，并进食其他流食，术后12～48h给予肠内营养液500ml，增加软食，术后48h基本恢复正常饮食。

术后进食时间应根据患者的耐受度、意愿和手术类型决定。某些手术可能造成患者术后吞咽困难、饮水呛咳等不能经口进食，建议在术后24h内给予导管喂养，并给予补充性肠外营养。

2.预防术后恶心呕吐　术后恶心呕吐是患者不满意和出院时间延长的首要原因，脑部手术后恶心呕吐原因主要包括个体差异、麻醉用药、颅内压变化、血性脑脊液刺激等。

神经外科开颅手术较其他外科手术术后恶心呕吐发生率高，幕下手术术后恶心呕吐的发生率高于幕上手术。对高危患者注意麻醉药物的选择，尽量减少术中和术后阿片类药物的用量，可以使用非甾体抗炎药（nonsteroidal anti-inflammatory drug，NSAID）、特异性COX-2抑制剂和小剂量氯胺酮替代；直接给予预防呕吐药物治疗，采用2种或2种以上联合预防策略，可以采取全身麻醉加局部麻醉的方式，减少全身麻醉药用量，降低术后恶心呕吐的发生率。

3.术后多模式镇痛　神经外科开颅术后的疼痛常被人忽视，一般认为术后疼痛不严重或镇痛可能会掩盖病情的变化，但越来越多的研究表明开颅术后的疼痛发生率高，程度重。

开颅术后疼痛主要是切口疼痛、脑水肿或脑出血等颅内压增高所致头痛、术后脑脊液流失等原因造成的低颅内压头痛、血性脑脊液刺激所致头痛。切口疼痛可以使用罗哌卡因局部切口浸润麻醉。对于其他疼痛可以全身给药，包括口服、静脉注射和肌内注射。口服给药适用于术后神志清醒的轻中度疼痛。由于患者术后疼痛的阈值不断变化，更推荐患者自控的镇痛模式，适合于术后中重度疼痛。

4.早期活动　根据患者情况指导患者在床上进行活动，如间歇性翻身、双下肢伸直屈曲或肌肉收缩与放松交替活动等。病情允许的情况下患者可早期下床活动，逐渐增加活动量和活动时间。

三、老年患者常见颅脑手术的麻醉

（一）颅脑外伤手术的麻醉

1.定义和分类　颅脑外伤又称创伤性颅脑损伤（traumatic brain injury，TBI），是头部受到外界暴力直接或间接作用所造成的损伤，分为原发性和继发性颅脑外伤。原发性颅脑外伤主要包括脑震荡、弥漫性轴索损伤、脑挫裂伤、原发性脑干损伤及下丘脑损伤。继发性颅脑外伤通常是在发生原发性颅脑外伤后数分钟、数小时或数天，由于脑缺血和缺氧等因素使神经组织损伤加重。可以使用适当的药物干预，减少继发性损伤。

2.病理生理　颅脑外伤的患者，脑血流和脑氧代谢率降低，血-脑屏障破坏导致脑水肿，颅内压升高导致脑组织低灌注和低代谢，使脑血流的自主调节能力减弱，从而加重脑组织的缺血和缺氧。闭合性颅脑外伤的患者可出现库欣反射，表现为高血压和心动过缓。颅脑外伤患者常伴有恶心呕吐和反流误吸，可以出现低氧血症和异常的呼吸模式（如自主过度通气）。

3.麻醉管理

（1）术前评估：通过评价急性创伤的程度和Glasgow昏迷评分表（Glasgow coma scale，GCS）来评估患者的病情。对不能配合睁眼反应和言语对答的患者，可以使用基于运动反应的简易运动评分方法（simplified motor score，SMS），其与颅脑外伤的严重程度及预后也有很好的相关性。SMS由轻到重分为三个等级：2分，能进行指令性运动；1分，能定位疼痛部位；0分，逃避疼痛的行为或对疼痛无反应。其中2分者为轻型，1分者为中型，0分者为重型。

对患者的全身情况进行评估，是否合并颈椎损伤和其他器官的损伤，评估患者的气道情况，可能存在饱胃、误吸、颜面部外伤和骨折等。特别注意颅脑外伤的患者凝血功能是否有异常，确保完成交叉配血试验。对于昏迷的患者，进一步评估患者的神经功能，如检查瞳孔、脑干神经反射及发现不对称体征。

（2）麻醉管理：所有颅脑外伤患者都应该被认为"饱胃"，气管插管时可以快速顺序诱导，使用Sellick手法，面罩给氧通气困难时，Sellick手法可导致患者氧饱和度快速下降，此时可在诱导阶段进行正压通气，以确保患者氧合良好。颅脑外伤的患者约10%合并颈椎损伤，在诱导和气管插管时注意颈椎制动，稳定颈椎。

机械通气时颅脑外伤患者不主张过度通气，因其可加重创伤区域脑组织的缺血。可以增加吸入气氧浓度和应用呼气末正压通气优化氧合作用。

严格控制患者术中血压，避免发生低血压（收缩压＜90mmHg），从而增加患者术后死亡率。术中可以输注无糖的等张晶体液和胶体液，维持正常的血浆渗透压和胶体渗透压，减少脑水肿的发生。颅脑外伤患者使用高张盐水溶液用于液体复苏，负荷量250～300ml 3%高张盐水或100～250ml 7.5%高张盐水持续输注，并定期监测血钠水平。若血钠＞155mmol/L，应停止使用高张盐水。输注4%白蛋白可增加颅脑外伤患者的死亡率。低张和含葡萄糖的溶液，可导致神经功能的预后不良，不能使用。术中监测血糖水平，血糖＞11.1mmol/L时可增加死亡率和神经功能预后不良的风险。术中不宜使用激素，因其可以增加中重度颅脑外伤患者的死亡率。平卧位时若头部抬高30°可改善静脉回流，降低颅内压。

（二）颅内动脉瘤手术的麻醉

颅内动脉瘤是临床常见的疾病，由于脑动脉局部血管异常改变发生脑血管瘤样突起。颅内动脉瘤最常见的部位是大脑前动脉（40%），其次是大脑中动脉和后交通动脉（25%），只有10%的动脉瘤发生在椎-基底动脉系统。颅内动脉瘤破裂是引起自发性蛛网膜下腔出血（subarachnoid hemorrhage，SAH）的最常见原因，一旦破裂，会引起严重的脑血管痉挛、脑积水、颅内压增高、脑灌注压降低、脑缺血等并发症，病死率和致残率较高。

SAH的临床表现包括突发剧烈的头痛，伴有呕吐、颈痛、癫痫、脑神经受损的症状。95%以上SAH可以通过头颅CT平扫诊断，诊断的金标准是数字减影血管造影（digital subtraction angiography，DSA）。临床分级可以用来指导预后、评估并发症的发生率。Hunt-Hess临床等级分类（表5-1-1）目前被广泛使用。

表 5-1-1　Hunt-Hess 临床等级分类

等级	临床表现
0	未破裂
Ⅰ	轻微头痛或颈项强直
Ⅱ	中重度头痛，颈项强直伴随或无脑神经麻痹
Ⅲ	嗜睡、意识错乱或轻度局部缺损
Ⅳ	昏迷，中重度偏瘫，早期去大脑强直
Ⅴ	深昏迷，去大脑强直，濒死状态

　　诊断颅内动脉瘤后，可以通过开颅动脉瘤夹闭术或血管介入术进行治疗。血管造影后，血管内治疗采用可拆卸的弹簧圈，填塞动脉瘤，目前，高达80%的动脉瘤可通过血管内栓塞得到治疗。这种治疗方式常见的并发症是缺血性损伤和血管穿孔。与开颅动脉瘤夹闭术后1年的患者相比，介入治疗1年后的患者再出血的发生率高，但不良结局的发生率降低25%。经典的治疗方式是开颅动脉瘤夹闭术。为了预防再出血，SAH后应早期行手术治疗，破裂后7～10天发生缺血性血管痉挛的风险最大。

　　动脉瘤栓塞手术需采取全身麻醉，术前不常规行神经系统检查，保持患者不动至关重要。行开颅动脉瘤夹闭术的患者除全身麻醉的常规监测外，还应监测有创动脉血压，麻醉过程中应避免增加动脉瘤跨壁压力差，维持充足的脑灌注压和氧供，避免脑张力增高。术中为了减少动脉瘤破裂的危险，暂时夹闭提供血供的动脉分支，短暂的夹闭可能会导致脑缺血，缺血的程度取决于夹闭的时间、大脑的侧支循环和大脑温度。动脉瘤夹闭之后，正常血压或轻度高血压可以改善脑灌注，但在心功能异常或未破裂的动脉瘤患者选择正常血压更好。

　　手术中动脉瘤破裂的概率为2%～19%，术中突发的持续性高血压，伴或不伴心动过缓可能是动脉瘤破裂的表现。一旦发生动脉瘤破裂，应及时与外科医师沟通，可以采取暂时性措施降压；补充血管内容量；给予丙泊酚引发爆发电位抑制，从而降低脑血流量，减少出血和起到脑保护的作用；可给予高渗液治疗脑水肿，甘露醇（0.5～1g/kg）或高张盐水（5%NaCl，2ml/kg）；降低体温至33℃。

麻醉苏醒阶段维持患者舒适、无呛咳或应激、无高碳酸血症、无血压剧烈波动。大多数Hunt-Hess临床等级分类Ⅰ～Ⅱ级患者可以拔管，Ⅳ～Ⅴ级患者术后可能需要机械通气，Ⅲ级患者根据情况而定。在苏醒期内若患者出现局部神经功能受损，可能是手术导致或新发的血管痉挛。

（三）颅后窝病变手术的麻醉

颅后窝是一个密闭空间，肿瘤常与非常重要的组织直接相连，最常见的颅后窝病变包括听神经瘤、脑膜瘤、主要来自肺和乳腺的转移瘤、血管网状细胞瘤。听神经瘤属于良性肿瘤，来自第Ⅷ对脑神经的前庭部分，位于桥小脑角，可以引起听觉丧失、耳鸣、眩晕和一侧面神经痉挛。

麻醉前评估除了常规评估外，详细评估患者的神经系统状态，是否有颅内压增高的表现，是否有神经功能、脑干和小脑功能障碍的表现；了解患者是否有电解质异常和激素异常；病灶血管是否丰富，手术采用何种体位。

颅后窝手术体位包括坐位、俯卧位、侧俯卧位和仰卧位，其中常用的体位是俯卧位和侧俯卧位，俯卧位适用于肿瘤位于正中线，侧俯卧位适用于小脑桥小脑角和小脑半球的肿瘤。

麻醉诱导期间应力求血流动力学平稳，避免呛咳。术中麻醉管理包括颅内压、脑血流量和脑灌注压的管理，保持大脑松弛的状态，使用具有脑组织保护作用的药物。术中过度通气可快速降低颅内压，有利于术野操作，当$PaCO_2$低于25mmHg时脑血流明显减少，氧离曲线左移可引起脑缺血。$PaCO_2$和呼气末二氧化碳的差值变化很大，诱导后应行血气分析了解两者之间的差值。

行脑干部位手术操作时若引起机体自主神经调节严重失衡，严重的迷走神经反射可导致心搏骤停，随后伴有交感神经反射，出现血流动力学非常不平稳，患者可从心动过缓和低血压变为心动过速和高血压。此时应提醒外科医师停止手术操作，常可以缓解症状。

颅后窝手术时手术部位常高于心脏水平，有发生静脉空气栓塞（venous air embolism，VAE）的可能。空气也可以通过未萎陷的静脉管道如硬脑膜窦和板障静脉进入静脉系统。心前区多普勒超声和二氧化碳曲线是监测VAE的推荐方法。常用于预防VAE的方法包括：降低头位、维持充足的血容量或偏高水平、避免使用呼气末正压和扩张静脉容量血管的药物、术中应用骨蜡。一旦发现VAE应及时提醒外科医师，使用生理盐水冲洗手术部位；调整手术台位置，使头部低于心脏水平；停止给予N$_2$O，给予100%O$_2$；经中心静脉导管行抽吸；颈静脉压迫阻塞头静脉回流；给予心肺功能支持（补液、正性肌力药、血管收缩剂）。

四、结语

目前，神经外科手术已进入微创时代，全面推广个体化治疗策略，因此ERAS理念在神经外科手术中的应用越来越普及，但仍缺少规范化和系统化的循证医学支持的ERAS具体标准和规范。本节参考国内外神经外科手术中应用ERAS理念的研究，从神经外科手术独有的特点、患者的术前评估、术中麻醉管理和术后快速康复等方面介绍麻醉管理方法。

参 考 文 献

中华医学会麻醉学分会，2014. 中国麻醉学指南与专家共识［M］. 北京：人民卫生出版社：228-233.

Andrzejowski J，Hoyle J，Eapen G，et al，2008. Effect of prewarming on post-induction core temperature and the incidence of inadvertent perioperative hypothermia in patients undergoing general anaesthesia［J］. Br J Anaesth，101（5）：627-631.

Gan TI，Diemunsch P，Habib AS，et al，2014. Consen guidelines for the management of postoperative nausea and vomiting［J］. Anesth Analg，118（1）：85-113.

Geeraerts T，Velly L，Abdennour L，et al，2018. Guidelines：management of severe traumatic brain injury（first 24 hours）［J］. Anaesth Crit Care Pain Med，37（2）：171-186.

Gustafsson UO，Scott MJ，Schwenk W，et al，2012. Guidelines for perioperative care in elective colonic surgery：Enhanced Recovery After Surgery（ERAS®）society recommendations［J］. Clin Nutr，31（6）：783-800.

第二节　老年人术后快速康复中心脏
手术的麻醉管理

一、老年人心血管系统特点

随着衰老，心脏在结构上可发生形态改变，如心肌细胞数量减少、体积增大、线粒体酶的活性降低；心肌间质胶原和弹性蛋白增加、心内膜和心肌弥漫性纤维化、心肌的僵硬度增加；左心室壁肥厚、传导纤维的密度和窦房结细胞数量都减少、窦房结功能降低；心脏瓣膜钙化。在功能上，这些改变使心脏收缩力降低、心室充盈压增加、心律失常发生率升高。

血管的僵硬度也随着年龄增长，特别是弹性蛋白和胶原蛋白断裂导致血管壁基质变化，使血管壁中膜和内膜肥厚。形态学上可见弹性大血管直径增大、僵硬度增加。功能上表现为舒张压保持不变或降低、脉压增加。老年人血管弹性和顺应性的降低，静脉压调节功能减退，使老年人对失血、失液、禁食更为敏感，血流动力学更易发生较大的波动。

随着年龄增长，心血管系统神经和体液调节功能下降，交感神经兴奋性降低，迷走神经张力升高，化学感受器和压力感受器的反应性均减弱，肾上腺素能受体敏感性降低，对儿茶酚胺的反应性减弱，导致心血管系统的应激反应迟钝。

老年患者心脏舒张功能障碍的发生率很高，严重时表现为舒张功能衰竭，左心室舒张期顺应性下降导致左心室舒张压明显增高。当压力逆传到肺循环时会导致肺静脉淤血和肺水肿。

二、老年人心脏手术快速康复方案与麻醉管理

2019年5月，欧洲ERAS协会首次发布了《心脏手术围术期管理指南》。该指南是基于目前总结的临床证据，对心脏外科围术期的ERAS方案给予了详细推荐。结合《中国加速康复外科临床实践指南（2021版）》，以及《中国老年患者围手术期麻醉管理指导意见（2020版）》，ERAS理念在老年人心脏手术中的应用可以总结如下。

（一）术前宣教

术前宣教是 ERAS 的重要环节，充分的术前宣教可以帮助患者了解手术与麻醉内容，缓解患者紧张、恐惧的情绪，获得患者的高度配合，促进术后康复。临床医师可以通过不同的方式加强心脏手术患者的术前宣教。

（二）术前准备

1.术前访视与评估　术前需要麻醉医师对拟行心脏手术的老年人进行术前访视与评估，除了常规的体格检查，询问过敏史、戒烟戒酒史、气道评估，以及合并疾病评估外，还应全面筛查患者营养状态、心肺功能、神经系统状态、精神状况、肝肾功能及内分泌与血液系统情况，必要时应经相关科室会诊予以纠正及针对性治疗。评估手术指征与麻醉、手术的风险及耐受性，针对并存疾病及可能的并发症制订相应麻醉方案，提高麻醉管理质量。

（1）术前糖化血红蛋白检测：术前应检测 HbA1c。HbA1c 可以反映患者近 1～2 个月的血糖控制水平。研究表明若术前 HbA1c > 7%，则会显著增加心脏手术患者术后感染发生率。对于术前 HbA1c 偏高的患者，应当采取更为严密的围术期血糖监测与治疗措施，避免高血糖的发生。

（2）术前白蛋白检测：术前应检测血清白蛋白水平。血清白蛋白可以反映患者营养及肝功能状况，低白蛋白血症与心脏术后并发症及死亡率密切相关。HbA1c 和白蛋白会在未来心脏手术患者风险评估中成为辅助的指标。

2.术前戒烟、戒酒　推荐术前戒烟、戒酒 4 周。

3.纠正术前营养不良　建议术前进行全面的营养风险评估。对于接受心脏手术的患者来说，目前关于纠正术前营养不良状态的临床证据不足，但是在条件允许的情况下应该考虑纠正术前营养不良的状态。

4.术前禁食禁饮及口服碳水化合物饮品　接受心脏手术的患者在全身麻醉前 2～4h 可以适量饮用清水；术前 2h 口服碳水化合物饮品。大多数心脏手术需要在术中采取经食管超声心动图监测心脏状态，缩短禁食禁饮时间及口服碳水化合物饮品，是否会对其产生不利影响，还将需要更多的研究予以证明。

5.预康复　是指通过术前合理运动锻炼，增加机体抵御手术应激的能力，使患者术后更快恢复至术前水平。目前关于预康复应用于心脏手术的研究较少，在心脏手术前可以考虑实施预康复，这需要康复科医师的参与和指导。

（三）术中策略

1.减少手术部位感染　心脏手术是高度无菌的手术，由于正中开胸，切口创面大，一些心脏外科手术需要体外循环、术中及术后机械通气时间长等因素，术后感染仍是心脏手术术后常见的并发症。为了减少心脏手术部位的感染，推荐集束化治疗方案：①术前鼻内局部去除定植菌；②术前30～60min预防性使用抗生素；③术前剪毛备皮（而不是剃毛）；④术前用氯己定清洁皮肤；⑤术后48h去除手术创面敷料。

2.避免体温过高和过低　需要进行体外循环的心脏手术，患者会经历降温复温的过程，体温过高（中心体温＞37.9℃）可能增加术后感染及认知功能障碍的发生率，建议体外循环期间应当缓慢复温，避免体温过高。

体外循环期间，为了保护神经和心脏，需要低温。复温后应保持正常中心体温（＞36℃）。低体温可能导致血小板功能障碍、凝血功能异常、心肌抑制、心律失常等，术中需要使用加热毯等加热装置来维持体温。

3.胸骨固定　有研究报道，正中开胸的心脏手术采用钢丝环扎关胸的方法无法良好固定胸骨，若采用钢板固定，可以减少术后疼痛，促进术后胸骨愈合。对于高风险正中开胸的心脏手术患者采用钢板固定更利于术后康复。

4.血液保护　围术期低温、血液稀释、血小板激活及凝血因子消耗等影响患者术中的血凝状态，可增加心脏手术患者出血的风险；术前伴有中、重度贫血与心脏手术患者的死亡率增加具有相关性。因此，心脏手术前需要详细了解患者疾病史及用药史。目前所知至少7种危险因素与心脏手术术后大量输血相关：高龄、低血细胞比容、术前抗凝或抗血小板治疗、急诊手术、体外循环时间长、明确的并发症（如肾功能不全、充血性心力衰竭、慢性阻塞性肺疾病）和潜在的出血性疾病。输注异体血液制品会增加肺损伤等术后并发症的发生，还会增加术后的死亡率。有效的血液保护对改善心脏手术患者的预后至关重要。术中应用氨甲环酸或6-氨基己酸等抗纤维蛋白溶解药物，最大剂量不超过100mg/kg。其他血液保护措施还包括入院后使用重组人促红细胞生成素皮下注射、术前自体储血、急性等容性血液稀释、术中自体血液回收、采用改良超滤术等。具体可参考欧洲心胸外科协会/欧洲心胸外科麻醉协会发布的《成人心脏手术血液管理指南》。

5.麻醉管理

（1）术中监测：术中除常规监测心电活动、无创血压、血氧饱和度外，心脏外科手术还需要监测有创动脉血压、呼气末二氧化碳分压、气道压、尿量、体温、中心静脉压、血气分析及电解质；还可以置入肺动脉导管监测心排血量、混合静脉血氧饱和度、肺动脉压、肺毛细血管楔压；利用经食管超声心动图监测主动脉形态、心脏功能、容量状态、瓣膜结构和功能等。

（2）麻醉方式及麻醉药物的选择：对于一些非直视下心脏手术，可以选择基础麻醉。直视下的心脏手术都需要选择全身麻醉，可以联合双侧胸椎旁神经阻滞以减少麻醉镇痛药物的用量。ERAS策略中老年人心脏手术的麻醉在合适的患者中可以考虑快通道麻醉。

心脏手术患者通常心功能低下，心脏储备功能差，老年人血管弹性和张力差，对药物不耐受，且对药物的反应慢，在麻醉诱导时很容易出现心动过缓或低血压，诱导后的低血压可以增加并发症的发生及提高病死率。因此在麻醉诱导过程中需要小剂量分次给药，边观察边给药，尽量避免对心肌的抑制，必要时，应用血管活性药物来维持循环稳定。

心脏外科手术老年患者，尤其是左心功能差的患者，首选依托咪酯作为麻醉诱导镇静药物，和丙泊酚相比，依托咪酯对心肌的抑制作用及对外周血管的扩张作用更小，尽管依托咪酯有肾上腺抑制作用，但是诱导剂量并没有相关的临床报道，因此应避免重复使用或持续输注依托咪酯。丙泊酚在快速诱导时，可产生剂量依赖性的心血管抑制作用，以及外周血管的扩张作用，使患者血压降低。给药时应小剂量分次缓慢给药，以防止血流动力学的明显波动。硫喷妥钠是一种短效的巴比妥类药物，对巴比妥类药物过敏的患者禁用，硫喷妥钠起效迅速，能够降低大脑和心肌的耗氧量，但可以引起剂量依赖性的心肌抑制及血管扩张，给药时也需要小剂量分次缓慢注入，禁用于严重左心室功能不全的患者。氯胺酮能够维持后负荷，对于儿茶酚胺耗竭的患者可以导致严重的低血压。苯二氮䓬类药物可以增加老年患者术后谵妄、认知功能障碍的发生率，并且当与阿片类药物合用时可能会引起体循环阻力的降低，考虑到ERAS策略，不适合应用。镇痛选择阿片类药物如芬太尼、舒芬太尼、短效的瑞芬太尼或阿芬太尼在快通道麻醉中是个很好的选择。阿片类药物通过中枢介导的迷走神经效应减慢心率，因而降低了内源性交感张力，引起后负荷的降低。因此，对于那些依赖交感张力的患者可能引起血压的骤降，给药时应从小剂量开始，边观察边给药。肌松药物选择中效的、对心血管影响小、不经肝肾代谢的非去极化肌松药。首选顺式阿曲库铵。吸入麻醉药中，异氟烷、七氟烷、地氟烷都可以应用在ERAS策略下的老年人心脏手术麻醉中。异氟烷在之前的研究中发现其能够导致冠状动脉窃血，但并没有证据显示在动脉血压稳定的情况下，这一现象会增加心肌缺血的发生。地氟烷有导致交感神经兴奋的可能，在麻醉诱导时不宜使用，但用于麻醉维持是安全的。对于术前心功能尚可的患者，当吸入麻醉药的浓度小于1.0最低肺泡有效浓度时，可以耐受药物对心肌收缩力的抑制作用。

（3）循环管理：尽量维持术中灌注压在术前平均动脉压的±20%内，老年心脏病患者心肺功能差，能量储备低下，小动脉硬化，外周阻力高，再加上心脏本身的病变，因此对应激、缺血、缺氧的耐受差，术中易出现血压波动。当灌注压低时，需要调整输液以及加用正性肌力药物或缩血管药物来辅助循环稳定，正性肌力药物可以单次给药，也可持续用微量泵输注。当灌注压超过术前的平均动脉压时，可考虑加深麻醉或应用扩血管药物及降压药物来降低灌注压。

（4）液体管理：老年患者周围血管弹性和收缩能力差，维持一定的前负荷才能维持血压的稳定，术中低血容量会导致循环波动、低灌注和终末器官功能障碍；血容量过多则会破坏糖萼的完整性并导致间质中的液体增加，还会增加心脏的负担，增加心肌耗氧。因此术中应用平衡液维持出入量的平衡，避免输液不足或过度，并辅助应用血管活性药物维持合适的灌注压，防止血压剧烈波动。通常ERAS策略中提倡以目标导向液体治疗的理念及措施指导液体治疗。

（5）麻醉深度监测及脑保护：麻醉深度的监测使用脑电双频指数，麻醉深度维持在40～60最为合适。术中使用连续无创脑氧监测，及时调整灌注压及血红蛋白含量。

（6）气道管理及肺保护性通气策略：全身麻醉气管插管控制呼吸

时，宜采用低潮气量，高呼吸频率，给予适当呼气末正压（positive end expiratory pressure，PEEP）的保护性通气策略。具体参数可参考如下：潮气量（6～8ml/kg），PEEP（5～8cmH$_2$O），吸入气氧浓度（fractional concentration of inspired oxygen FiO$_2$）＜60%，吸呼比1.0∶（2.0～2.5），其中慢性阻塞性肺疾病患者可以将吸呼比调整为1.0∶（3.0～4.0）。间断性肺复张性通气以防止肺不张。术中调整通气频率，维持PaCO$_2$ 35～45mmHg。

（7）血糖管理：高血糖症与术后多种并发症有关，如感染、离子紊乱、心律失常等；而低血糖则可能造成神经系统不可逆的损伤，导致脑功能障碍。虽然目前关于血糖控制的目标尚无定论，然而将血糖水平控制在100～180mg/dl可能是一个安全的范围。

（8）维持内环境稳定：心脏手术中要尽量维持酸碱平衡和离子稳态，宁酸勿碱，不常规给予碳酸氢钠注射液以维持酸碱的正常，除非酸的环境已经影响正性肌力药物的效果；注意补充镁离子，钾离子维持在4.5mmol/L以上最佳。

（四）术后策略

1.术后疼痛管理　心脏手术后ERAS策略中采用多模式镇痛，在可能的情况下尽量减少阿片类药物的使用。围术期多模式镇痛可以应用药物管理如使用对乙酰氨基酚、加巴喷丁、NSAID、氯胺酮、曲马多、阿片类药物、α$_2$肾上腺素能等药物；还可以用胸段硬膜外麻醉镇痛、椎旁阻滞和胸膜内阻滞，以及通过其他非药物技术如经皮电刺激神经疗法、放松技术、催眠、针灸等来实现。

美国食品药品监督管理局（FDA）已发布黑框警告，禁止在心脏手术后使用NSAID，因为有数据显示其与心脏手术后的肾功能障碍有关；并且选择性COX-2增加了冠状动脉旁路移植手术后血栓形成事件的发生率。但也有研究表明，NSAID作为镇痛药和抗炎药在心脏手术后应用有潜在的好处，可以加速早期拔管和活动，而不会增加适宜应用人群的出血或肾损伤风险。因此，在决定是否使用此类药物时应仔细考虑风险和益处。对乙酰氨基酚可能是最安全的非阿片类镇痛药；曲马多有增加术后谵妄的风险；右美托咪定在减少阿片类药物需求、降低术后谵妄发生率、减少术后留置气管导管时间、降低心脏手术后的急性肾损伤方面都具有优势；氯胺酮则具有良好的血流动力学特征、最小的呼吸抑制、镇痛、降低谵妄发生率等特点。关于心脏手术后的多模式镇痛还需要进一步的研究数据给予支持。

使用胸段硬膜外麻醉镇痛、椎旁阻滞和胸膜内阻滞技术时，要注意局部麻醉药中毒及血肿形成的可能性。

2.早期气管拔管　心脏手术后6h内可早期拔管。术中采取快通道心脏麻醉，减少术中长效阿片类药物的使用，但是要时刻预防低氧血症的发生，做好二次气管插管的准备。研究发现术中心肺转流时间延长、术后出血、术后血流动力学不稳定等是心脏手术后早期拔管失败的主要原因。因此，高危或高风险患者，应待患者呼吸循环平稳后再适时拔管。

3.术后液体管理　ERAS策略中心脏手术后的液体管理同术中一样，采用目标导向液体治疗的方法，实现精准补液。患者在手术后排泄钠的能力下降，因此选择液体时避免选择高盐晶体溶液。

4.术后体温管理　术后低体温会增加感染和出血的风险，建议采用升高室温、使用保温毯、加温输液等措施预防术后低体温。

5.术后恶心呕吐的预防与治疗　心脏病患者术后恶心呕吐会造成电解质失衡，给手术切口带来压力，引起循环波动。识别危险因素并据其提供预防性的措施可降低术后恶心呕吐的发生率。治疗的措施包括应用5-HT$_3$阻滞剂、地塞米松、东莨菪碱、奋乃静、苯海拉明、丙泊酚、氟哌啶醇和针灸技术等。其中5-HT$_3$阻滞剂为一线药物，可以联合应用小剂量的地塞米松（4～8mg）。

6.保持胸腔引流管通畅　心脏手术后，需要在心包位置放置引流管，以便引出纵隔的血液，一旦引流管堵塞，会使血液聚集在心脏及其周围，引起填塞或血胸，这些滞留的血液会发生溶血并促进氧化炎症过程，进一步引起胸腔和心包积液，并引发术后心房颤动。在不破坏无菌区的情况下清除引流管内的凝血块可以保持胸腔引流管通畅，但是不建议破坏无菌区清除凝血块（增加感染的可能性）。

7.预防术后血栓　术后除了通过弹力袜和（或）间歇充气加压装置实现机械血栓预防以外，还可以增加药物血栓的预防。在止血满意后应尽早开始药物血栓预防，一般从术后1天至出院。

8.术后谵妄监测　心脏手术后约有50%的患者可能出现谵妄。早期的谵妄监测对于明确原因（如疼痛、低氧血症、低心排血量和败血症）

和启动适当治疗是至关重要的。可以使用意识模糊评估法或重症病房谵妄筛查清单来检查患者是否处于谵妄状态。建议加强术后的谵妄监测，推荐每轮护理换班至少进行一次谵妄评估，以识别有谵妄风险的患者并促进预防和治疗方案的实施。

9.早期识别术后急性肾损伤 急性肾损伤（acute kidney injury，AKI）使22%～36%的心脏外科手术术后治疗更复杂，使总住院费用增加1倍。在有发生AKI风险的患者中，最早可在心肺转流后1h即可识别尿液生物标志物，如金属蛋白酶组织抑制物-2或胰岛素样生长因子结合蛋白-7等。推荐生物标志物用于早期识别有AKI风险的患者并指导干预策略从而减少AKI的发生。

10.术后早期肠内营养 肠内营养可以促进肠功能的恢复，这可能与小肠的功能依赖于足够水平的氨基酸（如谷氨酰胺）有关。

三、结语

欧洲ERAS协会首次发布的《心脏手术围术期管理指南》对心脏手术围术期的策略给出了详细的推荐。然而，该指南中对于术中麻醉管理的描述并不详细。本书中参考《心脏手术围术期管理指南》，探讨了老年患者心脏手术的ERAS策略，并详细描述了术中麻醉管理的ERAS思路。目前ERAS发展在心脏手术中正处于加速阶段，但也同时存在着各种障碍，这与心脏手术的一些特点有关，如全身抗凝、体外循环的使用、更多的血流动力学变化、更大的容量变化、术后插管和机械通气及术后镇静等。ERAS在老年人心脏手术中麻醉方面的应用与快通道心脏麻醉的理念不谋而合，其实施可能会使患者受益，但也需要更多的研究成果来证实和补充目前的证据及增添更多的ERAS策略的内容。

参 考 文 献

曹晖，陈亚进，顾小萍，等，2021. 中国加速康复外科临床实践指南（2021版）
　　［J］. 中国实用外科杂志，41（9）：961-992.
胡盛寿，纪宏文，孙寒松，等，2018. 心血管手术患者血液管理专家共识（2018）
　　［J］. 中国输血杂志，31（4）：321-325.

中华医学会麻醉学分会老年人麻醉与围术期管理学组，国家老年疾病临床医学研
究中心，国家老年麻醉联盟，2020．中国老年患者围手术期麻醉管理指导意见
（2020版）（一）［J］．中华医学杂志，100（31）：2404-2415.

中华医学会麻醉学分会老年人麻醉与围术期管理学组，国家老年疾病临床医学研
究中心，国家老年麻醉联盟，2020．中国老年患者围手术期麻醉管理指导意见
（2020版）（二）［J］．中华医学杂志，100（33）：2565-2578.

中华医学会麻醉学分会老年人麻醉与围术期管理学组，国家老年疾病临床医学研
究中心，国家老年麻醉联盟，2020．中国老年患者围手术期麻醉管理指导意见
（2020版）（三）［J］．中华医学杂志，100（34）：2645-2651.

Coleman SR，Chen M，Patel S，et al，2019. Enhanced recovery pathways for cardiac
surgery［J］. Curr Pain Headache Rep，23（4）：28.

Engelman DT，Ben Ali W，Williams JB，et al，2019. Guidelines for perioperative
care in cardiac surgery：Enhanced Recovery After Surgery Society recommendations
［J］. JAMA Surg，154（8）：755-766.

Priebe HJ，2000. The aged cardiovascular risk patient［J］. Br J Anaesth，85（5）：
763-778.

Rooke GA，2000. Autonomic and cardiovascular function in the geriatric patient［J］.
Anesthesilol Clin North Am，18（1）：31-46，V-Vi.

第三节　老年人术后快速康复中
血管手术的麻醉管理

一、老年人血管特点

人体中血管的衰老主要发生的变化包括：弹性动脉管壁增厚、管腔
扩张；大动脉和中动脉的内膜及中层发生钙化；小动脉发生粥样硬化；
毛细血管数目下降；细胞水平可见内皮细胞、平滑肌细胞的形态学异
常，如内皮细胞扁平、平滑肌细胞肥大等，此外胶原纤维增加，弹性纤
维减少、断裂、基质黏多糖沉积增加等，内皮通透性增加。

衰老的动脉管壁硬化、顺应性下降与平滑肌肥大、动脉钙化及基质
增生有关；血管修复、新生能力降低主要与血管内皮细胞衰老、功能失
调，内皮祖细胞衰竭，以及机体微环境改变有关。

随着血管的衰老，单位组织内毛细血管的数量下降，这在老年人的
皮肤处表现明显，可使得皮肤血流灌注减少、毛细血管脆性升高、血管

反应性下降，因此，影响皮肤温度感受器的功能，导致与年龄相关的温度敏感性降低，容易发生骨骼肌战栗产热。

血管钙化主要发生在大动脉和中动脉的内膜及中层，动脉钙化通常伴随着血管衰老发生。血管壁钙化的主要机制是钙磷代谢失常，随着衰老，动脉壁的钙和磷含量特异性增加，而其他元素如钠、钾、镁等无显著变化。血管中膜弹力层的钙化并不依赖于动脉粥样硬化的出现，尽管其常伴随着高血压和动脉粥样硬化斑块的出现。

血管衰老主要通过大动脉影响心脏左心室功能，而通过小动脉影响脑和肾等高灌注器官。年龄增长是动脉粥样硬化和心血管疾病的主要独立危险因素。随着年龄增长，主动脉硬化程度逐渐高于外周动脉，导致动脉硬度梯度消失或倒置，使高灌注压对微循环的保护作用减弱。氧化应激和动脉粥样硬化相关的血管异常是认知功能随年龄增长减低的危险因素。动脉硬化加重了肥胖和胰岛素抵抗带来的问题。降低机体质量和改善胰岛素敏感性可改善中心动脉硬化。随着血管的衰老，血管夹层的发生率增高，同时血管病变的发生率增加，如动脉粥样硬化造成的动脉狭窄引起灌注区域血供不足，包括颈动脉狭窄、下肢动脉狭窄等，这将会给老年患者带来严重的后果以及使老年患者生存质量下降。

二、老年人血管手术快速康复方案与麻醉管理

ERAS理念自被提出以来已在胃、结直肠手术，肝胆手术，泌尿系统手术，心脏手术及妇科手术中实施，均获得了很好的术后康复效果，缩短了住院时间，减少了住院花费。但是，目前在血管外科手术方面并没有制定ERAS的相关指南，血管外科多数为高龄且有多种合并症的患者，术后慢性疼痛、谵妄等并发症发生率高，导致住院时间延长、再入院率高。因此，ERAS在血管外科手术中的应用需要更多的尝试和证据来支持指南的制定，指导血管外科患者术后更快康复。虽然ERAS在每一类手术中的应用都各有不同之处，但基本概念是相同的。因此，结合《中国加速康复外科临床实践指南（2021版）》与《中国老年患者围手术期麻醉管理指导意见（2020版）》，以及已发表的快通道血管外科手术的相关文献，关于ERAS理念在老年人血管手术中的应用可以总结如下。

（一）术前宣教

术前由外科医师或病房护士对患者和家属有针对性地介绍病情、治疗方案，以及整个围术期的生理变化、手术的经过等。由麻醉医师在术前访视和评估时向患者及其家属介绍麻醉过程和术后疼痛应对策略，以及在术前、麻醉过程中和术后需要患者及其家属的配合内容及注意事项。

（二）术前准备

1.术前访视与评估　术前麻醉医师对拟行血管手术的老年人进行术前访视与评估，除了常规的体格检查，询问病史、过敏史、戒烟戒酒史，气道评估，以及合并疾病评估外，还应全面筛查患者营养状态、心肺功能、神经系统状态、精神状况、肝肾功能及内分泌与血液系统情况，必要时应经相关科室会诊予以纠正及针对性治疗。评估手术指征与麻醉、手术的风险及耐受性，针对并存疾病及可能的并发症制订相应麻醉方案，提高麻醉管理质量。

2.纠正贫血　老年人术前容易出现贫血。择期手术前，应筛查贫血并纠正缺铁和其他潜在疾病。手术风险随着贫血严重程度增加而增加。严重的缺铁性贫血患者对铁疗法的反应速度很快，因此，及时识别和治疗贫血对于减少使用促红细胞生成剂或输血的量很重要。

3.纠正营养不良　通常用微型营养评估表评估术前营养状态。高危患者应在择期手术前请营养师指导实施围术期营养补充计划。

4.术前戒烟、戒酒　一般推荐术前戒烟、戒酒4周。

5.术前禁食禁饮及口服碳水化合物饮品　在非心脏手术中，除合并胃排空延迟、胃肠蠕动异常及急诊手术等患者外，提倡禁饮时间为术前2h，可口服清流质；禁食时间为术前6h，可进食淀粉类固体食物或牛奶等乳制品。对于油炸、脂肪及肉类食物，禁食时间需要更长。术前推荐口服含碳水化合物的饮品，通常在术前10h饮用12.5%碳水化合物饮品800ml，术前2h饮用＜400ml。

6.预防性使用抗生素与皮肤准备　术前剪毛备皮；用氯己定清洁皮肤；术前30～60min预防性使用抗生素，预防用药应同时针对需氧菌及厌氧菌；当手术时间＞3h或术中出血量超过1000ml时，应在术中重复使用抗生素1次。

7.术前麻醉用药　老年患者应避免常规使用苯二氮䓬类药物来降低

术前焦虑水平，苯二氮䓬类药物会增加术后谵妄的发生率。对于那些术前极度焦虑的患者，可以使用小剂量的短效麻醉药。此外，术前教育及术前碳水化合物的使用也可以适当减轻患者的焦虑。

（三）术中麻醉管理

1.预防术中低体温　老年人皮肤表面的毛细血管数量减少，代谢降低，导致老年患者容易发生低体温，围术期体温过低是指中心体温低于36℃。术中可以使用保温毯加热、液体加温等措施维持体温。

2.术中麻醉监测项目　术中常规监测应该包括心电图、无创血压、脉搏血氧饱和度、体温、呼吸、尿量、血糖、血气分析和电解质等。如果实施全身麻醉，应进一步监测有创动脉血压、吸入气氧浓度（FiO_2）、呼气末二氧化碳分压、吸入麻醉药吸入和呼出浓度、气道压力、潮气量等。术中使用BIS监测麻醉深度。对于高危重症患者，如胸主动脉置换的手术，还可以监测中心静脉压、心排血量、每搏输出量等监测心功能的指标。

3.麻醉方式及麻醉药物的选择

（1）麻醉方式的选择：微创介入的血管手术可以选择基础麻醉，即在局部麻醉的基础上给予小量的镇静镇痛药物，以不影响呼吸为原则，但是要避免给予苯二氮䓬类镇静药，防止术中和术后的谵妄状态。对于严重不能配合的患者、强烈要求全身麻醉的患者、胸腹主动脉腔内修复术的患者则需要应用全身麻醉以完成手术。危重症患者需要监测有创动脉血压，置入深静脉导管。

普通的周围血管外科手术，如股-股动脉旁路术，可以选择椎管内麻醉或全身麻醉；股-腘和下肢远端的旁路移植术，可以选择椎管内麻醉或全身麻醉，若手术限于一侧肢体时，可以联合应用腰丛阻滞和坐骨神经阻滞麻醉；颈动脉内膜剥脱术，可以选择行区域阻滞麻醉（包括颈浅神经丛和颈深神经丛）或全身麻醉，麻醉前先在局部麻醉下行桡动脉穿刺置管连续监测有创动脉血压；腹主动脉手术，需行有创、静脉压监测，可以选择全身麻醉或全身麻醉联合硬膜外麻醉的方法，后者可以减少麻醉药物的用量，有利于术后立即拔除气管导管，并可提供术后镇痛，符合ERAS理念；胸主动脉手术，需行有创、静脉压监测，全身麻醉，术中可在腰段留置脑脊液导管以监测和控制脑脊液压，必要时引流出脑脊液以减压保护脊髓，若需使用运动诱发电位监测脊髓功能，术中需行全静脉麻醉，如果需要肺隔离，可以选择双腔气管导管或支气管阻塞器来完成。

（2）麻醉药物的选择：麻醉药物宜选用利于早期拔除气管导管的镇静药、镇痛药及肌松药。

镇静药可以选择依托咪酯、丙泊酚、硫喷妥钠、氯胺酮。避免选择苯二氮䓬类药物，会增加老年患者术后谵妄的发生率。为了避免丙泊酚或硫喷妥钠对循环的影响，可以小剂量分次缓慢注入，必要时给予血管活性药物提高血压。氯胺酮能够维持后负荷，但对于儿茶酚胺耗竭的患者可以导致严重的低血压。

镇痛药宜选择阿片类药物，如芬太尼、舒芬太尼，考虑到ERAS理念，短效的阿片类药物瑞芬太尼或阿芬太尼在快通道麻醉中是很好的选择。

肌松药物应该选择中效的，不经过肝肾代谢的非去极化肌松药，首选顺式阿曲库铵。如果具备罗库溴铵的特异性拮抗药舒更葡糖钠，罗库溴铵用于老年患者的麻醉诱导和维持也是安全的。

挥发性麻醉剂异氟烷、七氟烷和地氟烷都可用于ERAS策略中的血管手术。

右美托咪定具有抗炎、免疫保护、脑保护等作用，还可以降低应激，适合用于老年患者的麻醉。

随着衰老，老年人的心脏结构改变，发生瓣膜反流，心肌储备变低，血管弹性和张力差，对药物不耐受，且对药物的反应慢，在麻醉诱导时很容易出现心动过缓或低血压。因此，在麻醉诱导过程中需要小剂量分次给药，边观察边给药，尽量避免对心肌的抑制，必要时应用正性肌力药物来维持循环稳定。术中可以维持平均动脉压在 80～90mmHg 以上。在血管手术的过程中，除了避免低血压的发生，也要注意避免高血压的发生，高血压不仅可增加心脏的后负荷，还可能致动脉瘤及动脉夹层破裂、脑出血、脑供血不足，以及脑高灌注综合征（如颈动脉内膜剥脱术后）、吻合口渗血甚至裂开等不良事件发生。

4.术中肺通气策略　血管手术的全身麻醉中，无论单肺通气还是双肺通气，均采用肺保护通气策略，即潮气量设定在 4～6ml/kg，PEEP 5～10cmH$_2$O。

5.麻醉深度监测　使用BIS监测麻醉深度，麻醉深度维持在 40～60

最为合适。术中监测BIS不仅可减少术后并发症，还有利于促进全身麻醉后的苏醒。推荐老年患者的BIS维持在较高水平。如果术中出现与麻醉用药不相符的低BIS值时，应及时查明是否存在脑低灌注。

6.液体管理　ERAS策略下的液体管理推荐目标导向液体治疗方案。尽管晶体和胶体溶液均可用于扩容，且有研究证实大型手术围术期使用晶体或胶体溶液扩容对患者预后影响无明显差异，但指南推荐围术期首选晶体平衡液。在肾功能受损或脓毒症及脓毒性休克的老年患者中，不推荐使用羟乙基淀粉溶液。

7.水、电解质及血糖管理　术中维持水、电解质平衡，血糖需要控制在215mg/dl以内。

（四）术后策略

1.术后恶心呕吐管理　对于存在恶心呕吐中高风险的患者，推荐采用多模式方法，术中尽可能选择不易导致术后恶心呕吐的药物，且推荐使用非药物方法和至少2种不同类别的止吐药。同一种止吐药不推荐在6h内重复使用。

2.术后疼痛管理　在实现快速康复方面起着关键作用。根据ERAS原则，推荐使用多模式镇痛以减少阿片类药物的用量。如果具备条件，首选罗哌卡因（伴或不伴阿片类药物）进行硬膜外麻醉或神经阻滞麻醉。若患者无禁忌，推荐服用对乙酰氨基酚或非甾体抗炎药。长期服用阿片类药物治疗慢性疼痛的患者可考虑应用氯胺酮镇痛。目前不推荐加巴喷丁作为常规镇痛的辅助药物。

3.术后液体管理　术后应用目标导向液体治疗策略，实现液体的零负荷，血管手术后常见肾功能受损和凝血异常，因此术中不适合使用胶体液，推荐使用平衡盐溶液。术后尿量最好在0.5ml/（kg·h）以上。

4.血流动力学管理　血流动力学不稳定常发生在大手术和复杂手术后。最好避免高血压，同时保证重要器官充分灌注。高血压与脑卒中或主动脉夹层的发生率增加有关；低血压与移植物血栓形成和多器官衰竭有关。因此，术后维持足够的灌注压对肾脏、中枢神经系统和脊髓至关重要。建议将平均动脉压保持在80～90mmHg以上，并维持收缩压高于130mmHg。

5.急性肾损伤　血管外科的手术后容易出现急性肾损伤，术后需要透析的患者急性肾损伤的发生率为5%～15%，监测术后尿量和肌酐清除率至关重要。利尿剂和多巴胺可增加尿量，但可能会损害肾小球功能的完整性或功能储备。当腹内压＞25mmHg时，患者有发生腹腔室隔综合征的风险，这可能导致急性肾损伤。为了避免急性肾损伤，需要维持较高值的灌注压与氧合。

6.术后体温管理　术后低体温会增加感染和出血的风险，建议采用升高室温、使用保温毯、加温输液等措施预防术后低体温。

7.预防术后血栓　开腹腹主动脉瘤修复术后发生深静脉血栓的风险为2%～33%，根据现有数据，大多数血管外科医师认为接受开腹腹主动脉瘤修复术的患者应常规预防术后血栓的形成。

8.预防神经系统疾病　主动脉手术后的典型并发症是脑卒中、脊髓缺血或表现为谵妄/意识模糊/躁动的认知功能障碍，研究表明恐惧和焦虑会增加术后并发症的发生率，因此需要使用抗焦虑药。

9.术后谵妄监测　术后需要对谵妄高危患者进行评估和监测。术后谵妄发生的主要原因包括围术期应激、疼痛、电解质紊乱、麻醉或应用镇痛药物等。当患者发生术后谵妄时，需要分析原因，对症处理。

10.术后营养支持　食物摄入始于肠道蠕动的恢复，这在ERAS计划中非常重要。肠内营养的代谢并发症比肠外营养少，应在术后6～8h尽快开始。因此，推荐在术后最初24～48h开始口服营养物质；可以使用促动力药如甲氧氯普胺；避免鼻胃管引流或尽早拔除鼻胃管。

11.术后气道管理和肺康复　手术后应尽早开始雾化吸入以湿润气道，鼓励主动咳嗽和咳痰，多学科协作气道管理策略包括激励性肺活量测定、咳嗽和深呼吸、口腔保健、患者（和家庭）教育、尽早下床活动等。

三、结语

最近的研究表明ERAS策略也可以成功应用于血管手术。ERAS的关键是建立指导方针并组建一个由外科医师、麻醉医师、护士、康复科医师和营养科医师等组成的团队，根据每一类血管手术的特点共同制订ERAS计划，并尽可能地执行该计划。相信在不久以后，ERAS在老年人血管手术中的应用会越来越完善，康复的效果会越来越理想。

参 考 文 献

曹晖，陈亚进，顾小萍，等，2021. 中国加速康复外科临床实践指南（2021版）
　　［J］. 中国实用外科杂志，41（9）：961-992.
中华医学会麻醉学分会老年人麻醉与围术期管理学组，国家老年疾病临床医学研
　　究中心，国家老年麻醉联盟，2020. 中国老年患者围手术期麻醉管理指导意见
　　（2020版）（一）［J］. 中华医学杂志，100（31）：2404-2415.
中华医学会麻醉学分会老年人麻醉与围术期管理学组，国家老年疾病临床医学研
　　究中心，国家老年麻醉联盟，2020. 中国老年患者围手术期麻醉管理指导意见
　　（2020版）（二）［J］. 中华医学杂志，100（33）：2565-2578.
中华医学会麻醉学分会老年人麻醉与围术期管理学组，国家老年疾病临床医学研
　　究中心，国家老年麻醉联盟，2020. 中国老年患者围手术期麻醉管理指导意见
　　（2020版）（三）［J］. 中华医学杂志，100（34）：2645-2651.
Chrysohoou C，Psaltopoulou T，Panagiotakos D，et al，2013. Aortic elastic
　　properties and cognitive function in elderly individuals：The Ikaria Study［J］.
　　Maturitas，74（3）：241-245.
Collaboration Asia Pacific Cohort Studies Collaboration，2006. The impact of
　　cardiovascular risk factors on the age-related excess risk of coronary heart disease
　　［J］. Int J Epidemiol，35（4）：1025-1033.
McGinigle KL，Eldrup-Jorgensen J，McCall R，et al，2019. A systematic review of
　　enhanced recovery after surgery for vascular operations［J］. J Vasc Surg，70（2）：
　　629-640.
O'Rourke MF，Adji A，Namasivayam M，et al，2011. Arterial aging：a review
　　of the pathophysiology and potential for pharmacological intervention［J］. Drugs
　　Aging，28（10）：779-795.
Stojanovic MD，Markovic DZ，Vukovic AZ，et al，2018. Enhanced recovery after
　　vascular surgery［J］. Front Med，5：2.

第四节　老年人术后快速康复中 胸科手术的麻醉管理

一、老年人呼吸系统特点

　　肺脏在人一生中不断变化，在第3个十年的早期达到最大功能状态，
此后肺功能逐渐下降。随着年龄的增长，肺实质的弹性纤维数量和交联

减少，导致弹性回缩力减少，这会产生向内的力量，促使肺容量以平均每年 $0.1 \sim 0.2cmH_2O$ 的速度减少，这种减少在第5个十年之后最为明显。肺表面活性物质的生成也发生改变，从而导致肺的顺应性降低；肺内弹性基质丧失引起肺泡管和呼吸性细支气管扩大，并使呼气时小气道过早萎陷；此外，肺泡间孔增大，肺泡表面积进行性丧失。这些结构上的变化，可能引起解剖无效腔增大，气体的弥散能力降低，肺闭合容积增大。

随着衰老，一方面脊柱和胸廓的钙化，以及身高的降低将导致典型的桶状胸，表现为膈肌低平，呼吸机械动力下降；另一方面人体肌群明显萎缩，呼吸功能障碍会进一步恶化，胸廓的顺应性也逐渐降低。

弹性回缩力的下降和胸壁僵硬度的增加，使胸腔内的压力增高了 $2 \sim 4cmH_2O$。肺总量相对不变，肺残气量每10年增加5% $\sim$ 10%，因此肺活量随着衰老而下降。肺闭合容积随着年龄增长，老年人的功能残气量和闭合容积之间关系的改变会加重肺通气/血流比例的失调，导致肺泡-动脉氧浓度梯度增大。在65岁以后，FEV_1 每年下降约38ml。这些变化可使老年人的正常 FEV_1/FVC 值低至55%。

与年轻受试者相比，老年受试者具有较低的潮气量和较高的呼吸频率。他们对缺氧和高碳酸血症的反应降低了约50%，肺的扩散能力降低。

随着年龄的增长，肺血管阻力和肺动脉压也逐渐增加。老年人对缺氧性肺血管收缩反应迟钝，因此可引起单肺通气困难。

呼吸系统随年龄增长的这些变化（表5-4-1），导致了麻醉后肺部并发症的出现。多项研究表明，年龄是围术期发生肺部并发症的一个有意义的独立预测因子。

表5-4-1　呼吸系统随年龄的变化

与年龄呈正相关的变化		与年龄呈负相关的变化	
通气/血流	↑	呼吸肌强度	↓
胸壁僵硬	↑	呼吸肌耐受力	↓
呼吸做功	↑	功能性肺泡表面积	↓
残气量	↑	保护性咳嗽	↓
闭合容积	↑	肺活量	↓
气体交换	↓	对低氧血症及高碳酸血症的反应	↓

术后肺部并发症（postoperative pulmonary complications，PPC）比心血管并发症更为常见，且与围术期不良事件的发生率及死亡率相关。PPC包括支气管炎、肺炎、肺不张、急性呼吸窘迫综合征、支气管痉挛和呼吸衰竭等，年龄超过60岁是PPC的危险因素之一。

二、老年人胸科手术快速康复方案与麻醉管理

1997年Kehlet博士首次在丹麦提出了ERAS的概念。近年来，ERAS已广泛应用于结直肠外科、妇科、肝脏外科、乳腺外科、泌尿外科和脊柱外科等开放或内镜手术中。随着胸外科微创技术的普及，目前胸外科手术的早期康复理念已成常规。2019年，《肺部手术后加速康复指南：加速康复外科（ERAS）协会和欧洲胸外科医师学会（ESTS）的建议》发布；同年，Donald等发表了《食管手术围术期管理指南：加速康复外科（ERAS）协会建议》。这两个指南是基于目前总结的临床证据，对胸外科围术期的ERAS方案给予了详细的推荐。结合《中国加速康复外科临床实践指南（2021版）》，以及《中国老年患者围手术期麻醉管理指导意见（2020版）》，ERAS在老年人胸科手术中的应用可以总结如下。

（一）老年人肺部手术快速康复方案与麻醉管理

1. 术前准备

（1）术前宣教：有助于患者更好地了解自己的疾病、治疗目标及术后康复的方法和技术等，能够缓解患者的恐惧及焦虑情绪，帮助患者适应住院的生活。此外，术前宣教可以指导患者如何配合围术期的治疗，调动患者的主观能动性，主动参与到整个治疗的过程中，包括护理、术前、术中、麻醉和术后康复阶段。还可以帮助患者掌握改善肺功能和促进肺康复的方法和技术。帮助患者建立信心，促进提高自我护理意识和术后康复。

（2）术前戒烟、戒酒：吸烟患者发生PPC的相对风险是不吸烟者的1.4～4.3倍。即使在没有慢性肺病的患者中，吸烟也是PPC发生率升高的危险因素。戒烟是预防PPC的最有效方法之一。有研究证实，如果患者在手术前戒烟超过4周，可以减少PPC发生。因此，推荐肺部手术患者术前戒烟4周。

术前戒酒时间长短对器官功能的影响不同，戒酒2周可以明显改善

血小板功能，缩短出血时间，一般推荐术前戒酒4周。

（3）纠正贫血：老年人术前容易出现贫血，术前贫血与术后死亡率和长期生存率降低有关。择期手术前，应筛查贫血原因并治疗缺铁性贫血和其他潜在疾病。术前治疗贫血有助于避免术后发生贫血及输血的不良反应。严重的缺铁性贫血患者可给予铁剂治疗，及时识别和治疗可以减少使用促红细胞生成剂或输血的量。促红细胞生成剂和围术期输血都与癌症患者较差的预后有关。没有强有力的证据证明术前输血可以改善手术结果，因此，如果输血被认为是不可避免的，术前最好用非输血的办法来纠正贫血状态。

（4）纠正术前营养不良：在最近的胸外科研究中，营养不良及体重减轻是术后并发症的重要危险因素。因此，常规营养筛查很重要，筛查工具包括营养风险评分、营养不良通用筛查工具和主观全面评估。欧洲肠外肠内营养学会更新的《危重症患者营养支持治疗指南》建议满足以下至少一项标准的患者，需要延迟手术来进行术前肠内营养：6个月内体重减轻 $> 10\% \sim 15\%$，体重指数（BMI）$< 18.5kg/m^2$ 和血清白蛋白 $< 30g/L$（没有肝或肾功能障碍的证据）。目前普遍的建议是有营养不良风险的患者在手术前服用 $5 \sim 7$ 天的口服补充剂。

（5）术前肺功能评估：肺功能测试（pulmonary function test，PFT）有助于外科医师了解肺部疾病的性质、严重程度和可逆性，从而有助于预测手术结果和肺部并发症，以及选择合适的手术类型及其范围。FEV_1 可以独立预测肺切除的风险。PFT结果异常（尤其是 FEV_1 低）的患者发生PPC的风险较高。这些患者应接受更充分的术前检查，以确定手术风险和需要采取的适当措施来改善患者肺功能，从而降低PPC的发生风险。呼气峰值流速（PEFR）是指一个人在最大吸气后，快速尽力呼气时的最大呼出速率。它主要反映呼吸肌的力量和气道的通畅程度，还可能反映咳嗽的能力。如果PEFR $< 320L/min$，患者在手术后可能难以排出痰，这将导致肺部感染的发生。

（6）术前气道管理：高危患者术前应进行气道准备，包括药物治疗和物理康复。常用药物包括抗生素、糖皮质激素、支气管扩张剂和黏液溶解剂，雾化吸入有助于降低气道高反应性，预防围术期气道并发症。术前可以进行腹式呼吸、有氧耐力训练、胸部理疗、爬楼梯等训练，有助于增加肺活量和改善肺功能。

（7）术前禁食禁饮及口服碳水化合物饮品：口服碳水化合物可降低术后胰岛素抵抗，改善术前健康状况，应常规使用。建议患者在麻醉和手术前2h可以饮用清液，在麻醉诱导前6h应禁食，但是糖尿病患者的可用数据不足。

（8）术前抗感染治疗及皮肤准备：有研究建议术前有呼吸道感染的老年患者应合理使用抗生素治疗，若择期手术应推迟到急性呼吸道感染得到解决。对于痰液过多的患者，应在痰量减少2周后进行手术。对于伴有慢性呼吸道疾病的患者，可以在术前3天使用抗生素。有大量吸烟史或中重度肺气肿的患者，术前病原菌可能定植于口腔、咽部及上下呼吸道，会增加术后肺炎的发生率。围术期预防性使用抗生素可减少肺部并发症。推荐在切皮前60min内常规预防性静脉注射抗生素。

此外患者应在手术前一晚或当天早上淋浴或沐浴，如果需要脱毛，建议剪毛。备皮时，使用氯己定乙醇溶液优于聚维酮碘溶液。

（9）术前麻醉用药：对于老年胸外科患者，尤其是较虚弱的患者，短效和长效苯二氮䓬类药物的使用与过度镇静、上气道阻塞、术后认知功能下降和谵妄有关，应避免常规使用。然而，对于术前极度焦虑的患者，可以使用小剂量的短效麻醉药。此外，术前教育及术前碳水化合物的使用也可以适当减轻患者的焦虑。

（10）预防静脉血栓形成：在胸外科手术中，高龄和针对肺部恶性肿瘤的手术会增加术后VTE的发生。并且，有研究表明胸外科患者被视为术后VTE的高危人群。因此，所有接受肺切除术的患者，尤其是高龄和恶性肿瘤患者都应当接受VTE的预防治疗，包括药物及机械预防方法。

2. **麻醉术前访视**　术前需要麻醉医师对拟行胸科手术的老年人进行访视与评估，包括常规的体格检查，采集病史、过敏史、戒烟戒酒史，进行气道评估，合并疾病评估，全面筛查患者营养状态、心肺功能、神经系统状态、精神状况、肝肾功能及内分泌与血液系统情况。对发现的异常情况应经相关科室会诊予以纠正及针对性治疗。

3. 术中麻醉管理

（1）预防术中低体温：围术期体温过低是指中心体温低于36℃，术中应常规监测体温，采取措施预防患者出现低体温，可以使用保温毯加热、液体加温等措施。

（2）术中麻醉监测项目：术中常规监测应该包括心电图、无创血压、有创动脉血压、脉搏血氧饱和度、体温、呼吸、尿量、血气分析和电解质等。如果实施全身麻醉，应进一步监测 FiO_2、$P_{ET}CO_2$、吸入麻醉药吸入和呼出浓度、气道压力、潮气量等。术中使用BIS监测麻醉深度。条件具备，还可以进行肌松监测。

对于高危重症患者，还可以监测中心静脉压、心排血量、每搏输出量等监测心功能的指标。

4.麻醉方式及麻醉药物的选择　ERAS策略中老年人胸科手术麻醉主要选择快通道麻醉方式，一般选择全身麻醉，双腔气管导管或支气管阻塞导管进行肺隔离。联合应用胸段硬膜外麻醉或肋间阻滞、椎旁阻滞，可以减少术中全身麻醉药物的用量，并且能够用于术后镇痛，加速老年人胸科手术的术后康复。一些研究报道，在胸科手术中采用非气管插管的麻醉方法，可获得比较理想的术后康复结局。

麻醉药物宜选用利于早期拔除气管导管的镇静药、镇痛药及肌松药。镇静药可以选择依托咪酯、丙泊酚、硫喷妥钠、氯胺酮。为减少老年患者术后谵妄的发生率，应避免选择苯二氮䓬类药物。由于丙泊酚或硫喷妥钠对循环的影响较大，可以小剂量分次缓慢注入，或者同时给予适量血管活性药物以提高血压。氯胺酮能够维持后负荷，但对于长期服用利血平或者已经有在儿茶酚胺耗竭的患者将导致严重的低血压。

镇痛药宜选择短效的阿片类药物瑞芬太尼或阿芬太尼，从而实现快通道麻醉。

肌松药物应该选择不经过肝肾代谢的非去极化肌松药，首选顺式阿曲库铵。如果具备罗库溴铵的特异性拮抗药舒更葡糖钠，罗库溴铵也可以安全用于老年患者的麻醉诱导和维持。

挥发性麻醉剂异氟烷、七氟烷和地氟烷是缺氧性肺血管收缩的弱抑制剂，当最低肺泡有效浓度（minimum alveolar concentration，MAC）＜1.0时，与全静脉麻醉相比，患者氧合没有临床差异，然而，两者在肺局部炎症反应方面存在差异。地氟烷已被证明可显著减轻手术期间通气肺的炎症标志物水平，七氟烷可以降低手术期间非通气肺的炎症反应。

右美托咪定在胸科手术期间可以改善氧合并降低氧化应激标志物水平，这个结论还需要更大的实验结果证实。

老年患者在麻醉诱导时很容易出现心动过缓或低血压，因此需要小剂量分次给药，边观察边给药，尽量避免对心肌的抑制，必要时，应用血管活性药物来维持循环稳定。

5.单肺通气　单肺通气过程中存在低氧血症和通气肺损伤的可能性，术中采用肺保护通气策略，即潮气量设定在 4～6ml/kg，呼气末正压（PEEP）5～10cmH$_2$O。对于大多数胸外科手术，需要采用单肺通气策略以辅助手术。可以使用双腔气管导管和支气管阻塞导管来实现单肺通气，推荐用纤维支气管镜来精准定位。在开始单肺通气之前立即使用 1.0 的 FiO$_2$ 进行通气，可以增加非通气肺的塌陷率，改善手术中的半胸手术通路。

6.非气管插管的胸科麻醉　目前，有一些研究报道采用非气管插管的麻醉方式完成胸科手术，包括清醒区域麻醉和保留自主通气的非插管全身麻醉。区域麻醉包括胸段硬膜外麻醉和椎旁神经阻滞麻醉。在非气管插管胸科麻醉下，完成了肺叶切除术、全肺切除术、大疱切除术和肺减容术。

但是，大多数非气管插管胸科麻醉下，手术的报告是单中心观察性研究。研究结果显示非气管插管胸科麻醉下手术的效果与气管插管胸科麻醉下手术相同或有改善的趋势，患者住院时间也有缩短的趋势。虽然该技术具有一定潜力，但目前不推荐常规使用非气管插管的胸科麻醉。

7.麻醉深度监测　麻醉深度的监测使用BIS，麻醉深度维持在BIS值40～60最为合适。老年患者的BIS应维持在较高水平，镇静过深可导致术后谵妄及潜在的远期认知功能损害。

8.液体管理　有研究证明过量的液体输注可能会加重已经发生的肺切除术后肺水肿（post pneumonectomy pulmonary edema，PPE），但是没有研究证明限制液体输注能很好预防PPE。因此，目标导向液体治疗更适合老年患者的胸科手术。尽管晶体和胶体溶液均可用于扩容，且有研究证实大型手术围术期使用晶体或胶体溶液扩容对患者预后影响无明显差异，但指南推荐围术期首选晶体平衡液。在肾功能受损或脓毒症及脓毒性休克的老年患者中，不推荐使用羟乙基淀粉溶液。

9.血糖及水、电解质管理　术中高血糖可能增加术后并发症发生率，低血糖则会造成神经系统的不可逆损伤。因此，术中将血糖水平控制在100～180mg/dl可能是一个安全的范围。术中维持水、电解质平衡。

10.术后管理

（1）术后恶心呕吐管理：对于存在恶心呕吐中高风险的患者，推荐采用多模式方法，术中麻醉尽可能选择不易发生术后恶心呕吐的药物，且推荐使用非药物方法和至少2种不同类别的止吐药。同一种止吐药不推荐在6h内重复使用。

（2）术后疼痛管理：术后疼痛管理在实现肺功能的快速康复方面起着关键作用。有效的术后镇痛可促进早期膈肌运动、咳嗽、咳痰，从而减少对肺功能的损害及肺部感染。根据 ERAS 原则，推荐使用多模式镇痛以减少阿片类药物的用量。如果具备条件，首选罗哌卡因（伴或不伴阿片类药物）进行硬膜外、椎旁或竖脊肌平面阻滞麻醉。推荐所有患者服用对乙酰氨基酚或非甾体抗炎药，有禁忌证的患者除外。给予地塞米松减轻疼痛，还可以预防术后恶心呕吐。长期服用阿片类药物治疗慢性疼痛的患者可考虑应用氯胺酮镇痛。目前不推荐加巴喷丁作为常规镇痛的辅助药物。此外，早期去除胸腔引流管也可以减轻术后疼痛。

（3）术后气道管理和肺康复：手术后应尽早开始雾化吸入以湿润气道，可联合吸入糖皮质激素与支气管扩张剂缓解气道炎症。鼓励主动咳嗽和咳痰，同时给予黏液溶解剂溶解和稀释气道中的黏液痰，从而促进咳痰，降低术后并发症的风险。此外，多学科协作气道管理策略包括激励性肺活量测定、咳嗽和深呼吸、口腔保健、患者（和家庭）教育、早起、每天至少3次下床活动及抬高床头，这些措施可大幅度降低术后肺炎和非计划插管的发生率。

（4）术后液体管理：在肺切除手术中，患者容易发生间质和肺泡水肿。患者现有的肺部疾病、既往放射与化学治疗、单肺通气、外科医师直接对肺的操作和缺血-再灌注的影响都会损害糖萼和内皮细胞，以及肺泡上皮细胞和表面活性物质，导致肺损伤。因此，术后需要控制液体量使肺毛细血管中的静水压最小化，推荐液体正平衡＜1500ml/d［或20ml/（kg·24h）］。有研究证实，限制性方案可能导致围术期少尿，但与术后急性肾损伤风险增加无关。因此，设定围术期低尿量目标

［0.2ml/（kg·h）］或用补液治疗少尿对术后肾功能不会有影响。目前的研究发现在胸科手术后，使用目标导向液体治疗和无创心排血量监测似乎对胸外科患者没有好处。输液首选平衡晶体液，术后应尽早改用口服液和经口进食。

（5）术后血糖控制：术后应该将血糖控制在10mmol/L以内。

（6）预防术后心房颤动：胸外科手术后新发的术后心房颤动和心房扑动很常见，肺切除术后的发生率约为12%。因此，术前服用β受体阻滞剂的患者术后应继续服用，以预防急性戒断继发的心房颤动或心房扑动。镁缺乏患者可考虑补充镁。对于被认为具有高风险的患者，术前可以考虑给予地尔硫草或胺碘酮。

（7）预防术后血栓栓塞：除了通过弹力袜和（或）间歇充气加压装置实现机械血栓预防或应用药物实现药物血栓预防以外，鼓励患者在手术后尽早下床活动，既可以预防下肢血栓形成，又可以减少PPC的发生。

（8）术后谵妄监测与防治：老年患者术后需要对谵妄的高危人群进行评估和监测。当患者发生术后谵妄时，需要分析原因，对症处理；当出现躁动型谵妄时，可以考虑使用氟哌啶醇和非经典精神类药物如喹硫平和奥氮平治疗，右美托咪定也可用于治疗躁动型谵妄，它可以缩短谵妄持续时间。

（二）老年人食管手术快速康复方案与麻醉管理

食管手术同肺部手术一样，都属于开胸的手术，包括正中开胸的手术和侧开胸胸腔镜的手术，术中都需要应用肺隔离技术。因此，老年人食管手术快速康复方案与麻醉管理的大部分观点同上述的老年人肺部手术快速康复方案与麻醉管理。有一些不同之处如下。

1.术前营养状态评估与治疗　所有癌症中，患者在诊断为食管癌前体重减轻的中位数最高，80%以上食管癌患者存在营养不良，体重减轻的程度直接与患者结局相关，病前体重减轻10%以上，总生存期显著降低。因此，营养状态评估和支持是食管癌患者初始管理中的基本问题。所有食管癌患者都应在诊断时根据欧洲临床营养与代谢学会制定的标准进行营养状态的评估。理想情况下，该评估应由有关的营养师进行，以确定术前是否进行营养状态的干预。营养状态高危的患者，建议可以使用鼻饲管进行胃肠道的营养支持。关于食管癌手术前口服药物营养素的证据是相互矛盾的，因此不推荐常规使用口服药物营养素。

2.鼻胃管的拔除　与肺部手术不同的是，食管手术建议在术前放置鼻胃管减压，这样可以减少术后肺部并发症的发生，但要注意术后早期拔除鼻胃管。

3.肠道喂养管的常规使用　食管切除术后的喂养可以通过肠内或肠外，更多的证据支持肠内途径。肠内喂养包括空肠造口术喂养、鼻空肠管喂养和鼻十二指肠管喂养。有证据支持食管切除术后尽早开始肠内营养，并在术后 3 ～ 6 天达到完全能量需求的目标。

4.食管癌手术围术期液体管理　食管切除术中，液体治疗包括自由液体治疗、限制液体治疗和目标导向液体治疗。目前还没有在食管切除术中应用目标导向液体治疗的研究。由于在腹部手术 ERAS 策略中推荐目标导向液体治疗，对于食管切除手术，文献综述建议在腹部阶段可以应用目标导向液体治疗，而在胸部阶段应避免积极的液体治疗。若术中出现低血压，可以应用升压药来维持循环稳定。

术后液体的补充要注意避免多余的液体及液体量不足，以血容量正常为输液目标，建议是平均动脉压在 70mmHg，液体摄入量限制在 30ml/kg 以下，最少尿量指标为 0.5ml/（kg·h）。

围术期液体选择以平衡晶体液为主。

5.术后血栓事件的预防　食管切除术后存在着 VTE 发生的高风险。VTE 的预防包括物理和药物措施，食管切除术后 VTE 的预防需要两者联合应用。

6.术后肠道刺激　术后肠梗阻是胃肠道大手术时常见的应激反应。建议采用硬膜外镇痛和接近零液体平衡的多模式方法。术后口服泻药和嚼口香糖是加速胃肠道运转的有效方法，推荐使用。

三、结语

本节探讨了老年患者胸科手术的 ERAS 策略，并详细描述了术中麻醉管理的 ERAS 思路。一切的研究和总结都是为了给接受胸科手术的老年患者提供一个安全、舒适的就医体验，缩短康复时间及住院时间，减少住院期间的医疗费用，提高预后质量。

参 考 文 献

曹晖，陈亚进，顾小萍，等，2021. 中国加速康复外科临床实践指南（2021版）
　　［J］. 中国实用外科杂志，41（9）：961-992.

中华医学会麻醉学分会老年人麻醉与围术期管理学组，国家老年疾病临床医学研
　　究中心，国家老年麻醉联盟，2020. 中国老年患者围手术期麻醉管理指导意见
　　（2020版）（一）［J］. 中华医学杂志，100（31）：2404-2415.

中华医学会麻醉学分会老年人麻醉与围术期管理学组，国家老年疾病临床医学研
　　究中心，国家老年麻醉联盟，2020. 中国老年患者围手术期麻醉管理指导意见
　　（2020版）（二）［J］. 中华医学杂志，100（33）：2565-2578.

中华医学会麻醉学分会老年人麻醉与围术期管理学组，国家老年疾病临床医学研
　　究中心，国家老年麻醉联盟，2020. 中国老年患者围手术期麻醉管理指导意见
　　（2020版）（三）［J］. 中华医学杂志，100（34）：2645-2651.

Batchelor TJP, Rasburn NJ, Abdelnour-Berchtold E, et al, 2019. Guidelines for
　　enhanced recovery after lung surgery: recommendations of the Enhanced Recovery
　　After Surgery（ERAS）Society and the European Society of Thoracic Surgeons
　　（ESTS）［J］. Eur J Cardiothorac Surg, 55（1）: 91-115.

Chan ED, Welsh CH, 1998. Geriatric respiratory medicine［J］. Chest,
　　114（6）: 1704-1733.

Low DE, Allum W, De Manzoni G, et al, 2019. Guidelines for perioperative
　　care in esophagectomy: Enhanced Recovery After Surgery（ERAS）Society
　　Recommendations［J］. World J Surg, 43（2）: 299-330.

Smetana GW, 1999. Preoperative pulmonary evaluation［J］. N Engl J Med,
　　341（8）: 613-614.

Sprung J, Gajic O, Warner DO, 2006. Review article: age related alterations
　　in respiratory function-anesthetic considerations［J］. Can J Anaesth,
　　53（12）: 1244-1257.

Vaz Fragoso CA, Gill TM, 2012. Respiratory impairment and the aging lung: a novel
　　paradigm for assessing pulmonary function［J］. J Gerontol A Biol Sci Med Sci,
　　67（3）: 264-275.

第五节　老年人术后快速康复中腹部手术的麻醉管理

一、老年人消化系统特点

（一）胃肠道病理生理改变

　　老年患者胃黏膜萎缩，胃酸及胃蛋白酶分泌减少。非甾体抗炎药引起的胃和十二指肠溃疡的发病率较高。流行病学数据表明，衰老是非甾体抗炎药引发胃病及其并发症的独立危险因素。胃黏膜前列腺素的合成随年龄增长逐年减少。胃黏膜出现肠上皮化生、癌前病变。胃和肠的肌肉组织萎缩，出现胃下垂；蠕动减弱，出现便秘、排空延迟。自主神经系统功能障碍，小肠反馈异常增加。胃排空障碍，导致口服药物吸收改变。胆汁和胰脂肪酶分泌减少，导致脂肪吸收和消化能力受损。超过60岁的老年人锌和钙的吸收减少，钙的主动转运受损，小肠中维生素D受体浓度降低，导致肠道对维生素D的反应减弱。甲状旁腺激素水平升高，骨丢失增加，老年人易出现骨质疏松。

　　结肠憩室病在老年人群中更为常见，结肠的机械完整性降低，结肠壁中的胶原沉积增加。结肠抵抗管腔内压力的能力随着年龄的增长而减弱，结肠拉伸强度显著受损。结肠中神经元密度随着年龄的增长而降低，便秘也是老年人的常见疾病。肠动力、营养水平、激素水平、肌间神经丛神经元密度、神经递质释放等与平滑肌反应性有关。便秘发生率随着年龄的增长而增加，女性多于男性。泻药的使用也随着年龄的增长而增加，女性比男性使用率更高。老年患者结直肠肿瘤的发病率随年龄增长而增加，细胞过度增殖可能是致癌的起始阶段。某些致癌物的生长调节可能是导致老年人结直肠癌发病率较高的原因。

（二）肝脏的病理生理改变

　　老年人肝脏重量减轻，肝细胞萎缩，纤维组织增生，解毒能力降低，代谢功能减退。肝脏血流减少，肝脏细胞再生能力下降。老年人胆囊壁变厚，胆囊变小，弹性降低，胆汁浓缩并含有大量胆固醇和胆红素，容易沉积形成胆石。老年人血中必需氨基酸含量降低，血清白蛋白减少而球蛋白增加，多种酶活性和含量下降；老年人对碳水化合物的代谢率降低；总胆固醇增加。老年男性血浆胆碱酯酶活性明显降低，对苯二氮䓬类药物的清除速率降低。血浆纤维蛋白原增加而纤维蛋白原溶解酶减少，因子Ⅴ、Ⅶ、Ⅷ均增加而抗凝血酶活性降低，血小板聚集率逐渐增加，肝脏合成凝血因子的功能逐渐衰退。

（三）胰腺的病理生理改变

老年人胰腺重量减轻、分泌胰酶能力下降，常导致消化不良。葡萄糖耐量减低，肾糖阈值升高。胰岛细胞对血糖的反应减低，内源性胰岛素抵抗，胰岛细胞对葡萄糖的敏感性降低。老年人肌肉组织容量减少，糖原储备不足，血糖升高；脂肪代谢能力下降，出现高脂血症，血中游离脂肪酸损害外周组织对葡萄糖的利用；老年人代谢率低下，对糖的需求和利用减少。

二、老年人腹部手术快速康复方案与麻醉管理

快速康复方案涉及围术期的每一个环节，从术前宣教到术后管理。需要外科医师、麻醉医师、护理团队、管理人员，以及其他相关科室工作人员的共同努力。在本节中，将从术前宣教、术前准备、术中管理和术后管理与康复等方面具体介绍老年腹部手术患者的具体实施特点。

（一）术前宣教

多数患者由于对手术的不了解和对手术安全的担心会出现不同程度的恐慌和焦虑情绪。术前告知麻醉、手术过程，ERAS方案的目的和主要项目，可以使患者的术后恢复过程和疼痛控制更加顺利。应使患者明确知晓术后该如何配合，包括进食量、食物的成分及术后应如何活动等。老年人多存在认知障碍，沟通困难，依从性差，所以医护人员应在术前通过口头或书面形式向患者家属详细介绍麻醉和手术过程，缓解患者紧张焦虑情绪，争取患者和家属的理解与配合，促进术后快速康复。

（二）术前准备

1.术前诊视　基于ERAS理念的术前评估包括：全面评估，体格检查和麻醉风险评估。访视期间，还需要与患者的主治医师进行沟通，将术前治疗调整至最佳、调整患者对手术的期望值、确定手术相关工作人员、协调患者所需医疗资源、协调出入院时间。

2.术前营养支持　术前2～3周指导患者规律饮食，确保能量和蛋白质摄取充足。营养不良时，应给予营养支持治疗。常规营养补充剂量为1kcal/ml，或者营养补充剂中含50%能量和一些额外蛋白质，每日补充400～800ml，同时还要保证正常的饮食摄入。

3.术前肠道准备　常规肠道准备已经应用了几十年，通过减少肠道内粪渣，从而减少腹腔和切口污染的风险，降低并发症的发生率。大型的随机对照临床研究表明结肠手术前的机械性肠道准备并没有这样的保护作用。术前机械性肠道准备对患者是一种应激刺激，可能使患者的肠道内环境遭到严重破坏，进一步增加患者的术前应激程度，并且会导致老年患者水、电解质平衡紊乱。但对于合并幽门梗阻的患者建议插鼻胃管进行温盐水洗胃以减轻胃壁组织水肿及胃潴留，对于怀疑侵犯横结肠拟行联合脏器切除的患者建议术前行肠道准备。

4.术前禁食禁饮　传统常规术前12h禁食、6h禁饮。但有研究表明，术前长时间禁食并不能降低术后并发症发生率，反而会引起胰岛素抵抗和术后不适。因此，对无胃肠动力障碍或肠梗阻的老年患者术前6h可进食固态食物，术前2h可饮水。在手术前夜静脉输注20%葡萄糖液体或者饮用200～400ml含12%碳水化合物的饮品，可以改变机体隔夜禁食后的状态，激活患者的昼间代谢模式，增加体内的碳水化合物负荷。这样可以促进胰岛素敏感器官（主要为肌肉和脂肪）对葡萄糖的吸收，在术前改变隔夜禁食后机体所处的分解代谢状态。饮用富含碳水化合物的饮品可以提高胰岛素的敏感性，减少术后胰岛素抵抗的发生。

5.预防性应用抗菌药物　术前预防性使用抗菌药物可以降低手术部位感染发生率。推荐术前0.5～1.0h给予抗菌药物，若手术时间＞3h或超过所用抗菌药物半衰期的2倍，或成年患者术中出血量＞1500ml，术中应追加单次剂量。

（三）术中管理

1.手术方式的选择　腹部手术方式分为开腹手术、腹腔镜手术和机器人手术，其中腹腔镜手术和机器人手术由于创伤小、疼痛轻、恢复快等特点是ERAS非常重要的部分。

2.麻醉管理　麻醉方案可以选择全身麻醉或全身复合硬膜外麻醉等方案，全身麻醉起效快、术中麻醉彻底；硬膜外麻醉有促进术后胃肠功能恢复、术后镇痛的优点，联合应用不仅可以达到理想的麻醉效果，还可以抑制交感应激及术后肠麻痹，加速患者术后苏醒，加快胃肠功能的恢复，为术后早期进食提供条件。大多数腹部手术需要全身麻醉，多数手术可在2～3h完成。腹部大手术的标准全身麻醉技术包括气管插管，辅以适当的肌松药、镇痛药、镇静药和间歇正压通气。使用压力控制通气模式可减少容积创伤，辅助以呼气末正压通气可减少肺不张。局部麻醉在高危患者中可能是可行的。

（1）静脉诱导剂的选择：应减慢诱导药物的给予，延长给药间隔。老年人臂脑循环时间延长，失去意识的时间增加；蛋白结合率降低、血容量减少导致更高的游离药物浓度。丙泊酚诱导的副作用在老年人中更加明显，因此推荐选用依托咪酯。但应用依托咪酯要注意肾上腺抑制的问题。尽量使用短效阿片类药物，抑制气管插管的应激反应。

（2）吸入麻醉药的选择：老年人所有吸入麻醉药的最低肺泡有效浓度比年轻成人降低20%～40%。地氟烷可允许早期拔管，尤其是在长时间手术后。七氟烷因为无刺激性在老年人中被广泛使用。

（3）镇痛药的选择：阿片类药物的药代动力学几乎不受年龄的影响，但老年人的中枢神经系统对这些药物的敏感性明显增加，所以老年人应减少阿片类药物的用量。瑞芬太尼因为没有延迟效应，必须缓慢泵注，应防止过量导致的循环抑制。

（4）神经肌肉阻断剂的选择：衰老与肌肉质量的减少有关，这可能会降低老年人对肌松药的剂量要求。择期患者应避免使用去极化肌松药。与阿曲库铵和顺式阿曲库铵相比，维库溴铵和罗库溴铵在年轻患者中起效更慢，作用时间更长。对于老年人，阿曲库铵是首选药物，因为它的作用持续时间与在年轻患者中非常相似。霍夫曼降解和非特异性酯酶降解补偿了肝清除率的降低。用抗胆碱酯酶药物逆转肌松药的作用，其效果与年轻成人相似，伴随使用的抗胆碱酯酶药物引起的心率增加较少。神经肌肉功能监测是必要的。

（5）气道管理：气管插管和控制通气是腹部大手术的首选。对于颈部活动度降低的患者，插管有时很困难。老年人保护性气道反射减弱、胃排空减少和胃食管括约肌张力降低，易发生胃内容物反流和误吸。使用较细的气管导管减少了术后咽痛的发生率。机械通气时，应保持正常的氧合水平。采用尽可能低的通气支持压力，适当应用PEEP通气。

（6）液体管理：腹部大手术的患者需要加强液体管理。围术期液体管理的目的是维持水和电解质稳态、血流动力学稳定、组织器官灌注和功能。尿液损失、第三间隙液体损失、液体进入肠道及局部组织水肿的损失都需要考虑。围术期还会丢失钾、氯、镁和磷酸盐等，由于长时间的饥饿和使用泻药进行肠道准备，术前液体消耗是一种常见的现象。术前应积极地给予患者葡萄糖水口服以补充碳水化合物。如果预计会有大量液体丢失，进行中心静脉压监测来指导液体治疗。使用经食管多普勒超声进行目标导向液体治疗可以减少补液，更有利于肠功能恢复和缩短术后住院时间。老年人对低血容量的代偿能力较差，低血容量仍然是围术期低血压的主要原因。根据患者最近的血红蛋白或血细胞比容，决定是否输注血制品。虽然7～8g/dl的血红蛋白浓度在年轻人可以很好地耐受，但在老年人由于长期存在基础疾病，各脏器耐受缺血的能力下降，应考虑适时输血。

（7）尿量监测：在整个手术期使用导尿管，尽量在术后第1日清晨拔除导尿管。即便使用了硬脊膜外麻醉，只要是在腹膜反折线上切除结肠，术后24h尿潴留的发生风险仍然很低。但由手术或其他生理学问题导致排尿障碍时应继续留置尿管。

（8）容量监测：中心静脉压监测虽不是评判容量负荷的可靠指标，但可能对老年人有益。动脉血气分析显示组织灌注情况，低血容量可以导致组织灌注不足、S_vO_2下降。当患者处于头低位时，静脉回流的增加可能会使中心静脉和动脉的血压升高，导致补液不足。经食管多普勒超声作为一种监测心排血量的非侵入性方法广泛应用于临床来指导补液。手术过程中应密切观察患者生命体征的变化及定时进行失血量的估算。

（9）体温管理：围术期体温的维持至关重要。老年患者保存体温的能力较差，低体温更为常见。老年人肌肉体积相对减少，从而减少了寒战时对氧气的需求，但仍然会超过心肺的储备。老年患者也缺乏维持体温的能力。在麻醉过程中，由于周围血管扩张导致热量向环境散失、体温调节反射受到抑制，所以体温有下降的趋势。低体温与伤口感染增加、缝线拆除延迟和住院时间延长都有关系。在麻醉手术过程中，常会出现体温过低。围术期使用硬膜外麻醉意味着由于交感神经介导的血管舒张，下肢热量损失增加。为了使体温过低的患者恢复到正常体温，术中可使用暖风机和输注预热的液体。使用鼻咽温度探头可以轻松实现体核温度监控。在患者离开麻醉恢复室之前，体核温度应在正常范围内。

（10）体位：老年人常患有关节炎或曾行人工关节置换，导致关节活动度降低，术中体位可能会受限。应评估椎-基底动脉供血情况，因为俯卧位延长颈部伸展时间可能导致椎-基底动脉闭塞。应确保受压部位防护良好，以避免神经损伤和压疮。压疮会延长住院时间。如果住院时间过长，应使用充气床垫来预防压疮。

3.鼻胃管管理　留置鼻胃管阻碍胃肠道功能恢复，引起患者不适，增加术后发热、肺膨胀不全和肺炎的发生率。胃切除手术中和结肠手术中放置鼻胃管与不放置鼻胃管，术后吻合口瘘的发生率差异无统计学意义。无须常规放置鼻胃管，除非是为了排空进入胃腔内的气体。术后应强调恶心、呕吐及腹胀的预防与治疗；术后患者如果发生胃潴留、腹胀或严重恶心、呕吐，可以考虑插入鼻胃管进行减压。

4.腹腔或盆腔引流管理　有研究证实，择期结直肠术后患者无须常规留置腹腔引流管。术后腹腔引流管的缺失并不增加术后感染及吻合口瘘等并发症的发生。因此，可根据手术术中情况选择性留置腹腔引流管，如术中留置腹腔引流管，术后排除吻合口瘘、腹腔内出血、感染等并发症及肠功能恢复后，建议尽早拔除。

5.预防术后恶心呕吐　术后恶心呕吐对患者恢复影响很大，令患者感到不适、延缓肠道功能恢复、影响患者运动及代谢。手术结束前30min应预防性使用止吐药。如5-羟色胺受体激动药和抗组胺药物联合使用，效果显著。女性、不吸烟、晕动病病史和术后需注射阿片类药物都是导致术后恶心呕吐危险因素。相比于吸入麻醉药，术中靶控静脉输注丙泊酚，可以在一定程度上减少恶心呕吐的发生。必要时可以加入单剂量的地塞米松。尚不清楚地塞米松对复杂手术期间机体应激和代谢反应的影响。氟哌利多可以作为术后止吐药。

（四）术后管理与康复

1.术后尽快恢复经口进食　胃切除手术患者尽早恢复经口进食及饮水，术后早期肠内营养可促进肠道功能早日恢复，维护肠黏膜功能，防止菌群失调和移位，还可以降低术后感染发生率及缩短术后住院时间。推荐术后清醒即可少量饮水，术后第1天开始口服液体或少量清流质500～1000ml，以后每天逐渐增量，若口服液体量达到2000～2500ml/d的生理需要量时，可以考虑停止静脉输液。进食量根据胃肠耐受量逐渐增加。术后康复阶段推荐口服营养制剂进行补充。对于术前营养不良患者按原则进行肠内或肠外营养支持，直至口服营养量能满足患者60%能量需要。

2.术后促进胃肠功能恢复　术后胃肠功能恢复时间是决定患者术后住院时间的主要因素之一。胃手术后由于消化道结构发生改变，以及术中对胃肠的牵拉易引起术后肠麻痹。尽量采用多模式镇痛、减少阿片类药物的使用、避免补液体过量、采取微创手术、减少留置鼻胃管和腹腔引流管、早期进食和下床活动等以促进胃肠道功能恢复。

3.术后早期下床活动　可促进呼吸系统、肌肉骨骼系统、胃肠等的功能恢复。预防压疮、肺部感染、深静脉血栓的形成。ERAS方案推荐，术后清醒即可半卧位或适当在床上活动，不用去枕平卧；术后第1天就下床活动，建立每日活动目标，逐渐增加活动量。

三、结语

随着微创外科的发展和麻醉技术的进步，越来越多的老年患者可以有机会接受手术治疗疾病。ERAS的管理方案可以在术前、术中及术后对老年患者提供更科学的康复指导和康复治疗，指导医护人员以最小的创伤和干扰保证老年外科手术患者的安全，缩短住院时间，减少并发症的发生，提高老年人的生活质量。

参 考 文 献

Aarts MA, Okrainec A, Glicksman A, et al, 2012. Adoption of enhanced recovery after surgery (ERAS) strategies for colorectal surgery at academic teaching hospitals and impact on total length of hospital stay [J]. Surg Endosc, 26 (2): 442-450.

Bagnall NM, Malietzis G, Kennedy RH, et al, 2014. A systematic review of enhanced recovery care after colorectal surgery in elderly patients [J]. Colorectal Dis, 16 (12): 947-956.

Hagan KB, Bhavsar S, Raza SM, et al, 2016. Enhanced recovery after surgery for oncological craniotomies [J]. J Clin Neurosci, 24：10-16.

Hall TC, Dennison AR, Bilku DK, et al, 2012. Enhanced recovery programmes in hepatobiliary and pancreatic surgery：a systematic review [J]. Ann R Coll Surg Engl, 94（5）：318-326.

Launay-Savary M-V, Mathonnet M, Theissen A, et al, 2017. Are enhanced recovery programs in colorectal surgery feasible and useful in the elderly? A systematic review of the literature [J]. J Visc Surg, 154（1）：29-35.

Tan JKH, Ang JJ, Chan DKH, 2021. Enhanced recovery program versus conventional careafter colorectal surgery in the geriatric population：asystematic review and meta-analysis [J]. Surg Endosc, 35（6）：3166-3174.

Wind J, Polle SW, Fung Kon Jin PHP, 2006. Systematic review of enhanced recovery programmes in colonic surgery [J]. Br J Surg, 93（7）：800-809.

第六节　老年人术后快速康复中泌尿外科手术的麻醉管理

一、老年人泌尿系统特点

（一）肾脏

随着衰老，肾脏的改变主要表现在解剖和生理方面。解剖变化包括肾脏体积减小、肾硬化增加和小动脉血管变化。生理变化包括肾血流量减少、肾小球滤过率降低，以及肾小管功能和肾分泌功能的改变。这些变化使老年人容易出现药物中毒和严重的体液及电解质失衡。

肾脏体积随着年龄的增长而逐渐下降。无论性别，每增加 10 岁，肾脏实质厚度就会减少 10%。肾脏体积在 50 岁后每 10 年下降 22cm³。30 岁和 80 岁之间人的肾脏质量有 20%～25% 的差异。肾硬化是肾脏衰老的病理标志，其特征是肾单位丢失、剩余肾单位肥大及动脉硬化，肾硬化的其他特征包括整体性肾小球硬化、肾小管萎缩和间质纤维化。30 岁以后，每年有 6000～6500 个肾单位因肾硬化而丢失。

肾血流量在 40 岁以后，平均每 10 年减少 10%。肾小球滤过率降低是因为肾小球毛细血管血浆流速和肾小球毛细血管超滤系数降低。70 岁以上的老年人，约一半的肾小球滤过率低于 60 ml/（min·1.73 m²）。肾小管的主要功能包括尿液浓缩能力、钠重吸收和钾排泄。其功能会随着年龄的增长而逐渐下降，每10年下降5%。肾脏的内分泌功能改变主要是肾素活性降低，导致血浆血管紧张素–醛固酮浓度降低30%～50%。

（二）输尿管

随着年龄增长，上输尿管轴向硬化，输尿管壁厚逐渐增加，支配输尿管肌肉活动的神经细胞逐渐减少，输尿管舒缩能力下降。老年人尿液经过输尿管流向膀胱的速度减慢，导致尿液容易反流。

（三）膀胱

老年人膀胱逼尿肌萎缩，括约肌松弛，膀胱的自主神经功能障碍，出现多尿、尿意延迟和尿失禁现象。老年人膀胱纤维组织增生，膀胱容积减少，残余尿量增加。

（四）尿道

随着年龄的增长，尿道结构中的血管化和神经支配密度降低，但尿道外括约肌中结缔组织的含量增加，常导致排尿不畅、尿失禁和残尿增多。

二、老年人泌尿外科手术快速康复方案与麻醉管理

快速康复方案是利用各种模型路径优化外科手术治疗，进而最大限度地减少术后并发症，加速患者恢复，缩短住院时间，减少住院费用。ERAS策略在泌尿外科领域已经被广泛使用，并取得了较好的效果。

（一）院前宣教

目前，麻醉门诊的开设可以对患者进行全面的评估和宣教，和患者及其家属进行充分的交流，包括告知手术和麻醉的全部过程，缓解患者的焦虑和恐惧，帮助患者选择适合自己的治疗方案，增加患者治愈疾病的信心。个体化的治疗方案，是ERAS成功与否的独立预后因素。

（二）术前准备

1.术前评估　术前充分评估患者现病史、既往史，进行体格检查和辅助检查。确定患者手术部位、手术方式，以及是否需要术中备血。

2.术前基础疾病的治疗　老年患者术前基础疾病较多，如高血压、冠心病、糖尿病、肺部疾病等。术前优化患者一般状态对术后恢复影响重大，尽量将各种慢性疾病控制在最佳状态。老年患者可能存

在不同程度的肾功能损害，术前应适当进行内科治疗，围术期注意保护肾功能。有些老年患者存在长期血尿和贫血，术前应输血，纠正贫血和低蛋白。对于存在尿路梗阻并感染的老年患者，术前应进行抗菌治疗。

3.术前营养支持　纠正术前营养不良状况能降低手术风险，减少术后并发症的发生，缩短住院时间。术前营养不良在泌尿外科患者中的比例高达33%。

4.术前肠道准备　目前，泌尿外科手术ERAS方案中不主张常规肠道准备，除外对肠道有严格要求的手术，如膀胱全切手术。老年患者可能因术前肠道准备而身体不适，腹胀乏力，出现脱水。

5.术前禁食禁饮　欧洲麻醉学学会推荐术前禁固体食物6h，禁清饮料2h。ERAS方案推荐患者术前2～3h进富含碳水化合物的液体，这样可以使患者在非饥饿状态下度过手术，减少胰岛素抵抗，减轻炎症反应，减少术后氮和蛋白质的损失，加速术后恢复。通常让患者在术前10h饮用12.5%的碳水化合物800ml，术前2h饮用≤400ml。

6.预防性应用抗菌药物　术前30～60min常规预防性给予抗生素，宜选用广谱抗生素。对于手术时间超过3h、超过所选抗生素半衰期的2倍，术中失血量超过1500ml，术中应追加单次剂量抗生素。

7.预防血栓栓塞　老年人发生血栓栓塞风险高于年轻人，对于高危人群，除应用药物预防血栓形成外，应联合机械措施，如患者穿着合适的弹力袜或使用间歇充气加压装置。目前认为，低分子肝素是术前预防血栓的首选药物，其有效性、耐受性和成本-效益最好。

（三）术中管理

1.手术方式的选择　泌尿外科常见的手术为经尿道内镜手术、腹腔镜或机器人手术、开腹手术、内镜碎石手术。除开腹手术外，其他微创手术在保证手术效果的同时具有创伤小、恢复快的优点。

2.麻醉管理

（1）麻醉方式的选择：根据手术方式可以选择全身麻醉、椎管内麻醉或全身麻醉联合硬膜外麻醉。老年人容易发生低血压、低氧血症和低体温，全身麻醉诱导和维持阶段需要格外谨慎。

（2）麻醉药物的选择：ERAS理念下的全身麻醉应选用起效快，作用时间短的镇静、镇痛和肌松药。老年人对全身麻醉药物的敏感性增高，丙泊酚、依托咪酯的需求量比年轻人减少20%～40%，因此麻醉诱导应从小剂量开始。老年患者自主神经系统的调节功能减弱，全身麻醉诱导时循环系统容易发生剧烈波动，应及时给予血管活性药物进行调节。老年人术中需监测麻醉深度，避免因麻醉过深，导致术后认知功能障碍和谵妄的发生。

接受泌尿外科手术的老年人多存在不同程度的肾功能减退。罗库溴铵、维库溴铵等主要依赖肝肾代谢，而老年人的血浆清除率降低，这会导致药物作用时间也相应延长。因此，全身麻醉时尽量选择不经过肝肾代谢而依赖霍夫曼消除的肌松药，如顺阿曲库铵。

（3）体温管理：低体温在泌尿外科内镜手术中发生率很高。低体温可以引起很多问题，如手术出血量增加、寒战、苏醒延迟、心血管不良事件等。体温每下降1～3℃，术后切口感染的概率增加2～3倍。因此，应加强术中体温监测，并采取主动保温措施，如室温保持在24℃、灌洗液加温到37℃和缩短手术时间等。

（4）液体管理：围术期的液体管理是ERAS的关键环节，其基本目标是实现灌注不足和过度灌注之间的平衡。因灌注不足而导致血容量过低可引起低血压、组织灌注受损和氧合不足。过度灌注导致心肺容量超负荷，可增加术后并发症和胃肠道功能障碍的发生。目标导向液体治疗是ERAS推荐的液体管理方案。

（四）术后管理与康复

1. 术后早期进食　术后第一天，对于无潜在并发症的患者，可进食清流食，以后逐步过渡到正常饮食。某些老年患者可能存在特殊营养素缺乏的状况，应根据具体情况及时补充维生素和微量元素。

2. 导尿管　对于术后需要留置尿管超过4天或尿潴留风险高的患者，推荐耻骨上膀胱造瘘导尿。除非有其他适应证，导尿管应在术后1～2天拔除。

3. 预防术后恶心呕吐　有高危风险因素的患者应使用多模式手段来预防术后恶心呕吐的发生。

4. 促进胃肠功能恢复　刺激胃肠蠕动，预防术后肠麻痹，防止发生肠梗阻。术后咀嚼口香糖或口服缓泻剂可增加胃肠蠕动。

5. 术后多模式镇痛　多模式镇痛是联合应用不同作用机制的多种镇痛药物或采用机制不同的多种镇痛措施，达到更好的镇痛效果，在保证良好镇痛的同时可减少阿片类药物的使用。对乙酰氨基酚和NASID可作为术后镇痛的基础药。

6. 早期活动 早期下床活动可以降低术后肺感染、胰岛素抵抗和肌肉衰弱的风险。

三、老年患者常见泌尿外科手术的麻醉

（一）经尿道前列腺增生电切手术

前列腺增生是老年男性患者常见疾病，发病率随着年龄的增长而逐渐增加。椎管内麻醉是首选的麻醉方法，有利于早期发现经尿道电切综合征（transurethral resection syndrome，TURS）。全身麻醉可以用于存在椎管内麻醉禁忌证的患者，但不利于术中对患者一般状况的观察，在麻醉苏醒期发生的呛咳可能增加出血风险。

在前列腺手术过程中，因创面静脉窦开放、前列腺包膜及膀胱穿孔而引起的灌洗液过度吸收，导致循环负荷增加，出现急性左心衰竭；血液稀释可引起低钠血症，血浆渗透压下降会导致肺水肿，严重者可危及生命。对70岁以上老年患者的研究表明，术中使用人工代血浆超过500ml、切除前列腺的重量超过45g都是TURS的高危因素。术中应密切监测血气、血细胞比容、血浆Na^+浓度、冲洗液吸收程度和心脏情况。

TURS的临床表现为循环系统和神经系统的异常，清醒患者头痛、头晕、烦躁、表情淡漠、恶心呕吐、呼吸困难、心律失常、昏迷，严重者可引起死亡。全身麻醉患者症状不明显，如出现不明原因的血压升高或降低、室性心律失常、ST段抬高，都应考虑是否发生TURS。

发生TURS时应给予患者充分吸氧，必要时辅助呼吸或气管插管；使用利尿剂；纠正低钠血症，逐步提高血浆Na^+浓度，常用5%氯化钠5ml/kg；维持酸碱平衡，必要时使用碳酸氢钠；防止脑水肿，使用甘露醇和激素。

（二）肾脏切除手术

肾脏良恶性肿瘤、肾脏损伤等患者需行肾脏切除术。如果肾脏肿瘤直径小于4cm，可以采取肾脏部分切除手术，但术后要求患者绝对卧床休息1周。肾脏手术常采用侧卧腰桥体位，此体位可能压迫腔静脉导致低血压，膈肌活动受到限制而影响呼吸。肾脏切除手术在处理肾上极时

可能损伤胸膜，发生气胸，应注意患者脉搏血氧饱和度的变化。肾癌患者还可能出现癌栓脱落而增加肺栓塞的风险；或是肿瘤侵及肾静脉、下腔静脉时，血管内形成血栓，由手术操作引起血栓脱落而形成栓塞。术中应密切监测老年患者血压的变化，维持正常的血压和肾灌注，避免发生低血压，以免影响健侧肾血流量。

（三）肾上腺手术

按照激素是否过度分泌，肾上腺肿瘤分为功能性和非功能性两类。常见手术为嗜铬细胞瘤切除手术和肾上腺腺瘤切除术。腹腔镜手术具有创伤小、恢复快、住院时间短的特点，是肾上腺手术的首选治疗方式。

肾上腺肿瘤患者手术前应定性定位确诊。对确诊嗜铬细胞瘤的患者，应进行充分术前准备，措施包括：控制高血压、逆转血容量不足及药物治疗。药物治疗通常需要2～4周，其目的是最大限度减少儿茶酚胺释放对循环的影响。常用药物包括α受体阻滞剂、β受体阻滞剂、钙通道阻滞剂和甲基酪氨酸。麻醉诱导，腹腔充入二氧化碳气体，手术切除肿瘤时应重点注意降低高血压危象和心律失常发生的风险。降压措施为静脉应用酚妥拉明、硝普钠、硝酸甘油和尼卡地平等药物。肿瘤切除后患者可出现严重的低血压，主要原因为内源性儿茶酚胺水平骤降，α肾上腺素能受体长期下调，外周血管扩张，血容量不足。可根据肿瘤分泌的儿茶酚胺成分比例给予相应的血管活性药物维持循环系统的稳定，通常使用去甲肾上腺素泵注。术后应严密监测动脉血压、关注是否发生低血糖和肾上腺皮质功能降低。术后48h内常发生反射性低血糖，发生率为4%。预防肾上腺功能下降可静脉给予氢化可的松100mg，每天3次，维持3天再逐渐减量到维持剂量。

肾上腺腺瘤大部分无功能，术前需了解瘤体的大小、位置、与周围组织血管的关系等情况，术中不必做特殊准备。需要注意的是，部分腺瘤可能存在功能隐匿，手术刺激可能会导致意料之外的情况出现。对于根据术前检查可疑存在功能隐匿者，需要完善术前准备，加强术中管理，避免发生意外。

（四）经皮肾镜碎石取石手术

经皮肾镜手术（percutaneous nephrolithotomy，PCNL）具有创伤小、结石清除率高的特点，但其容易导致术后出血、发热等特点使患者存在一定的心理顾虑，影响术后恢复，将ERAS理念引入PCNL中能够显著缩短患者住院时间、降低住院费用和减少并发症。

经皮肾镜碎石取石手术主要用于治疗超过2cm的肾结石和超过1.5cm的肾下盏结石。手术时间短，创伤小，但术中大量冲洗液冲洗会带走人体大量热量，导致低体温。因此术中需控制液体量，强化保温措施，避免低体温发生。低体温会增加手术应激反应和手术出血，导致术后寒战，增加术后切口感染的概率。

经皮肾镜手术可以选择全身麻醉和椎管内麻醉，但椎管内麻醉术后感受不如全身麻醉舒适。近年来，有学者提出采用椎旁神经阻滞的麻醉方法，可以减少阿片类镇痛药物的使用量，减少围术期肺部并发症的发生。术后切口皮下注射局部麻醉药物罗哌卡因或布比卡因，可起到良好的镇痛作用。

（五）前列腺癌根治手术

目前，前列腺癌微创治疗以腹腔镜手术为主，机器人辅助的前列腺癌手术也逐渐被推广应用。腹腔镜前列腺癌根治手术，术前不推荐机械性肠道准备。机器人辅助的腹腔镜前列腺癌根治手术术中采用极端的头低足高体位，会对患者的血压产生明显的不良影响，需要加强围术期血流动力学监测管理，以免造成术后心肌损伤、术后谵妄等。这种极端体位也会造成患者肺顺应性明显降低，机械通气时可以选择压力控制模式通气，或在容量控制模式下延长吸呼比（如采用1∶1的吸呼比），这样可以改善肺顺应性，降低气道峰压，但不能改善氧合。极端头低足高体位术中会增加患者眼压，降低眼灌注压，压力增加的程度与手术时间和呼气末二氧化碳分压成正比。极端头低足高体位会使中心静脉压、肺动脉压和肺动脉嵌压升高，平均动脉压升高35%，回心血量增多，心脏前负荷增加，这些压力变化在手术后恢复平卧体位后即刻恢复。

与ERAS理念相结合的前列腺癌手术，外科医师可以根据术中手术情况决定是否留置盆腔引流管，不推荐常规留置盆腔引流管，这样有利于减轻术后置管引起的疼痛不适，有利于早期下床活动。导尿管需要术后常规留置，保留时间外科医师可根据术中及术后情况决定，情况允许应尽早拔除。

（六）膀胱癌根治术

膀胱癌根治术是泌尿外科最复杂的手术，手术时间长，术中易出血和术后并发症多，接受手术者多为老年患者，围术期的管理极为重要。晚期膀胱癌患者长期血尿常伴有贫血，术前应尽量纠正。膀胱癌根治术需要肠道代替膀胱功能，术前需要充分的肠道准备。术前一天患者行流质饮食，需口服抗生素，术前一晚全肠道灌洗加清洁灌肠。老年人因动脉硬化，血容量代偿能力下降，心脏自主调节能力减弱，麻醉后易发生低血压。尽量减少胃肠道并发症的发生，包括早期拔除鼻胃管，术后咀嚼口香糖，使用爱维莫潘等药物促进肠道功能恢复。膀胱癌根治术过程中，可能会夹闭双侧输尿管，如果尿液增多，而输尿管夹闭会形成人为的肾后性梗阻，患者出现急性肾衰竭，麻醉中应避免使用有利尿作用的麻醉药物，如右美托咪定。

四、结语

泌尿外科手术操作细致、精准，注重组织器官结构和功能的重建，实施ERAS措施可以达到更好的康复效果。并且，泌尿外科手术具有实施ERAS措施的优势条件，因其很少涉及胃肠道的操作，有些手术部位表浅，可以通过内镜或微创技术实现。本节重点介绍泌尿外科ERAS方案麻醉管理相关方面的实施方法，促进ERAS理念在泌尿外科手术中的应用。

参 考 文 献

中国研究型医院学会肝胆胰外科专业委员会，2016. 肝胆胰外科术后加速康复专家共识（2015版）[J]. 中华消化外科杂志，15（1）：1-6.

中国医师协会麻醉学医师分会，中国医师协会泌尿外科医师分会，2018. ERAS中国专家共识暨路径管理专家共识（2018）：前列腺癌根治手术部分 [J]. 临床麻醉学杂志，34（6）：602-608.

American Society of Anesthesiologists Task Force on Acute Pain Management，2012. Practice guidelines for acute pain management in the perioperative setting: an updated report by the American Society of Anesthesiologists Task Force on Acute Pain Management [J]. Anesthesiology, 116（2）：248-273.

Choi EM, Na SW, Choi SH, et al, 2011. Comparison of volume-controlled and pressure-controlled ventilation in steep Trendelenburg position for robot-assisted laparoscopic radical prostatectomy [J]. Clin Anesth, 23（3）: 183-188.

Gralla O, Haas F, Knoll N, et al, 2007. Fast-track surgery in laparoscopic radical prostatectomy: basic principles [J]. World J Urol, 25（2）: 185-191.

Guay J, Choi P, Suresh S, et al, 2014. Neuraxial blockade for the prevention of postoperative mortality and major morbidity: an overview of Cochrane systematic reviews [J]. Cochrane Database Syst Rev, 2014（1）: CD010108.

Kim MS, Kim NY, Lee KY, et al, 2015. The impact of two different inspiratory tp expiratory ratios（1:1 and 1:2）on respiratory mechanics and oxygenation during volume-controlled ventilation in robot-assisted laparoscopic radical prostatectomy: a randomized controlled trial [J]. Can J Anaesth, 62（9）: 979-987.

Lestar M, Gunnarsson L, Lagerstrand L, et al, 2011. Hemodynamic perturbations during robot-assisted laparoscopic radical prostatectomy in 45degrees trendelenburg position [J]. Anesth Analg, 113（5）: 1069-1075.

Sugi M, Matsuda T, Yoshida T, et al, 2017. Introduction of an enhanced recovery after surgery protocol for robot-assisted lapa-roscopic radical prostatectomy [J]. Urol Int, 99（2）: 194-200.

第七节　老年人术后快速康复中妇科手术的麻醉管理

一、老年女性泌尿生殖系统特点

2014年国际妇女性健康研究学会（International Society for the Study of Women's Sexual Health, ISSWSH）指导委员会及北美绝经学会（North American Menopause Society, NAMS）理事会共同提出了一个新名词——绝经生殖泌尿综合征（genitourinary syndrome of menopause, GSM），用以更好地描述妇女外阴、阴道、尿道等在低雌激素或低甾体激素条件下出现的一系列症状。GSM目前认为是主要由于绝经后女性卵巢功能衰退，雌激素水平下降，阴道上皮萎缩，上皮细胞内糖原含量减少，阴道内pH增高，嗜酸性的乳酸杆菌不再为优势菌，局部抵抗力下降，其他致病菌过度繁殖或容易入侵而引起的炎症。女性阴道、外阴、盆底肌肉、盆腔内筋膜、尿道和膀胱三角区都表达雌激素受体。伴随着体内激素的变化，女性生殖系统解剖和组织学也发生了相应变化。绝经后女性生殖道组织胶原蛋白、弹性蛋白、透明质酸的含量减少，生殖道上皮细胞变薄，平滑肌细胞功能改变，细胞间结缔组织密度增加，血管减少，直接导致了阴道壁的弹性及润滑度降低、解剖物理屏障削弱、局部免疫功能受损，阴道壁更易受到创伤。

绝经后雌激素受体水平较前明显下降，循环雌激素水平降低，外阴皮肤和前庭黏膜变薄，皮下脂肪减少，阴道口松弛，盆底功能障碍和阴道内pH上升，生殖道内各菌群的种类和数量随之变化。这一系列改变使得生殖道微生态环境的稳定被打破，生殖道症状随之而来。

随着衰老，下尿路的结构和功能发生改变，尿道周围结缔组织疏松，尿道萎缩，尿道括约肌功能减退，导致下尿路功能障碍，更易发生尿频、尿急、排尿困难、复发性尿路感染等。

二、常见的老年妇科疾病

老年妇科常见病有以下几种：①老年性阴道炎；②妇科肿瘤尤其是恶性肿瘤高发，子宫内膜癌、宫颈癌、卵巢癌是老年妇科三大恶性肿瘤；③盆腔脏器脱垂，包括子宫脱垂、阴道穹隆脱垂、尿道脱垂、膀胱脱垂、直肠脱垂和肠膨出等。

三、老年妇科手术快速康复方案与麻醉管理

（一）术前部分

1. 术前评估　妇科医师及麻醉医师应在术前仔细询问患者病史，全面筛查患者的营养状态及术前合并症，评估手术指征及麻醉、手术的风险，初步确定患者是否具备进入ERAS相关路径的基础和条件，必要时请相关科室会诊并予以针对性治疗。

妇科主管医师、麻醉医师及护士共同负责术前宣教，形式宜多样生动，内容包括：ERAS预期目的、入院前准备、围术期处理流程（包括手术及麻醉过程）、患者需要配合完成的步骤、术后康复、出院标准等。研究表明，妇科恶性肿瘤患者更希望被知情告知。术前宣教可缓解患者术前焦虑、恐惧及紧张情绪，提高患者的参与度及配合度，有助于围术期疼痛管理、术后早期进食、早期活动等。

2. 术前戒烟、戒酒　长期生活在农村的妇科老年患者吸烟比例较高，且烟龄较长。有研究显示，术前戒烟超过4周可显著缩短术后住院时间、降低伤口感染率及总并发症发生率。戒酒可显著降低术后并发症

发生率。女性嗜酒者少，对常饮酒者，推荐术前戒酒4周。

3. 术前预康复　对于妇科恶性肿瘤患者，需审慎评估术前优化措施导致手术延后带来的风险。术前预康复指对拟行择期手术的患者，通过术前一系列干预措施改善其机体生理及心理状态，以提高对手术应激的反应能力。

（1）术前贫血的纠正：缺铁性贫血在子宫肌瘤及妇科恶性肿瘤患者中发生率较高。建议常规进行贫血相关检查、评估及干预。口服铁剂是纠正缺铁性贫血的首选一线治疗措施。

（2）预防性镇痛：妇科炎症及恶性肿瘤常伴有不同程度的疼痛。术前根据手术类型进行预防性镇痛可缓解术后疼痛，降低术后谵妄风险及减少术后镇痛药物剂量。术前用药包括NSAID和选择性COX-2抑制剂等。

（3）术前衰弱评估：妇科晚期恶性肿瘤的老年患者常伴有不同程度的衰弱状态。术前衰弱评估及有效干预可降低术后死亡率，建议以临床衰弱量表（cancer fatigue scale，CFS）进行衰弱评估及术前干预。

（4）术前锻炼：老年女性普遍缺乏体育锻炼。建议进行术前活动耐量评估，制订锻炼计划，提高功能储备。

（5）术前认知功能评估：围术期的老年患者的认知功能受损可增加术后并发症和死亡的发生率，谵妄、痴呆和抑郁是认知功能评估的关键因素，建议术前应用简易智力状态评估量表（mini-mental state examination，MMSE）和蒙特利尔认知评估量表（Montreal cognitive assessment，MoCA）进行认知功能评估，其结果可作为术后评估的基线参考值。必要时请专科医师干预。

（6）术前炎症控制：老年妇科患者常伴有不同程度的泌尿生殖系统感染。近期研究显示，术前应用类固醇类药物可缓解术后疼痛，减轻炎症反应和早期疲劳。在保障安全的前提下，可行激素预防性抗感染治疗。

（7）术前心理干预：妇科恶性肿瘤或慢性病患者术前常存在焦虑或抑郁，采用医院焦虑抑郁量表（hospital anxiety and depression scale，HADS）评估患者心理状况，并进行有效干预。

4. 避免术前常规机械性肠道准备　术前机械性肠道准备（口服泻剂或清洁灌肠），不能减少手术部位感染及吻合口瘘的发生，反而可导致患者焦虑、脱水及电解质紊乱。妇科良性疾病的手术，建议取消术前常规肠道准备；预计有肠管损伤可能，如深部浸润型子宫内膜异位症、晚期卵巢恶性肿瘤，病变可能侵及肠管，或患者存在长期便秘时，可给予肠道准备，并建议同时口服针对肠道菌群的抗生素（如红霉素、甲硝唑、喹诺酮类药物）。

5. 术前禁食禁饮，摄入碳水化合物饮料　对于无胃肠功能紊乱（如胃排空障碍、消化道梗阻、胃食管反流或胃肠道手术史等）的非糖尿病患者，推荐术前（麻醉诱导前）6h禁食乳制品及淀粉类固体食物（油炸、脂肪及肉类食物需禁食8h以上），术前2h禁食清流质食物。ERAS策略推荐术前2h可摄入适量清饮料（推荐12.5%碳水化合物饮料，饮用量应≤5 ml/kg，或总量≤300 ml，可选择复合碳水化合物，如含麦芽糖糊精的碳水化合物饮料，可促进胃排空），有助于缓解术前口渴、紧张及焦虑情绪，减轻围术期胰岛素抵抗，减少PONV及其他并发症的发生。

6. 术前镇静药物的使用　应避免在术前12h使用镇静药物，因其可延迟术后苏醒及活动。对于存在严重焦虑症状的患者，可使用短效镇静药物，但需注意短效镇静药物作用时间可持续至术后4h，也有可能影响患者早期进食及活动。

7. 静脉血栓风险评估及术前抗凝治疗　术后6周内妇科恶性肿瘤患者发生VTE风险明显升高。对于手术时间超过60min、妇科恶性肿瘤患者，以及其他VTE中、高风险患者，建议穿着抗血栓弹力袜，并在术前皮下注射低分子肝素。对于接受雌激素补充治疗的患者，建议术前4周停用或改为雌激素外用贴剂，术中可考虑使用间歇充气加压装置促进下肢静脉回流，在使用肝素12h内应避免进行椎管内麻醉操作。

8. 术前皮肤准备及预防性使用抗生素　推荐手术当天备皮，操作应轻柔，避免皮肤损伤。清洁切口（Ⅰ类切口）无须预防性应用抗生素，但妇科手术多为清洁-污染切口（Ⅱ类切口），预防性使用抗生素有助于减少手术部位感染（surgical site infections，SSI）。应按照原则选择抗生素，并在切皮前30min至1h静脉滴注完毕。对于肥胖（体重指数>35kg/m^{2}或体重>100kg）患者，应增加剂量。当手术时间超过3h或超过抗生素半衰期的2倍或术中出血量超过1500ml时，应重复给药。

（二）术中部分

1.手术方式的选择 提倡在精准、微创及损伤控制理念下完成手术，以减少创伤性应激。根据患者的个体情况、所患疾病及术者的技术水平等，选择腹腔镜、机器人手术或开腹手术等。相比开腹手术，腹腔镜手术联合 ERAS 使患者获益更多。此外，ERAS应用于阴式手术，如阴式子宫切除术，同样可促进患者术后快速康复、缩短住院时间及提高患者满意度。

2.麻醉策略 麻醉方式可采用全身麻醉、区域阻滞或两者联合。麻醉诱导阶段可选用丙泊酚、芬太尼、瑞芬太尼等，维持阶段可使用静脉麻醉或吸入麻醉，前者PONV发生率较低。术中应尽量减少阿片类镇痛药物的应用，必要时可以辅助小剂量短效阿片类药物，如瑞芬太尼。肌松药推荐使用罗库溴铵、维库溴铵及顺阿曲库铵等中效药物。应对麻醉深度进行监测，避免麻醉过浅导致术中知晓，以及麻醉过深导致苏醒延迟、麻醉药物不良反应的发生率增加。维持BIS在40～60，或维持吸入麻醉剂呼气末浓度为0.7～1.3个最低肺泡有效浓度，老年患者避免长时间BIS＜45。长时间CO_2气腹对肺、纵隔大血管及肾血管等的压迫都可能造成器官损伤或循环波动。头低截石位，可使中心静脉压升高，肺内分流增加，回心血量减少。术中宜加强血压、血氧及$P_{ET}CO_2$监测。使用肺功能保护通气策略可减少术后呼吸系统并发症的发生，如潮气量6～8ml/kg，正压通气压力5～8 cmH_2O，FiO_2＜60%，维持$PaCO_2$在35～45 mmHg。使用间断肺复张性通气可有效防止肺不张。

3.体温管理 老年患者体温调节能力普遍较弱。妇科恶性肿瘤手术时间可能较长，开腹术式创口较大，创口液体蒸发、术中输液、腹腔冲洗、机械通气等均会导致热量丢失。即使采用腹腔镜等微创术式，CO_2也会持续带走热量。推荐术中持续体温监测，并保证中心体温＞36℃。保温措施包括：术前预保暖、使用保温毯、静脉输注及腹腔冲洗的液体适当加温等。此外，需警惕术中体温过高，手术时间较长特别是接受肿瘤细胞减灭术的患者，可能因继发全身炎症反应出现体温过高，同样可导致术后不良结局。

4.液体管理 补液首选平衡盐溶液，可减少高氯性代谢性酸中毒的发生。对于妇科中、大型手术可以配合适量胶体溶液，但需警惕其潜在的出血及肾功能损伤的风险。推荐采用"GDFT"策略，即建立连续血流动力学监测（包括监测每搏输出量、心排血量、收缩压变异度、脉压变异度及每搏输出量变异度等），以 $1 \sim 2ml/$（$kg \cdot h$）平衡盐晶体液为基础，动态监测和调整补液量，维持血压下降幅度 $\leqslant$ 正常的20%，心率加快幅度 $\leqslant$ 正常20%，尿量 $> 0.5ml/$（$kg \cdot h$），血乳酸 $\leqslant 2mmol/L$，$ScvO_2 > 65\%$，$SVV \leqslant 13\%$。对于硬膜外麻醉引起血管扩张导致的低血压，可以使用血管活性药物进行纠正，避免盲目补液。腹腔镜手术中的头高足低位及气腹压力可干扰血流动力学监测结果的判断，该类手术中补液量常少于开腹手术。

5. PONV 的预防与治疗　PONV 在妇科手术患者中较为常见，术后恶心的发生率为22% ~ 80%，术后呕吐的发生率为12% ~ 30%。PONV的预防与治疗包括：尽量减少高危因素、预防性用药及 PONV 发生后的药物治疗。对于所有接受腹部手术及致吐性麻醉剂或镇痛药的患者，建议在术中预防性使用止吐剂，推荐一线二线两种止吐剂联合应用。PONV 发生后，推荐使用 $5-HT_3$ 受体阻滞剂，如用药效果欠佳，可联合应用其他止吐剂。

6. 鼻胃管的放置　绝大多数妇科手术不需要放置鼻胃管。如果术前存在胃肠动力障碍，可考虑术中置入鼻胃管，以减少气腹针或穿刺套管穿刺时损伤胃的风险，但应在手术结束前取出。

7. 腹腔引流管的放置　放置腹腔引流管不能减少吻合口瘘等并发症的发生，也不能早期识别手术部位感染及腹腔内出血，反而会影响患者术后的早期活动，延长住院时间，因此，不推荐常规放置引流管。在子宫广泛性切除术中，以及存在手术创面感染、吻合口张力较大、血运不佳或其他影响切口愈合的不良因素时，可考虑留置引流管，但术后应尽早拔除。

8. 尿量监测及留置尿管　少尿是腹腔镜手术期间常见的并发症。如果手术时间过长，少尿往往导致机体代谢产物和药物的分解产物不能及时排出体外，从而对患者造成不良影响，因此应加强对患者尿量的观察，必要时使用小剂量呋塞米。

留置尿管可影响患者术后活动，延长住院时间，并且增加泌尿系统感染的风险。因此，除子宫广泛性切除术外，不推荐留置尿管，如需放置，也应尽早拔除。

（三）围术期疼痛管理

ERAS推荐多模式镇痛，即多种镇痛方式、多种非阿片类药物联合使用。在减少阿片类药物用量的同时，达到理想的镇痛效果，减少镇痛药物相关的不良反应，促进患者术后肠道功能的恢复，促进术后早期经口进食及离床活动。对乙酰氨基酚和NSAID是围术期镇痛的基础用药。具有靶向镇痛作用的氟比洛芬是以脂质微球为载体的非选择性NSAID，在保证镇痛效果的同时，胃肠道反应较少。

1.预防性镇痛　是指术前预先给予镇痛药物，抑制中枢和外周痛觉敏化，从而预防或减轻术后疼痛，并抑制急性疼痛向慢性疼痛转化。推荐术前1～2h联合口服对乙酰氨基酚、塞来昔布、加巴喷丁或普瑞巴林。当患者预计手术当天出院时，应避免使用加巴喷丁或普瑞巴林。

2.术中及术后镇痛

（1）基础镇痛方案：建议术后继续联合使用对乙酰氨基酚、NSAID（如氟比洛芬酯注射液）、加巴喷丁或普瑞巴林作为基础镇痛方案，如镇痛效果欠佳，可加用阿片类药物（如吗啡、羟考酮）。当患者24h内阿片类药物静脉给药超过2次时，可考虑使用患者自控镇痛（patient controlled analgesia，PCA）泵。

（2）阴式手术的镇痛：阴式手术的术后镇痛研究较少，并且主要针对阴式子宫全切除术，局部浸润麻醉、蛛网膜下腔阻滞麻醉均可减轻患者的术后疼痛，减少术后阿片类药物的使用，并可促进患者术后早期活动。

（3）妇科良性疾病开腹手术的镇痛：有关开腹手术的最佳镇痛方案目前尚有争议，可选用胸段硬膜外低浓度局部麻醉镇痛、联合小剂量椎管内阿片类药物，但前者可导致患者低血压、影响患者术后早期活动，后者皮肤瘙痒的发生率较高。也可考虑躯干神经阻滞（如腹横肌平面阻滞）、切口局部浸润等方法。

（4）妇科恶性肿瘤开腹手术的镇痛：此类手术范围广泛，患者术后的疼痛严重，PCA是较为理想的镇痛方式。

（5）腹腔镜手术的镇痛：对于妇科腹腔镜手术，目前尚无高质量的证据评价各种镇痛方式的效果，建议使用以NSAID为基础的多药联合镇痛方案。

（四）术后部分

1.术后抗凝治疗　VTE高风险的患者术后需继续抗凝治疗，可考虑使用低分子肝素联合弹力袜或间歇充气加压装置。对于接受开腹手术的妇科恶性肿瘤患者，建议使用低分子肝素至术后28天。妇科微创手术中，如患者无恶性肿瘤、肥胖、VTE病史及高凝状态时，不推荐延长抗凝治疗时间。

2.促进术后肠道功能恢复　术后肠麻痹及肠梗阻是影响妇科手术患者术后恢复的主要因素之一。促进肠道功能恢复的具体措施包括：多模式镇痛、减少阿片类药物用量、控制液体入量、实施微创手术、不留置鼻胃管、咀嚼口香糖、早期进食和离床活动，以及使用番泻叶、硫酸镁、乳果糖等缓泻剂。

3.术后饮食补液　术后早期进食不会增加肠瘘、肺部感染的发生率，并且能够保护肠黏膜功能，防止菌群失调和异位，促进肠道功能的恢复，减少围术期并发症。对于常规妇科手术患者，建议术后4～6h开始进食；对于妇科恶性肿瘤患者，包括接受肠切除吻合术的患者，建议术后24h内开始饮食过渡。当经口摄入能量＜推荐摄入量的60%时，应添加肠内营养制剂，补充碳水化合物、蛋白质、维生素和矿物质。如果患者能耐受经口进食，口服镇痛药物能达到理想的镇痛效果，可考虑在术后24h撤除静脉通道。

4.围术期血糖的控制　围术期血糖＞11.1mmol/L与不良手术结局相关。建议将血糖控制在10.0～11.1 mmol/L或以下。当血糖超过上述范围时，可考虑胰岛素治疗，并监测血糖，警惕低血糖。不推荐强化胰岛素治疗。

5.术后早期离床活动　有助于减少呼吸系统并发症、减轻胰岛素抵抗、降低VTE风险、缩短住院时间。宜采用各种措施，协助老年患者术后早期离床活动，制订合理的活动计划，每天记录活动情况，鼓励患者在术后24h内尽早离床活动，并逐渐增加活动量。

四、结语

2019年，中华医学会妇产科学分会加速康复外科协作组制定了《妇科手术加速康复的中国专家共识》。此共识对妇科手术围术期有利于快速康复的策略做出了详细的量化规定，但对于老年患者的快速康复麻醉部分的细节描述不够具体，缺乏针对性。ERAS在老年妇科手术中的应用时间尚短，缺乏更多实践的总结。本节结合老年患者麻醉相关的内容对ERAS策略在老年妇科手术中的应用进行探讨，期待未来有更多的理论与实践来丰富ERAS策略在老年患者中的应用。

参 考 文 献

曹晖，陈亚进，顾小萍，等，2021. 中国加速康复外科临床实践指南（2021版）[J]. 中国实用外科杂志，41（9）：961-992.

中华医学会妇产科学分会加速康复外科协作组，2019. 妇科手术加速康复的中国专家共识[J]. 中华妇产科杂志，54（2）：73-79.

Arnold A，Aitchison LP，Abbott J，2015. Preoperative mechanical bowel preparation for abdominal，laparoscopic，and vaginal surgery：a systematic review[J]. J Minim Invasive Gynecol，22（5）：737-752.

Chapman JS，Roddy E，Ueda S，et al，2016. Enhanced recovery pathways for improving outcomes after minimally invasive gynecologic oncology surge[J]. Obstet Gynecol，128（1）：138-144.

Collins JW，Patel H，Adding C，et al，2016. Enhanced recovery after robot-assisted radical cystectomy：EAU robotic urology section scientific working group consensus view[J]. Eur Urol，70（4）：649-660.

Collins P，Rosano G，Casey C，et al，2007. Management of cardiovascular risk in the peri-menopausal woman：a consensus statement of European cardiologists and gynaecologists[J]. Eur Heart J，28（16）：2028-2040.

Matsuo K，Yessaian AA，Lin YG，et al，2013. Predictive model of venous thromboembolism in endometrial cancer[J]. Gynecol Oncol，128（3）：544-551.

Miralpeix E，Nick AM，Meyer LA，et al，2016. A call for new standar of care in perioperative gynecologic oncology practice：impact of enhanced recovery after surgery（ERAS）programs[J]. Gynecol Oncol，141（2）：371-378.

Nelson G，Altman AD，Nick A，et al，2016. Guidelines for pre-and intra-operative care in gynecologic/oncology surgery：Enhanced Recovery After Surgery（ERAS）Society recommendations-Part I [J]. Gynecol Oncol，140（2）：313-322.

Santoro N，Randolph JF Jr，2011. Reproductive hormones and the menopause transition[J]. Obstet Gynecol Clin North Am，38（3）：455-466.

第八节　老年人术后快速康复中骨科手术的麻醉管理

一、老年人运动系统特点

（一）骨骼肌

人类肌肉强度的高峰时期是20～30岁，肌肉的衰老改变比其他组织都明显，随着年龄的增长，肌肉强度持续降低，降低呈进行性加速。人体内的肌肉总量随着年龄的增长逐渐减少，30岁时肌肉总量可占体重的43%，60岁以上老年人肌肉总量仅占体重的23%。肌肉的力量也随着年龄的增长而逐渐下降，60～70岁时肌力仅为20～30岁时的80%，老年人肌肉韧带萎缩，弹性消失、变硬，骨骼肌的肌细胞内水分减少，细胞间液体增加，失去弹性，功能减退。老年人肌肉假性肥大，易疲劳；肌纤维细小，弹性减弱，伸展性和传导性都下降，老年人活动减少，最终使老年人行动迟缓，走路不稳。

（二）骨骼和关节

老年人骨盐成分增加，骨骼的脆性增大，容易发生骨折，脊柱部位的关节骨质增生，压迫神经根，可以引起疼痛和关节活动障碍。

二、老年人骨科手术的快速康复方案与麻醉管理

（一）术前宣教

随着老龄化社会的到来，需要接受骨科手术的老年患者越来越多。伴随着ERAS观念的深入，人们意识到对ERAS的依从性越高，患者获益越多，ERAS可以降低患者的术后并发症，降低再入院的风险和患者的死亡率。术前应充分告知患者和家属如何配合手术麻醉工作，告知可能采取的麻醉方法，术中可能出现的相应并发症和解决办法，以及术后镇痛的策略。

（二）术前准备

1.术前评估　术前访视除了了解老年患者的年龄、一般身体情况、口服药物及是否有过住院手术史，还需要根据骨科手术的特点，评估患者术前的神经功能和肢体活动情况。评估老年人术前的心功能储备情

况：多数老年患者合并高血压、冠心病、心律失常或心脏瓣膜不同程度的问题。评估老年人的呼吸系统：是否吸烟、有无慢性肺部疾病、肺部有无感染、是否急性发作。术前戒烟4周可以降低49%的术后并发症发生风险。评估内分泌系统：多数老年人并存糖尿病，了解糖尿病的类型、药物治疗时间和血糖水平；有些老年人可能存在甲状腺功能异常，了解术前是否接受药物治疗。评估神经系统：老年人会出现不同程度的脑萎缩和脑卒中，导致记忆力减退，脑功能下降，意识障碍或肢体活动障碍。老年创伤骨科还应了解患者受伤时间，如存在行动不便、卧床，应注意是否有下肢深静脉血栓形成。

2.术前基础疾病的治疗　了解老年人口服药物及效果，术前是否需要调整剂量或停用药物。老年人易发生术后认知功能障碍，术前慎用抗胆碱及苯二氮䓬类药物。术前使用β受体阻滞剂的患者应继续服用至术晨，术前服用血管紧张素转化酶抑制剂和血管紧张素受体阻滞剂控制血压的患者术晨应停用，避免长效降压药物导致术中低血压的发生。术前使用抗凝药物的患者，应根据手术部位、麻醉方式或患者的状态来权衡利弊，决定是否需要停用或替代治疗。糖尿病患者围术期应控制好血糖水平，糖尿病会降低患者术后的远期疗效。

3.术前营养支持　对于术前存在贫血的老年患者，应该及时纠正。术前即使存在轻微程度的贫血，也会增加术后30天的病死率。评估老年人的术前营养状态，必要时可以请营养师指导实施营养补充计划。

4.术前禁食禁饮　对于术前无胃肠动力障碍或肠梗阻的患者，麻醉前6h禁食固体食物，麻醉前2h可以饮用清饮料。

5.预防性应用抗菌药物　明确切口类型决定是否需要预防性使用抗生素预防感染，清洁切口（Ⅰ类切口）通常无须预防性应用抗生素，清洁-污染切口（Ⅱ类切口）和污染切口（Ⅲ类切口）需要术前预防性使用抗生素，切皮前30～60min单剂量应用，根据药物作用时间和手术时间决定术中是否需要追加。

6.预防血栓栓塞　术前常规评估患者深静脉血栓形成的风险，需要抗血栓治疗的患者可穿戴好合适的弹力袜，并使用低分子肝素药物预防。低分子肝素可减少血栓并发症的风险，髋膝关节置换和髋部周围骨折的患者应持续使用至出院后4周。

7.预防性镇痛　疼痛是骨科手术患者术前最主要的主诉，可能是急性创伤引起的疼痛，慢性骨关节炎疼痛或脊柱病变引起的疼痛等。术前预防性镇痛，采取有效的措施减少疼痛刺激造成的外周和中枢敏化，降低疼痛的阈值，减少术后相关的不良反应。

（三）术中管理

1.手术方式的选择　许多骨科疾病需要手术进行治疗，骨科手术分级根据难易程度，分为 1 ～ 4 级：1 级手术包括一般的清创术、骨折牵引术、外伤的简单处置；2 级手术包括外伤性的肌腱修补、简单的开放骨折的处理以及简单的内固定物取出术；3 级手术包括复杂的四肢骨干骨折的内固定、关节骨折的手术、复杂的手外伤处理、大关节病灶清除术，还有关节镜下的半月板摘除术等；4 级手术就是最高等级的手术，包括颈椎的病灶清除术、关节置换翻修、关节移植、脊柱侧弯手术及新开展的手术。

2.麻醉管理

（1）麻醉方式的选择：骨科手术麻醉方式的选择通常根据患者呼吸功能、循环稳定情况、对麻醉方法的掌握程度和手术需要来确定。对于需要加强围术期脑功能保护的老年患者，推荐在满足外科手术的条件下优先选择神经阻滞技术。对于严重创伤的患者大多认为全身麻醉更有优势，可以更好地管理循环和呼吸功能。若术前不存在区域阻滞麻醉禁忌证，对于行下肢手术的老年患者强烈推荐施行区域麻醉。

（2）麻醉药物的选择：避免使用抗胆碱药物以及苯二氮䓬类药物。对于肝肾功能异常的老年患者。肌松药最好选择经霍夫曼消除的顺式阿曲库铵。麻醉诱导可以安全使用依托咪酯，减轻患者诱导期间血流动力学的波动，诱导时建议减少 1/3 ～ 1/2 的阿片类和静脉全身麻醉药的用量。麻醉维持可以选择短效的镇静镇痛药物。椎管内麻醉时，不同药物对血压的影响取决于局部麻醉药物的使用剂量和方式。

（3）体温管理：术中常规监测体温，采取保暖措施，防止发生术中低体温，维持体温＞36℃。

（4）液体管理：老年患者围术期首选液体推荐晶体液。对于肾功能受损、脓毒症或脓毒性休克的老年患者，不推荐使用羟乙基淀粉。术前有低蛋白血症的脓毒症患者，可以采用白蛋白进行液体复苏，维持血清白蛋白水平 30g/L 以上。推荐实施目标导向液体治疗联合预防性缩血管药物降低围术期的并发症。开放性手术术中维持的液体输注量不超过

$5 \sim 7ml/($ kg · h $)$。

（四）术后管理与康复

1.术后早期进食　术后患者清醒即可经口摄入无渣饮品，如无任何不适，$1 \sim 2h$后即可恢复正常饮食。

2.导尿管　术后根据手术要求，在允许的情况下尽早拔除导尿管。

3.预防术后恶心呕吐　所有患者均应在手术结束前30min给予预防性止吐药物。

4.术后多模式镇痛　根据手术创伤的程度并结合患者术后功能康复的需求，优化围术期多模式镇痛的方案。

三、老年患者常见骨科手术的麻醉

（一）老年髋部骨折手术

老年髋部骨折是一种常见的骨质疏松性骨折，多见于65岁以上的女性，70岁以上的男性。流行病学分析显示，2017年有超过160万新增病例，年均增长率为25%，到2050年预计将有630万病例。老年髋部骨折患者属于非暴力骨折（跌倒、滑倒等），约47%的髋部骨折为股骨头和股骨颈骨折，38%为股骨转子间骨折。骨折后患者预后并不乐观，1/3的患者在受伤后第1年内死亡，而幸存者的生活质量很差，只有不足15%的患者完全恢复到受伤前的活动水平。另外，髋部骨折后明显增加了对侧受伤的风险，文献报道对侧髋部骨折的风险为$5.5\% \sim 20\%$，风险因素包括：老年痴呆症、帕金森病、呼吸系统疾病和未进行药物治疗的骨质疏松症。髋部骨折手术后，许多老年患者存在行动不便等问题，超过30%不能重新独立行走。75%的患者死因不是髋部骨折，而是受伤前的基础疾病，如慢性阻塞性肺疾病、冠心病、阿尔茨海默病、视力和听力障碍、癌症、糖尿病和高血压。

髋部骨折会导致细胞内线粒体断裂，并诱导一些类似于细菌感染的炎症因子的释放，如肿瘤坏死因子（TNF-α）、白细胞介素（IL-6、IL-1）。适当抑制老年骨折患者的系统性炎症是必要的，可以使用低剂量短效皮质类固醇（100mg氢化可的松或40mg泼尼松），刺激垂体－肾上腺的应激反应，减少缺血再灌注损伤，促进手术后第2天生命体征的平稳，减少住院期间谵妄和感染的发生率。

髋部骨折手术的麻醉方法优选椎管内麻醉，更有利于术后恢复，区域麻醉可以降低院内死亡率和减少肺部并发症，对于使用抗凝剂的患者可以根据指南决定是否实施椎管内麻醉。

近年对于髋部骨折的老年患者提倡优化血流动力学手术治疗，如靶向神经阻滞可以促进术后恢复，包括闭孔神经、股外侧皮神经阻滞和髂筋膜阻滞，有利于缓解疼痛和降低术后谵妄发生率。纤溶酶原抑制剂氨甲环酸具有抗炎作用，可以通过减轻创伤应激的机制减少围术期失血量和输血率。

老年患者髋部骨折后24h内DVT的发生率为2.6%，72h则增加至13.3%，对于髋部骨折的老年患者，入院后应立即进行凝血功能检查和血栓风险评估，在权衡血栓/出血风险后尽快给予足够的抗凝治疗（如低分子肝素、利伐沙班和阿司匹林）。对于出血风险较高的患者，建议采取机械预防措施（如气动加压装置或弹力袜）。对于血栓形成风险极高的患者，如欧洲心脏手术风险评估系统（Euro SCORE）＞6和CHADS 2评分（充血性心力衰竭、高血压、年龄＞75岁、糖尿病、既往脑卒中和短暂性脑缺血发作）＞2的患者，研究表明应根据专科医师的建议延长抗凝期或增加抗凝强度。

（二）全髋或膝关节置换手术

关节置换的老年患者可以分为两类：一类是由外伤导致的关节骨折，此类患者术前活动能力尚可，应注意合并的慢性疾病对手术麻醉的影响。另一类是由骨性关节炎、类风湿关节炎等疾病导致的关节骨折，患者术前活动能力差，可能存在长期卧床、心肺功能不全及深静脉血栓形成等问题。

关节置换手术麻醉前6h禁食蛋白质类流质，麻醉前4h禁食碳水化合物，麻醉前2h禁饮清亮液体，大于术前2h进饮不增加反流误吸的风险，不增加相关的并发症发生率和死亡率，可以减少术后胰岛素抵抗。实施全身麻醉的患者，清醒后先进饮再进食，采用椎管内麻醉的患者，返回病房后即可进饮和进食，早期进食可以降低术后低血钾的发生，加快肠道功能的恢复。术中尽量控制液体输注，限制性输液＜1500ml，可以避免大量液体进入组织间隙，发生肺间质、消化道等的水肿性并发症，过多的液体输注可以增加肝细胞的损伤和导致稀释性凝血功能障碍，使出血速度加快和出血量增多，延长出血时间。

围术期纠正贫血，可以降低术后感染的发生率，术前血红蛋白

＜100g/L的患者术后感染率为4.23%，比术前无贫血患者高出5倍。有慢性出血性原发疾病的患者应治疗原发疾病。髋关节置换手术术中出血较多，尤其是髋关节翻修手术，术中应行有创血压监测，注意血液保护，及时补充血红蛋白。手术切皮前可以应用抗纤溶药物减少出血，氨甲环酸15～20mg/kg静脉滴注。

膝关节置换手术因术中使用止血带，所以出血不多，但应注意止血带反应。止血带反应主要表现在以下几个方面。①循环血量增多：多发生在应用止血带之前的驱血阶段，回心血量增多，心脏前负荷增加，对于心功能较差的老年患者应密切观察循环变化。②止血带痛：不同的麻醉方式患者对止血带痛的反应不同，全身麻醉抑制效果最好，其次为腰麻、硬膜外麻醉。清醒患者会主诉有一种烧灼样胀痛，全身麻醉患者出现血压升高、心率增快和出汗。③局部组织细胞缺血、缺氧：使用止血带时间超过60min，血管内皮完整性会受损，导致组织水肿，细胞膜结构破坏，细胞内酸中毒。神经轴索长时间的缺氧和过度受压会导致不可逆性的损害。④松止血带后表现：松止血带后循环血量会相对减少，患者常表现为心率增快、血压下降。同时缺血的肢体累积产生的代谢产物进入全身循环后导致呼气末二氧化碳分压、动脉血二氧化碳分压、血乳酸和钾离子升高。另外，止血带可能诱发下肢深静脉血栓形成。

骨水泥是关节置换手术中常用的黏合剂，术中注意骨水泥的相关问题。目前各种品牌的骨水泥的基本成分均是聚甲基丙烯酸甲酯（polymethyl methacrylate，PMMA）。因骨水泥置入后会引起血管扩张和心肌抑制，骨髓腔内高压可能使空气、脂肪、骨髓进入静脉导致肺栓塞而出现骨水泥置入综合征，主要表现包括：低血压、低氧血症、心律失常、肺栓塞、肺动脉高压、心血管功能衰竭和猝死，死亡率为0.6%～1%。发生骨水泥反应的高危因素包括：高龄、既往肺动脉高压、右心功能异常、冠状动脉疾病、骨质疏松、转移性疾病和使用长柄股骨部件手术的患者。为了预防骨水泥植入综合征的发生可以预防性应用皮质激素、升高血压，维持收缩压＞90mmHg，加快输液避免发生低血容量。

关节置换手术的镇痛可以选择椎管内镇痛，髋关节置换术可以选择股神经或收肌管隐神经阻滞，术中切口周围注射镇痛"鸡尾酒"，静脉或肌内注射选择性COX-2抑制剂。"鸡尾酒"镇痛药的配制方法有很多，术者缝合完关节囊以后，在关节囊、关节周围韧带、深筋膜、骨膜、关节周围皮下组织和肌肉进行注射。

（三）脊柱手术

脊柱手术，包括脊柱融合术、椎板切除术、椎板成形术、椎间盘切除术。术前访视充分与患者沟通手术麻醉流程，了解患者脊髓功能、运动功能障碍程度、需要手术的脊柱节段。术前筛查有术后疼痛或伤口愈合不良风险的患者，如慢性疼痛综合征、睡眠呼吸暂停或营养缺陷（ BMI ＜ 18.5kg/m^2 或 ＞ 25.0kg/m^2 ）、血糖 ＞ 180mg/dl、HbA1c ＞ 8.0%、血红蛋白 ＜ 11.5 g/dl、年龄 ＞ 75 岁、白蛋白 ＜ 3.5g/dl 的患者。脊柱手术术前使用加巴喷丁和对乙酰氨基酚可减少术后疼痛和麻醉药物的使用量。术中为了减少手术应激反应，可采用微创技术、局部麻醉、区域麻醉代替全身麻醉，尽量减少失血量，减少阿片类药物使用量。

术中采用目标导向液体治疗，避免低体温和低血容量是ERAS策略的重要组成部分。据报道，氨甲环酸可减少手术期间的失血量且耐受性较好。此外，长效的局部麻醉药会延长手术后镇痛时间，如脂质布比卡因（ 72h 镇痛 ）。

术后目标是通过早期活动、营养和物理治疗帮助患者恢复正常功能和活动。在物理治疗的指导下，最早可在脊柱手术后2h进行早期活动。老年患者在术前2h口服碳水化合物饮料，诱导麻醉和手术后2 ～ 4h开始饮水和6h开始早期进食是安全的且不会增加并发症。术后咀嚼口香糖可用于降低术后肠梗阻的风险。据报道，脊柱手术的患者ERAS方案中术前使用非甾体抗炎药、对乙酰氨基酚和加巴喷丁，术中静脉注射昂丹司琼和氯胺酮，术中使用右美托咪定，可减少脊髓水肿，术后使用非甾体抗炎药，尽早尽量多活动，减少阿片类药物使用量，可以实现加速康复。

颈椎手术中应特别注意术前评估患者气道情况，如颈椎有无骨折、脱位，术前颈部活动范围，有无颈部手术史、骨质疏松。气管插管过程中避免过度屈曲颈部。颈椎过度固定术后可能导致上呼吸道梗阻，拔除气管导管后需要特别注意。

四、结语

现阶段，ERAS 理念在骨科手术中呈蓬勃发展之势，骨科手术因其特殊性和复杂性，在具体实施过程中需要多模式、多学科联合优化围术期的治疗方案。本节从麻醉管理方面，将 ERAS 策略融入老年骨科患者围术期的各个方面进行叙述，以期优化患者的术前状态，减少麻醉风险，维持术后生理功能，加速老年患者的术后康复。

参 考 文 献

中华医学会麻醉学分会老年人麻醉与围术期管理学组，国家老年疾病临床医学研究中心，国家老年麻醉联盟，2020. 中国老年患者围手术期麻醉管理指导意见（2020版）（一）［J］. 中华医学杂志，100（31）：2404-2415.

Brauer CA，Coca-Perraillon M，Cutler DM，et al，2009. Incidence and mortality of hip fractures in the United States［J］. JAMA，302（14）：1573-1579.

Chakravarthy VB，Yokoi H，Coughlin DJ，et al，2019. Development and implementation of a comprehensive spine surgery enhanced recovery after surgery protocol：the Cleveland Clinic experience［J］. Neurosurg Focus，46（4）：E11.

Cho YH，Byun YS，Jeong DG，et al，2015. Preoperative incidence of deep vein thrombosis after hip fractures in Korean［J］. Clin Orthop Surg，7（3）：298-302.

Foss NB，Kristensen MT，Kristensen BB，et al，2005. Effect of postoperative epidural analgesia on rehabilitation and pain after hip fracture surgery：a randomized，double-blind，placebo-controlled-trial［J］. Anesthesiology，102（6）：1197-1204.

Johnell O，Kanis JA，2004. An estimate of the worldwide prevalence，mortality and disability associated with hip fracture［J］. Osteoporos Int，15（11）：897-902.

Mathiesen O，Dahl B，Thomsen BA，et al，2013. A comprehensive multimodal pain treatment reduces opioid consumption after multilevel spine surgery［J］. Eur Spine J，22（9）：2089-2096.

Rashiq S，Vandermeer B，Abou-Setta AM，et al，2013. Efficacy of supplemental peripheral nerve blockade for hip fracture surgery：multiple treatment comparison［J］. Canadian J Anesthesia/Journal canadiend' anesthésie，60（3）：230-243.

Reeve J，Loveridge N，2014. The fragile elderly hip：mechanisms associated with age-related loss of strength and toughness［J］. Bone，61（100）：138-148.

Xie J，Hu Q，Ma J，et al，2017. Multiple boluses of intravenous tranexamic acid to reduce hidden blood loss and the inflammatory response following enhanced-recovery primary total hip arthroplasty：a randomised clinical trial［J］. Bone Joint J, 99-B（11）：1442-1449.

第九节　老年人术后快速康复中眼科手术的麻醉管理

眼科手术患者中，老年患者最为多见。最常见的手术是年龄相关性白内障手术、眼底手术及青光眼手术。白内障是世界上最主要的致盲眼病，也是老年人最常见的眼病，白内障盲占盲人总数50%，而中国眼科疾病患者基数大，老年患者人群中白内障发病率较高，60岁以上人口白内障发病率达80%以上。随着中国眼科眼底疾病诊疗水平的迅速发展，目前眼底手术已成为继白内障手术之后手术量最多的眼科手术，主要用于糖尿病视网膜病变、视网膜剥脱、玻璃体积血等，手术时间长，患者多数年龄偏大。而我国青光眼患者人数，2020年统计已达2100万。

一、老年人眼科手术快速康复方案与麻醉管理

（一）术前宣教

准备接受眼科手术的老年患者术前常出现紧张焦虑的情绪，患者的心理负担比较重，严重者可影响睡眠，导致高血压、心律失常或高血糖等。因此耐心细致的术前宣教显得尤为重要。术前向患者及其家属详细介绍麻醉和手术流程、术后注意事项等，增强患者的信任和配合，减少因未知情和胡思乱想产生的不安，有利于优化术前整体状态和术后快速康复。

（二）术前准备

1.术前访视与评估　老年眼科患者常合并其他慢性基础疾病，术前应全面评估各系统和器官的功能状态，调整术前用药，改善术前营养状态，必要时邀请相关科室协助会诊，加强重视。此外，虽然老年眼科患者常在局部麻醉的情况下进行，但也不可忽视对老年患者的气道进行评估。

2.术前戒烟、戒酒　《中国加速康复外科临床实践指南（2021版）》推荐术前戒烟、戒酒4周，减少术后并发症的发生率，缩短住院时间。急诊手术和限期手术另当别论。

3.纠正术前营养状态　老年患者术前必须评估营养状态。如果存在营养不良，需进行适当干预，改善营养状态，纠正低蛋白血症、贫血、离子紊乱等病理状态，提高老年患者对手术和麻醉的耐受力，避免营养不良影响术后康复。

4.术前禁食禁饮　缩短禁食禁饮时间，可以减轻患者的不适感，减轻胰岛素抵抗。将禁食时间缩短至术前6h，禁饮时间缩短至术前2h。大于术前6h可进食淀粉类固体食物，大于术前2h可进除乙醇类饮品之外的清饮料。推荐术前饮用含碳水化合物的饮品，术前10h饮用12.5%碳水化合物饮品800ml，术前2h饮用不超过400ml的碳水化合物。

（三）术中麻醉管理

1.老年人眼科手术的麻醉方法　眼科手术是一种常见的外科手术，老年患者较多，并且随着眼科显微外科技术的不断发展和普及，眼科手术的技术含量越来越高，手术操作更加精准。眼科手术的精细程度对麻醉提出了更高的要求。对于能够配合手术的成年患者，虽然部分手术可以在局部麻醉下进行，但患者在局部麻醉下很难克服紧张焦虑心理。对于时间较长、刺激较强的手术，患者会感觉到程度不同的疼痛和不适。因此，近年来监测下的麻醉管理越来越受到眼科医师和患者的青睐。在一些进行全身麻醉的眼科小手术中一般不要求控制呼吸，手术结束后要求患者快速清醒，并且无呛咳和躁动。而对于比较复杂的眼底手术要求麻醉清醒期要更平顺，术后需尽快满足患者体位配合的要求。这些手术的特殊情况均对麻醉提出了更高的要求。

眼科手术的麻醉方法目前主要有两种：局部麻醉和全身麻醉。

（1）局部麻醉：眼科手术中常用的局部麻醉有表面麻醉和区域麻醉。

1）表面麻醉：是处置室中最常用的眼部麻醉方法，是通过将局部麻醉药滴剂或凝胶（如利多卡因、普鲁卡因和丁卡因）直接滴入或涂抹在角膜和结膜上发挥麻醉作用。

两种最常用的表面麻醉药是外用水滴剂0.5%盐酸普鲁卡因和1%盐酸丁卡因。盐酸普鲁卡因是FDA批准的唯一一种眼用局部水性麻醉药。这两种短效局部麻醉药可用于普通眼科手术（如眼压测量），也可用于一些创伤性较小的手术，包括前房穿刺、角膜刮片、眼部激光治疗等。少数情况下白内障手术或青光眼手术也可在表面麻醉下进行。麻醉方法的选择也与手术类型密切相关。例如，白内障手术可能不需要眼球完全运动迟缓，因此表面麻醉是首选，可以避免发生区域神经阻滞麻醉的并发症。

2）区域麻醉：区域神经阻滞技术是指通过经结膜或经皮注射局部麻醉药，从而阻滞支配眼部的神经，使眼球运动迟缓。当使用锋利的针头进行注射时，患者的配合至关重要，注射前直视有助于保护眼动脉和视神经免受注射针的损伤。应注意针头注射完成后的回吸，以避免发生局部麻醉药中毒。眼科手术最常用的区域麻醉方法是球后阻滞、球周阻滞和Tenon's囊下麻醉。

眼科手术中最早进行的神经阻滞方式之一是球后阻滞。通过确定眶下缘中间和外侧1/3交界处稍外侧的空间，利用解剖学标志完成此操作。通过结膜，还是经皮完成此阻滞取决于手术医师的技术水平和患者的解剖学标志。如果选择经皮入路，在眼球边缘上方施加轻微压力，在眼球和眶下骨之间形成一个空间。该空间用于引导针的轨迹，有助于降低潜在球囊穿孔的风险。如果选择经结膜途径，则在下眼眶附近向下施加轻微压力，以缩回眼睑。然后将针向上和向内推进，直到进入眼球后面的空间。通过长度小于1.5in（1in≈2.54cm）的23～25号针进行负压吸引后，注入2～5ml局部麻醉药，以免损伤邻近的眼神经和血管，使用长度较短的针头可降低眼球穿孔的风险。球后阻滞的主要优势在于局部麻醉药沉积在眼内，可最大限度阻滞眼外肌，成功率约为85%。老年眼部手术术后疼痛不仅会影响手术效果，还会影响术后睡眠，导致术后眼压升高，球后阻滞一般选用利多卡因复合罗哌卡因，从而延长术后镇痛时间。

球后阻滞与球周阻滞和Tenon's囊下麻醉相比，球后阻滞与解剖结构损伤相关的不良事件发生率最高。与球后阻滞相关的并发症包括眼球穿孔（当高度近视眼轴长度超过26mm时，风险增加），由于意外刺穿硬脑膜而导致局部麻醉药在鞘内扩散至脑干、引发呼吸停止，与球后出血相关的眼压升高，局部麻醉药浸润压迫视神经而导致严重视力丧失。球后出血可能威胁视力，因此，如眼科手术术后，患者出现眼球突出和眼压升高等临床症状，建议及时行外眦切开术。

球周阻滞可使用最大长度为1.25in的25～27号针进行。这是一种比球后阻滞更安全的替代方法，并且更容易进行麻醉护理。与球后阻滞相比，球周阻滞时，注射针的轨迹不太陡峭，有助于降低眼球穿孔、视神经损伤和局部麻醉药注入鞘内引起的中枢神经抑制等不良事件的发生率。球周阻滞的入路分为颞下入路和内侧球周入路。颞下入路在解剖学标志方面与球后阻滞相似，但针不会进入眼眶肌筋膜锥内。与球后阻滞相比，球周阻滞还可以阻滞眼轮匝肌（负责闭合眼睑的肌肉），更方便外科医师进行眼部手术操作、改善手术条件。内侧球周入路是球周阻滞的另一入路，也是注射局部麻醉药相对安全的方式。眶内侧壁与眶脂肪垫赤道之间约有10mm的距离，可容纳6～12ml局部麻醉药，以达到眼球运动迟缓和镇痛的作用。球周阻滞注射的局部麻醉药在眶外空间向各个方向扩散。虽然球周阻滞被认为是安全的，但该阻滞方法起效时间较长（约5min）。此外，与球后阻滞相比，球周阻滞需要的局部麻醉药剂量较大，结膜化学性损伤的发生率更高。

老年人眼科手术球周阻滞的并发症较轻，也不常见。这也是球周阻滞受眼科医师青睐的主要原因。球周阻滞的主要并发症是由于较大容量的局部麻醉药导致的暂时性结膜肿胀。

Tenon's囊下麻醉技术是通过在结膜上的一小切口来完成的。通过切口放置一根19号细导管，通过此导管注入2～5ml的局部麻醉药。局部麻醉药可以通过此入路扩散到眼球后部。与球周阻滞类似，此方法需要约5min才能发挥阻滞作用。无论区域麻醉采用哪种技术，通过评估眼球或眼外肌的任何运动来评估实施阻滞的成功与否都很重要。本身这项技术被提议作为球后阻滞的补充。Tenon's囊下麻醉是通过在Tenon's囊下（或巩膜上）的空间中注射局部麻醉药。目前Tenon's囊下麻醉有两种技术：钝套管技术和针刺技术。

钝套管技术：在表面麻醉下，在距角膜缘5～10mm处的结膜和Tenon's囊中打开一个切口，然后将一个钝套管插入巩膜上间隙。该麻醉技术的主要优点是避免针头损伤，提高了安全性。大多数关于Tenon's囊下麻醉安全性的文章都提到了钝套管技术。

针刺技术：用锋利的针头插入结膜半月皱襞和眼球之间。当针穿过结膜后，针头稍微向眼球内侧移动，并严格向后移动，这时会明显拉动眼球，从而将视线指向内侧。在10～15mm的深度处，会产生轻微的阻力，突破后，这时眼球自动从内转位回到原位。安全性欠缺限制了该技术的应用。Tenon's囊下间隙注射可使局部麻醉药在眼球的巩膜周围循环扩散，较低剂量的局部麻醉药液（2～5ml）即可实现良好的镇痛作用。

（2）全身麻醉：随着眼科学技术的发展和患者需求的提升，全身麻醉在眼科老年患者中的应用也日渐广泛。

常用的麻醉诱导药物为静脉麻醉药、阿片类镇痛药和肌松药，麻醉维持选择静吸复合麻醉。丙泊酚是一种短效静脉麻醉药，用于全身麻醉的诱导和维持。其起效和代谢迅速，对于手术时间较短的眼科手术优势更加明显，使眼科手术患者可以迅速清醒。丙泊酚与瑞芬太尼搭配成为一组比较理想的全凭静脉麻醉用药方案，配合气管导管或喉罩通气，适用于手术时间较短的内眼手术。麻醉诱导及维持要力求平稳，无呛咳及躁动，使用面罩位置得当，不压迫眼球。麻醉管理中应注意全身麻醉深度不宜太浅。对于气管内插管的患者一定要将气管导管妥善固定，防止手术过程中眼科医师移动导管，导致导管过深或过浅。术毕拔管时要注意避免呛咳，以防眼压增高。

此外，选择麻醉用药时需要评估麻醉药物与眼压之间的关系。大多数麻醉诱导药，包括丙泊酚和依托咪酯，可使眼压降低约30%。挥发性麻醉药也可降低眼压。丙泊酚和七氟烷联合应用可显著降低眼压，可用于对抗喉镜置入或插管操作引起的眼压升高。非去极化肌松药，如顺式阿曲库铵、罗库溴铵、米库氯铵，在麻醉诱导期不会对眼压产生明显影响。

2.老年人眼科手术麻醉的气道管理　在气道管理方面，通过气管内插管或声门上气道（supraglottic airway，SGA）装置保护气道很重要，这两种人工气道各有优缺点。与气管内插管相比，声门上气道的好处在于对眼压影响小，但气管内插管可以预防反流误吸。很多老年患者患有胃食管反流疾病，糖尿病合并的自主神经功能改变可导致胃轻瘫，这些因素都是反流误吸的高危因素，这样的老年患者在接受眼科手术时，选择气管内插管更安全。但气管内插管的刺激比声门上气道大，对眼压的影响也大，但可以通过输注芬太尼、瑞芬太尼、右美托咪定、肌松药等药物来减轻插管反应。

如果选择气管内插管，应避免使用去极化肌松药，因为可能会导致眼压暂时升高。若使用声门上气道，应保持一定的麻醉深度，以免发生喉痉挛。全身麻醉可能发生严重的术后恶心呕吐，从而使眼压急剧升高。因此，必须采取相应措施，预防术后恶心呕吐，从而避免严重眼压升高影响患者术后快速康复。

3.其他术中管理措施　注意预防眼-心反射，维持一定的麻醉深度，加强心电图监护，一旦出现心律失常，立即嘱眼科医师停止操作，必要时给予肾上腺素进行治疗。老年患者需要慎用阿托品防治眼-心反射，阿托品可能增加老年患者术后谵妄的发生率。

老年患者是围术期低体温的高发人群，术中需注意体温管理，加强保暖。注意监测血糖，尤其对于糖尿病患者，避免血糖异常。手术时间较长的患者，还需加强液体出入量监测。

（四）术后管理

眼科患者涉及术后体位管理，视网膜脱离手术术后要求患者保持俯卧位，在此阶段，需要加强呼吸功能监测，避免低氧血症的发生。

做好术后镇痛，可以口服曲马多或非甾体抗炎药，避免疼痛影响患者术后快速康复。

二、麻醉在现代眼科手术中的变化

（一）喉罩通气的应用逐渐普及

由于大部分眼部手术范围较局限，如超声乳化白内障摘除、人工晶体植入、角膜移植、斜视手术等，术中较少需要肌肉松弛，且大部分手术时间较短，眼底手术要求患者术后能及时体位配合，需要患者术后尽快清醒，喉罩的应用在眼科手术中表现出明显的优势。首先喉罩不需要使用肌松药，能在保留自主呼吸的基础上插入，操作较气管插管简便；其次喉罩刺激性小，引起术后呛咳及头部震动的发生率远低于气管插管。浅麻醉下的老年患者较易耐受喉罩，轻微体位变化也不会引起呛咳，对老年患者血流动力学及眼压的影响均较小。因此目前老年眼科手术中接受全身麻醉的患者常采用喉罩通气。

（二）监测下的麻醉管理在眼科手术中的应用

一般情况下，复杂的内眼手术需要在全身麻醉下完成。随着眼科手术技术的迅猛发展，术中微创玻璃体切割、超声乳化技术的不断完善，眼科手术的时间大大缩短，手术刺激也相应减小。因此，相当一部分手术可在局部麻醉下完成。局部麻醉虽可完成手术，但不能消除患者的恐惧和焦虑。这类患者可以考虑采用监测下的麻醉管理。监测下的麻醉管理是指应用局部麻醉或未应用局部麻醉的情况下，麻醉医师为患者提供的特别医疗服务。在此过程中，麻醉医师的主要工作内容为监测重要生命体征、维持呼吸道通畅，根据临床情况给予镇静药、镇痛药及其他药物，以确保患者安全、舒适。监测下的麻醉管理强调患者的安全，同时可以提升患者的舒适程度和配合度，特别适合眼科手术。

对于老年患者，监测下的麻醉管理虽然具有一定的优势，但在应用过程中，需要加强生命体征监护，药物的选择和应用需要格外慎重，要在舒适和安全之间寻找平衡，防止镇静过深，导致呼吸系统和循环系统的不良事件发生。

三、结语

接受眼科手术的老年患者逐年增加，鉴于老年患者特殊的身心状态及眼科手术的特殊性，麻醉医师应根据手术类型和老年患者自身情况，制订个性化麻醉方案，做好术前宣教，提高老年患者围术期依从性，重视并加强围术期麻醉管理，将ERAS策略中的干预措施合理地应用于眼科手术的围术期麻醉管理，以促进患者术后快速康复。

参 考 文 献

Alhassan MB，Kyari F，Ejere HO，2008．Peribulbar versus retrobulbar anaesthesia for cataract surgery［J］．Cochrane Database Syst Rev，（3）：CD004083．

Dumas GA，Bryant AS，Ibey J，et al，2018．Safety comparison of laryngeal mask use with endotracheal intubation in patients undergoing dacryocystorhinostomy surgery［J］．Ophthalmic Plast Reconstr Surg，34（4）：324-328．

Li SS，Hu X，Tan F，et al，2020．Effects of cisatracurium，rocuronium，and mivacurium on intraocular pressure during induction of general anesthesia in ophthalmic surgery［J］．Drug Des Devel Ther，14：1203-1208．

Song PG，Wang H，Theodoratou E，et al，2018．The national and subnational prevalence of cataract and cataract blindness in China：a systematic review and meta-analysis［J］．J Glob Health，8（1）：010804．

Tighe R，Burgess PI，Msukwa G，2012．Teaching corner：regional anaesthesia for ophthalmic surgery［J］．Malawi Med J，24（4）：89-94．

Wang H，Zhang LM，Sun M，et al，2021．Perioperative treatment compliance， anxiety and depression of elderly patients with ophthalmic surgery and the influential factors [J]. Ann Palliat Med, 10（2）: 2115-2122.

Wolkow N, Weinberg DA, Bersani TA, et al, 2019. Ophthalmic plastic surgery in patients 100 years and older [J]. Ophthalmic Plast Reconstr Surg, 35（1）: 71-76.

Xu T, Wang B, Liu H, et al, 2020. Prevalence and causes of vision loss in China from 1990 to 2019: findings from the Global Burden of Disease Study 2019 [J]. Lancet Public Health, 5（12）: e682-e691.

第十节 老年人术后快速康复中耳鼻喉科手术的麻醉管理

一、老年人耳鼻喉部的病理生理特点

听觉器官功能随年龄增长逐渐减退。老年人的听觉传导通路均呈现衰退改变。基于听觉器官、组织的病理改变，老年性耳聋分为感音性耳聋、神经性耳聋、代谢性或血管纹性耳聋和耳蜗传导性或机械性耳聋。老年患者常伴发心脑血管疾病、糖尿病、慢性肾炎、抑郁障碍等疾病，这些疾病均可导致听力下降。老年患者经常服用的一些药物，如水杨酸类药物、奎宁、氨基糖苷类药物、袢利尿剂等也可以引起耳部毒性反应。耳蜗、前庭及血管纹是最易受到耳毒性药物损害的部位。此外，慢性中耳炎也是老年人听力水平下降的重要原因之一。

老年人鼻部骨结构以及鼻腔黏膜、腺体和微血管等发生退行性变，导致鼻甲变薄、鼻腔宽大、纤毛清除功能减弱，加之老年人鼻腔呼吸区和嗅区细胞的局部免疫功能降低，较易发生鼻腔感染。如果合并高血压病、冠心病等疾病，长期使用阿司匹林、氯吡格雷等抗凝药物，可引起难以自止、反复发作的鼻出血。鼻出血如果不能及时有效处理，可致失血性休克，危及生命安全。鼻黏膜上有发达的上皮纤毛，它们将黏着尘粒、细菌的黏液推向咽部，从而起到清洁鼻腔的作用。老年人的上皮纤毛数量减少、功能减弱，出现不同程度黏膜纤毛功能障碍，引起鼻窦内分泌物淤积，加重炎症反应。细菌及真菌感染、免疫因素及鼻腔结构异常导致老年人鼻窦炎反复发作，出现鼻息肉，甚至鼻咽部肿瘤。

老年人的喉部组织（声带、喉软骨关节等）随着年龄的增长逐渐退化。声带黏膜上皮层变薄，固有层炎症细胞浸润，肌层肌纤维数量下降，声带截面积明显缩小。喉软骨关节出现软骨骨化、钙化，韧性减低，喉部结构失去弹性；环杓关节滑液囊纤维化、韧带松弛，关节面形态不规则、变薄等。各种环境刺激及咽喉反流对喉部微环境酸碱平衡产生巨大影响。微生物代谢产物、自身免疫性疾病和过敏性疾病、咽喉反流等均可导致细胞外酸化，降低细胞生理作用。喉部酸化、微环境pH变化刺激声带息肉的形成。放射线、生物化学刺激、病毒、环境毒素等致病因素长期作用会导致喉黏膜细胞核酸和蛋白质水平发生变化，进而改变形态结构，甚至发生癌变。

二、老年人耳鼻喉科手术术后快速康复方案与麻醉管理

老年患者术后快速康复方案需要多学科联合进行。它涉及围术期的每个环节，从术前宣教到术后管理，需要外科医师、麻醉医师、护理团队、营养科医师、影像科医师等共同参与。本节将从术前宣教、术前准备、术中策略和术后策略等方面具体介绍老年患者耳鼻喉科手术麻醉管理的实施过程。

（一）术前宣教

术前宣教需从患者在门诊就诊到手术前持续进行，其目的是让患者充分理解实施快速康复方案的必要性及流程，以期医、护、患三方能互相配合，从而达到术后快速康复方案实施的最佳效果。针对具体疾病和手术方式，外科医师需要联合麻醉科等多学科制订术前、术中及术后评估和干预措施，并耐心细致地向患者进行讲解，同时进行必要的心理护理，缓解其紧张焦虑情绪。术前宣教可以通过宣传册、微视频等方式进行，让患者对自身疾病、手术和麻醉，以及快速康复措施有充分的了解。对于存在听力减退、认知功能障碍、沟通困难、依从性差的老年患者，医护人员宜通过形式多样的方式向患者家属讲解快速康复的内容及过程，取得患者家属的理解与配合，力争促进患者术后快速康复。

（二）术前准备

1.术前评估及基础疾病的治疗　麻醉前评估和干预在围术期至关重要，对于术前伴有心血管系统、呼吸系统、血液系统等系统性疾病的患者需评估是否耐受手术，并及时给予相应干预。对于存在严重系统

性疾病、围术期风险较高者，宜请相关科室医师会诊，必要时暂缓手术，并转入相关科室治疗，待病情稳定后再择期安排手术。除了全身状态评估外，还应该对耳鼻喉科相关疾病对麻醉产生的影响进行评估，重点是气道评估。鼻腔疾病可能影响麻醉给药后的辅助呼吸，咽喉部的肿物可能对气管插管路径有影响。对于可能存在的困难气道，要做好充分准备。

2.术前营养支持　嗅觉减退会影响食欲，咽喉部疾病会影响吞咽，再加上老年人消化系统功能减退，致使部分患者术前可能存在不同程度的营养不良。常规营养补充剂量为1kcal/ml，或者营养补充剂中含50%能量和部分蛋白质，每日补充400～800ml，同时还要保证正常的饮食摄入。应对术前患者进行营养状态评估，根据评估结果，对已经存在营养不良的老年患者，由专业的营养师为其制订个性化的营养支持方案。

3.术前禁食禁饮　择期手术患者术前较长时间的禁食禁饮不仅会导致口渴、饥饿、焦虑、脱水、低血糖等不良反应，大大降低患者的舒适度及满意度，还会使患者处于代谢应激状态，甚至出现胰岛素抵抗，增加术后并发症的发生。因此，对无胃肠动力障碍或非肠梗阻的患者术前6h可进食固态食物，术前2h可饮水。推荐术前10h可饮用12.5%碳水化合物饮品800ml，术前2h可饮用不超过400ml的清饮料，从而增加体内的碳水化合物负荷，促进胰岛素敏感组织（主要为肌肉和脂肪）对葡萄糖的吸收，改变患者隔夜禁食后机体所处的分解代谢状态。饮用富含碳水化合物的饮品可以提高胰岛素敏感性，减少术后胰岛素抵抗的发生。

4.术前用药　可使用抗胆碱药物以减少鼻及咽喉部的分泌物。中耳及咽喉部手术者应慎用阿片类药物以免引起恶心呕吐及抑制咽喉保护性反射。对于严重气道梗阻或者扁桃体术后出血的老年患者不应使用术前镇静药物。

老年人免疫力下降，约1/3耳鼻喉科患者同时合并不同程度呼吸道感染。术前预防性使用抗生素可以降低手术部位感染发生率。推荐术前0.5～1.0h给予抗生素，若手术时间超过3h或超过所用抗生素半衰期的2倍，或成年患者术中出血量＞1500ml，术中应追加单次剂量。

（三）术中策略

1.手术方式的选择　手术方式首选微创手术。鼻腔鼻窦疾病多选择鼻内镜下操作，中耳手术多选择在耳显微镜下进行，咽喉部手术可在等离子辅助下完成，部分喉癌需行全喉或半喉切除术。

2.麻醉管理

（1）麻醉方法的选择：要根据手术部位、方式及患者情况综合考虑。耳鼻喉科手术多数可以选择局部麻醉。局部麻醉对全身干扰小，呕吐误吸发生率低，术后恢复快。但是对于手术范围广、难度大或操作精细的显微外科手术，则需要全身麻醉，可联合区域阻滞麻醉，既能满足镇静、镇痛需要，又能有效减少手术应激，有利于促进患者术后康复。

（2）麻醉药物的选择

1）静脉诱导药的选择：老年人心血管储备功能减退、代偿能力减弱、对麻醉耐受差，对麻醉药物敏感性增加，几乎所有麻醉药物都有不同程度的扩张血管和心肌抑制作用，小剂量即可出现较为显著的循环抑制作用。选择对机体影响小、起效快的全身麻醉诱导药物对老年患者非常重要。丙泊酚是应用最广泛的麻醉药物，可有效抑制麻醉诱导期的气管插管反应，但对循环抑制明显，尤其对于老年患者，低血压的发生率更高，血压波动幅度更大。依托咪酯对循环影响小，适合老年患者麻醉，但抑制插管反应效果不够理想。有研究表明丙泊酚复合依托咪酯诱导，对循环抑制作用小且可有效抑制插管反应。与芬太尼相比，舒芬太尼用于全身麻醉诱导时血流动力学更平稳。

2）吸入麻醉药的选择：老年人吸入麻醉药的最低肺泡有效浓度比年轻人降低20%～40%。地氟烷在所有吸入麻醉药中血气分配系数最低，可控性最强，因此在老年患者中应用具有一定的优势，即使是长时间手术后，也可实现早期拔管。七氟烷因其在麻醉诱导和麻醉维持期间对呼吸道刺激性小，心血管系统的不良反应较少，麻醉苏醒快，也是老年人耳鼻喉科手术吸入麻醉药的选择之一。手术时间长、操作难度大的耳部显微外科手术需要全身麻醉时，应慎用高浓度氧化亚氮。

3）镇痛药物的选择：老年人的中枢神经系统对阿片类药物的敏感性明显增加，个体之间有明显差异，应酌情减少老年患者阿片类药物的剂量。瑞芬太尼具有起效快、作用时间短、消除快、无特殊不良反应的特点，被视为一种比较理想的麻醉性镇痛药。其诱导迅速、可有效抑制气管插管反应、术中血流动力学相对稳定、可明显减轻强烈手术刺激的应激反应、术后苏醒快、并发症少，可用于老年耳鼻喉科患者的术中镇痛，尤其适用于支撑喉镜等短时间耳鼻喉科手术。但在缓慢泵注时，应密切关注其对心率的抑制作用。

4）肌松药的选择：老年患者肌肉量普遍减少，在衰老过程中往往伴随生理功能的改变，且多数患者存在诸多合并症，对药物的吸收、代谢、排泄等功能也相应下降。肌松药的合理使用是老年患者麻醉管理的重点之一，理想的肌松药应具备起效快、不良反应小、对重要器官影响小、可被肌松拮抗剂安全拮抗等特点。琥珀酰胆碱用于老年患者时，水解速度较慢，且作用时间延长。除非必要，否则应避免使用去极化肌松药。阿曲库铵和顺式阿曲库铵均遵循霍夫曼消除反应，代谢产物由肾脏排出，作用时间不受肝肾功能影响，且重复给药不会造成明显蓄积。阿曲库铵起效快，起效时间约1.4min，且可在3～6.9min起到最大作用，作用持续时间20～35min，顺式阿曲库铵起效时间与剂量相关，较阿曲库铵稍慢，作用持续时间更长。新斯的明是非去极化肌松药拮抗剂，属于水溶性药物。由于老年患者体内水分减少，脂肪含量增加，新斯的明用于老年患者时的作用时效延长，可延长老年患者肌松恢复时间。因此在老年患者监测神经肌肉功能是必要的。

5）气道管理：气管插管和可弯曲喉罩均可用于老年耳鼻喉科患者建立人工气道。具体选择要根据患者病情及所实施的手术来决定，也可在术前与术中沟通后决定。由于气管导管邻近术区，术中需防范导管脱出、打折及在与麻醉回路连接处分离。可使用偏细的气管导管，降低术后咽喉痛的发生率。注意保持正常的氧合水平。通气支持压力应尽可能低。可应用适当的PEEP，维持SpO_2在正常范围。

6）静脉输液：部分老年患者因所患喉部肿瘤等疾病会影响进食及饮水，术前存在不同程度的血容量不足。建议术前禁食禁饮按ERAS标准执行，对于进食水有困难的患者，可以术前静脉输注。术中可按目标导向液体治疗理念进行液体治疗，其优势在于既可以优化组织灌注，改善氧供，又可以避免输液过量，降低循环系统负荷，有利于老年患者的快速康复。

7）尿量监测：术前留置导尿管会增加患者的不适感，对于时间短，出血量少的手术，如中耳、部分鼻腔鼻窦、会厌及声门部位的手术，无须留置导尿管。如果无法预估手术时长及出血量，如鼻窦手术，可在术中酌情行导尿术。导尿前应行尿道黏膜表面麻醉，以减轻患者术后不适感。对于时间较长、预计出血较多的手术，如鼻窦肿物切除术、喉切除术、颈淋巴结清扫术，可术前留置导尿管。老年男性患者同时患有不同程度的前列腺增生，可能导致导尿困难，必要时请泌尿外科医师会诊。

8）容量监测：方式有很多。中心静脉压监测中颈内静脉及锁骨下静脉监测因位置与耳鼻喉手术术区邻近，不宜采用。如有必要，可采用股静脉监测。PiCCO是一种结合动脉脉搏轮廓分析和经肺热稀释的血流动力学监测方式，通过监测血流动力学参数变化，及时反映心脏功能、前负荷、后负荷及氧供和氧耗的情况。经食管多普勒超声作为一种监测心排血量的非侵入性方法，可用来指导临床患者补液。术中容量变化的主要原因来自失血，失血量因手术类型而异。隐性失血时，吸引器中测量到的失血量很少。因此在整个手术过程中，应该对纱布进行称重，以获得对失血量的准确估计。

9）体温管理：老年患者体温调节能力较差，围术期低体温更为常见。低体温与伤口感染增加、缝线拆除延迟和住院时间延长有关。部分耳鼻喉科手术，如鼻窦恶性肿瘤根治术、全喉或半喉切除颈淋巴结清扫术等，手术时间长、出血量大，接受此类手术的老年患者容易出现低体温，应监测中心体温，术中可使用暖风机、输注预热的液体、使用预热的冲洗液，来维持中心体温在正常范围内，以预防低体温引发的并发症。

3.鼻胃管　留置鼻胃管，可引起患者不适，增加术后发热、肺膨胀不全和肺炎的发生率。大部分耳鼻喉科患者术后不留置鼻胃管，因疾病或手术影响经口进食的患者，可以考虑通过鼻胃管进行鼻饲。一旦可以经口进食，应尽早拔除鼻胃管。

4.术区引流管　绝大多数患者术后无须放置引流管。喉癌患者行颈部淋巴结清扫术后，可能会留置引流管。如果术后恢复顺利，宜尽早拔除。

5.预防术后恶心呕吐　术后恶心呕吐对老年患者恢复影响很大。术后恶心呕吐不仅令患者有不适感，影响患者运动，增加胃食管反流，增加术区出血、感染等风险，还会增加心脑血管意外发生率。预防术后恶性呕吐需要从围术期各个环节加以预防。对于术后发生恶性呕吐风险较高的老年患者，需要注意采取预防措施，静脉靶控输注丙泊酚，手术结束前30min给予预防恶心呕吐的药物，必要时加入小剂量地塞米松。

（四）术后策略

1. 术后尽快恢复经口进食　接受局部浸润麻醉及神经阻滞的耳鼻喉科老年患者，术后如无不适，即可少量饮水，2h后可恢复正常饮食。全身麻醉患者完全清醒后，如无恶心等不适，术后2h可少量饮水，6h可进食流食，术后1天可酌情恢复正常饮食，然后每天逐渐增量，若口服液体量达到2000～2500ml/d的生理需要量时，可以考虑停止静脉输液。术后康复阶段推荐口服营养制剂。对于术后无法经口进食，留置鼻胃管的患者，可以通过鼻胃管进食，条件允许，宜尽早拔除鼻胃管，恢复经口进食。

2. 术后早期下床活动　早期下床活动对术后老年患者的恢复十分重要。耳鼻喉科患者容易发生呼吸道感染，尤其是有长期吸烟史、术前存在慢性呼吸系统疾病的患者。早期下床活动不仅可以促进呼吸系统功能的恢复，预防肺部感染、压疮和深静脉血栓形成，还有助于增强患者快速康复的信心。实现早期下床活动应加强术前宣传教育、施行多模式镇痛及早期拔除胃管、尿管和引流管等各种导管。推荐术后清醒1～2h指导帮助患者行踝泵运动，术后4～6h下床活动。建立患者术后活动量表，病区走廊设置患者活动量化标识，根据患者客观情况，每天按计划落实患者的活动量，以不引起疲劳为宜。

三、结语

耳鼻喉科老年患者的术后恢复状况，不仅取决于手术过程，还取决于是否有效控制患者围术期应激反应和阻碍术后康复的因素。逐步将ERAS策略融入耳鼻喉科老年患者围术期麻醉管理中，将有效促进患者的康复进程，提高患者的满意度。

参 考 文 献

董春玲，2006．法国鼻息肉的流行［J］．国外医学（医学地理分册），27（4）：186-188．

姜晖，王丽萍，2017．咽喉疾病与吞咽功能障碍的相关研究［J］．国际耳鼻咽喉头颈外科杂志，41（5）：275-281．

刘玉红，苏法仁，2018．分泌性中耳炎的相关发病机制及治疗研究［J］．中华耳科学杂志，16（2）：234-238．

宋晓宇，张宇，李成林，等，2018．加速康复外科理念在慢性鼻-鼻窦炎伴鼻息肉手术治疗中的应用［J］．山东大学耳鼻喉眼学报，32（5）：9-12．

谢朝云，陈东，熊芸，等，2020．慢性化脓性中耳炎术后复发相关因素分析［J］．中国医学科学院学报，42（1）：62-66．

徐建玲，杨芳芳，金孝岠，2018．加速康复外科理念下的术前口服碳水化合物的临床研究进展［J］．国际麻醉学与复苏杂志，39（11）：1063-1066．

Kurata N，Schachern PA，Paparella MM，et al，2016．Histopathologic evaluation of vascular findings in the cochlea in patients with presbycusis［J］．JAMA Otolaryngol Head Neck Surg，142（2）：173-178．

Licitra L，Keilholz U，Tahara M，et al，2016．Evaluation of the benefit and use of multidisciplinary teams in the treatment of head and neck cancer［J］．Oral Oncol，59：73-79．

Lin BM，Curhan SG，Wang M，et al，2016．Hypertension，diuretic use，and risk of hearing loss［J］．Am J Med，129（4）：416-422．

Xie W，Dai QQ，Liu JG，et al，2020．Analysis of clinical and laboratory findings of idiopathic sudden sensorineural hearing loss［J］．Sci Rep，10（1）：6057．

第十一节　老年人术后快速康复中口腔颌面外科手术的麻醉管理

一、老年人口腔颌面部的病理生理特点

口腔内组织器官功能的退化与全身状态密切相关。老年人口腔内所有组织，如牙体、牙周、黏膜、牙龈、肌肉、关节等均可发生明显的增龄性改变，如上下颌骨可出现骨质疏松、牙槽骨吸收；牙齿的增龄性改变则更为明显，如牙质可出现重度磨损，釉质脱落，牙齿形态改变，继发性牙本质和修复性牙本质的形成可导致牙髓腔变小，根管变细甚至闭

塞可出现牙龈与牙槽骨附着松弛、牙龈变薄并出现萎缩。口腔黏膜、腮腺等唾液腺组织、颞下颌关节等结构，均可发生退行性改变。这些改变增加了老年人各种口腔疾病的发病率。

老年人的口腔疾病可因衰老而呈现其特殊性，老年人既可患与中青年相同的疾病，也具有其自身的特点。如龋病的发病率高，又呈多发性，并且老年患者根面龋发病率较高。老年人的根管治疗因根管细小甚至闭塞，增加治疗难度；骨质疏松可影响人工种植牙的愈合；牙齿缺失较多、时间较长使口腔状况更加复杂，牙齿缺损与缺失的修复较为困难。老年人口腔颌面部肿瘤也有较高的发病率，口腔颌面部炎症、外伤的治疗均有其特殊性。老年人颞下颌关节紊乱的疼痛症状较轻，而关节脱位发病率较高。

老年人患有口腔疾病的同时，还可能并发多种全身性疾病。一些常见的老年病，可引发口腔病变，如糖尿病引发牙周病，全身骨质疏松也可能影响颌骨、牙槽骨等。全身病变亦可影响口腔疾病的治疗，如高血压病、心脏病对麻醉、拔牙、开髓等治疗存在一定影响。

老年口腔疾病的诊断也有其特殊性，如口腔颌面部疼痛，特别是牙痛的定位不够准确。老年患者多种口腔疾病与全身疾病可相互作用，使病情更为复杂，从而增加其诊断治疗的难度。在就诊时，老年人的心理变化也不同于年轻人，在言语交流、行动、操作体位方面，均给医护人员提出了更高的要求。

参照张志愿主编的第七版《口腔颌面外科学》分类，将老年患者口腔颌面部疾病分为七大类：感染、损伤、口腔颌面部肿瘤、唾液腺疾病、颞下颌关节疾病、口腔黏膜病及其他疾病。口腔颌面部肿瘤不包含唾液腺肿瘤；其他疾病包含颌面部神经疾病、口腔颌面部畸形、残根、骨质增生等。

口腔颌面部肿瘤、唾液腺疾病和感染在老年住院患者七大类疾病中排前三位。老年患者口腔颌面部恶性肿瘤男性发病率高。恶性肿瘤高发的是鳞状细胞癌、恶性淋巴瘤、疣状癌、肉瘤、基底细胞癌、恶性黑色素瘤。老年患者口腔鳞状细胞癌的好发部位是舌、牙龈、唇部、口底、颊部等。唾液腺良性肿瘤，老年男性发病亦多于女性，唾液腺恶性肿瘤最常见的发病部位是腮腺。口腔颌面部感染最常见的类型是颌骨骨髓炎，其次是颌面部间隙感染，感染累及最多的间隙是下颌下间隙。

老年口腔颌面外科住院患者中男性患者较女性患者多。国内外调查研究一致证实口腔癌的发生与吸烟、酗酒密切相关，不良生活习惯同样主导了口腔颌面部肿瘤发病的性别差异。

二、老年人口腔颌面外科手术快速康复方案与麻醉管理

快速康复方案的实施从患者门诊就诊开始，直至术后出院。需要所有相关的医务人员及管理人员的共同努力。本节将从术前宣教、术前准备、术中管理和术后管理与康复等方面具体介绍ERAS策略在老年人口腔颌面外科手术中的实施。

（一）术前部分

1.术前宣教　与年轻患者相比，老年患者反应迟缓、理解力下降、记忆力减退，更易出现焦虑、烦躁、易怒等不良情绪。对周围的事情比较敏感，常出现感情脆弱、不被他人理解等心理问题。口腔颌面外科的疾病常影响进食，对老年人生活影响较大。

术前宣教不仅要为老年患者减轻压力、缓解患者术前焦虑等不良情绪，还要让患者及其家属知晓麻醉、手术过程、ERAS方案的目的和主要项目，争取患者和其家属的理解与配合，促进术后快速康复。

2.术前戒烟、戒酒　口腔颌面外科的老年患者，尤其是男性患者常有吸烟、嗜酒等习惯，且烟龄、酒龄较长。择期手术推荐术前戒烟戒酒超过4周。

3.术前评估及基础疾病的治疗　流行病学调查研究显示，老年人慢性疾病患病率为76%～89%，且常并存多种疾病。多数患者同时伴发高血压、冠心病、脑卒中、糖尿病、呼吸系统及消化系统疾病等，部分口腔颌面外科疾病可能导致患者进食困难，出现贫血、营养不良、离子紊乱等增加麻醉及手术风险的因素。术前评估与治疗非常重要，完善术前相关检查、排除手术及麻醉的禁忌证、评估麻醉及手术的耐受程度、重视老年患者围术期综合治疗，在外科治疗的基础上，配合内科治疗、心理治疗、营养治疗等，从而保证老年患者平稳度过围术期。对某些合并严重疾病的择期及限期手术的患者，可以先暂缓手术。完善的术前准备能有效降低围术期心、肺、脑等重要器官不良事件的发生率，缩短患者的平均住院天数，促进老年口腔颌面外科患者快速

康复。

4.术前预康复 指拟行择期手术的患者，通过术前一系列干预措施改善机体生理及心理状态，以提高应对手术应激的能力。

（1）纠正术前贫血：口腔颌面外科疾病因影响进食而致缺铁性贫血。对贫血者，推荐口服铁剂。

（2）预防性镇痛：口内恶性肿瘤常引起患者疼痛，术前根据手术类型进行预防性镇痛可缓解术后疼痛，降低术后谵妄风险，减少术后镇痛药物用量。术前用药包括NSAID和选择性COX-2抑制剂等。

（3）术前衰弱评估：因进食受影响，老年口腔肿瘤患者术前常伴有不同程度的虚弱状态。术前衰弱评估及有效干预可降低术后死亡率，建议以临床衰弱量表进行衰弱评估及术前干预。

（4）术前锻炼：老年患者多缺乏体育锻炼。建议进行术前活动耐量评估，制订锻炼计划，提高重要器官功能储备。

（5）术前认知功能评估：围术期老年患者认知功能受损可增加术后并发症和死亡率，谵妄、痴呆和抑郁是认知功能评估的关键因素，建议术前应用MMSE和MoCA进行认知功能评估，其结果可作为术后评估的基线参考值。必要时请专科医师干预。

（6）术前心理干预：口腔颌面恶性肿瘤或慢性疾病患者术前常存在焦虑或抑郁，采用HADS评估患者心理状况，并进行有效干预。

5.术前营养支持 口腔颌面外科老年患者发生营养不良的风险更高，加强术前营养支持治疗十分必要。如果患者术前存在进食困难、吸收不良、食欲降低或者其他任何能够提示营养不良状态的症状，术前2～3周，应由专业的营养科医师指导，制订个性化的术前营养治疗方案。充足的能量和蛋白质摄取有利于患者提高抵御围术期风险的能力，并有利于快速康复。建议常规营养补充剂量为1kcal/ml，或者营养补充剂中含50%能量和一些额外蛋白质，每日补充400～800ml，同时还要保证正常的饮食摄入。

6.术前肠道准备 口腔颌面外科患者，如果无特殊情况或同时合并消化系统疾病，无须行术前肠道准备。

7.术前禁食禁饮 对无胃肠动力障碍或非肠梗阻患者术前6h可进食固态食物，术前2h可饮用含12.5%碳水化合物的饮料≤400ml，以减轻饥饿导致的应激反应。

8.预防性应用抗生素　口内恶性肿瘤常伴有不同程度的呼吸道感染，术前预防性使用抗生素不仅可以降低手术部位感染发生率，还能有效控制肺感染的发生率，促进术后呼吸功能恢复，有助于快速康复。推荐术前0.5 ～ 1.0h给予抗生素，若手术时间＞3h或超过所用抗生素半衰期的2倍，或成年患者术中出血量＞1500ml，术中应追加单次剂量。

（二）术中管理

1.手术方式的选择　由于口腔颌面部血管丰富，手术方式多采用开放手术。近些年来，3D打印技术及微创技术也被尝试用于口腔颌面外科手术。后者具有精准度高、创伤小、疼痛轻、恢复快等特点，成为ERAS诸多环节中非常重要的部分。

2.麻醉管理　口腔颌面外科常见的麻醉方式为局部浸润麻醉或神经阻滞麻醉、经口或经鼻气管插管全身麻醉，或局部麻醉复合全身麻醉。麻醉方式需要根据手术方式、患者身体状态等来选择。

（1）全身麻醉：气管插管全身麻醉广泛应用于口腔颌面外科的各种手术中。丙泊酚、依托咪酯、芬太尼、瑞芬太尼等均可用于麻醉诱导，静脉麻醉或吸入麻醉均可被用于麻醉维持，前者PONV发生率较低。术中镇痛推荐短效阿片类药物，如瑞芬太尼泵注。肌松药推荐使用罗库溴铵、维库溴铵及顺式阿曲库铵等药物。除血压、脉搏血氧饱和度、$P_{ET}CO_2$等常规监测外，还应重视麻醉深度监测，避免麻醉过浅导致术中知晓、麻醉过深导致苏醒延迟。维持BIS值在40 ～ 60，或维持吸入麻醉药呼气末浓度为0.7 ～ 1.3个最低肺泡有效浓度，老年患者应避免长时间BIS值＜45。

（2）气道管理：气管插管和机械通气是口腔颌面外科大手术的首选气道管理方案。可以根据手术要求及患者所患疾病采取经口或经鼻气管插管。与其他手术患者相比，困难气道在口腔颌面外科患者中比例更高，插管操作更困难，气管插管过程中更容易损伤牙齿和气道黏膜。张口困难、术区在口腔内或颌骨骨折需要校对咬合关系者，可采用经鼻气管插管，插管前需用麻黄碱及1%丁卡因或2% ～ 4%利多卡因处理鼻腔黏膜。除非特殊情况，尽量避免清醒插管。部分手术需先在局部麻醉下行气管切开，然后经气管开口处插入气管导管。患者一般处于清醒状态，可于插管前静脉注射舒芬太尼，气管切口处用2%利多卡因或

1%丁卡因预处理。无论经口还是经鼻气管插管，宜轻柔操作，以减轻对气道的不良刺激。由于气道处于术区，气道管理比其他患者难度大，应注意术中气管导管与麻醉回路是否脱落。使用肺保护性通气策略可减少术后呼吸系统并发症的发生，如潮气量 6～8ml/kg，PEEP 设定为5～8cmH$_2$O，FiO$_2$＜60%，维持 PaCO$_2$ 在 35～45mmHg。使用间断肺复张性通气可有效防止肺不张。

（3）容量监测及液体管理：有些口腔颌面外科恶性肿瘤手术范围较大，手术时间较长。对此，接受此类手术的患者需要加强容量监测及液体管理。ERAS理念推荐目标导向液体治疗，合理调整手术期间补液量，维持液体出入量平衡。由于心血管系统和肾脏系统的改变，老年人对低血容量的补偿能力及对贫血的耐受能力均较差。根据患者术前血红蛋白或血细胞比容及术中血气分析结果，决定是否输注血液制品。

（4）尿量监测：颌骨良性肿瘤切除、唾液腺良性肿瘤切除等手术时间短（≤3h）、创伤小的手术，可以考虑不留置导尿管。口内恶性肿瘤扩大切除术加单侧或双侧颈淋巴结清扫术等手术时间较长、创伤大、出血量多的手术，应留置导尿管，尽量在术后第1日清晨拔除导尿管。但若因其他病理因素导致排尿障碍时应继续留置尿管。术中维持尿量30～40ml/h。

（5）体温管理：围术期体温管理至关重要。老年患者体温调节能力降低。麻醉使周围血管扩张导致热量从中心向外周散失、抑制体温调节反射、术中输液及创口蒸发等均会引起体温下降。低体温会增加伤口感染、影响凝血功能、延长住院时间。术中宜常规行体温监测，可采用保温毯、温盐水冲洗创口及加温输液等方式对患者保温，保证中心体温不低于36℃。在患者离开术后恢复室之前，中心温度应在正常范围内。

3.鼻胃管管理　留置鼻胃管阻碍胃肠道功能恢复，引起患者不适，增加术后发热、肺不张和肺炎的发生率。口腔颌面外科的手术涉及口内器官，如果术后不影响经口进食，则需留置鼻胃管；如果影响经口进食，则无须留置鼻胃管，待恢复经口进食时，尽早拔除。

4.术区引流管管理　颜面、颈部及口内的引流管可能会增加患者的疼痛，还增加逆行感染的风险。术后如无明显渗血、渗液，未压迫气道、未引发呼吸困难者，建议尽早拔除引流管。

（三）术后管理与康复

1.术后镇痛　受说话、饮食及表情等影响，接受口腔颌面区手术的患者术后疼痛发生率更高。ERAS理念推荐多模式镇痛。对于创口范围小、术区表浅的手术，可采用局部神经阻滞或创缘局部麻醉药浸润等方式镇痛；而对于创口大、位置深、波及范围较广的手术如口腔颌面恶性肿瘤扩大切除术等可在静脉注射对乙酰氨基酚和NSAID等基础镇痛的基础上，联合应用术区创缘局部麻醉药浸润。如果镇痛效果欠佳，可考虑使用PCA。

2.术后恶心呕吐的预防与治疗　术后恶心呕吐令患者感到不适，延缓肠道功能恢复，影响患者运动及营养代谢，甚至导致口腔内创口感染，进而影响康复。建议手术结束前30min预防性使用止吐药。如5-羟色胺受体阻滞剂和抗组胺药物联合使用。术后发生恶心呕吐风险较高的患者，可行靶控输注丙泊酚，必要时加入小剂量地塞米松。氟哌利多可作为术后止吐药，有效剂量为0.0625～1.25mg。

3.口腔颌面外科患者术后营养支持　口腔颌面外科老年患者由于长期进食减少、代谢异常等极易出现营养不良。术后应采用高能量、高蛋白、高维生素膳食。膳食需细软，无须咀嚼，易吞咽消化，并且要有足够的营养素供应。一般术后初期常用流质膳食，如米汤、牛奶、菜汁、果汁、肉汤等。一般流质膳食供能在800～1600kcal/d。流质膳食摄入2～3天后可转为半流质膳食，如菜泥、肉泥、碎面条、鸡蛋羹等，总能量为2000kcal/d。对于口腔颌面肿瘤等患者术后，待口腔内伤口基本愈合后可行软饭膳食，如软米饭、面条、馄饨、肉丸、鱼丸等，每天供能40～50kcal/kg，蛋白质1.2～1.5g/kg。术后口服对伤口无影响者均应采用口服，且需注意口腔清洁，预防伤口感染；口服困难者可用橡皮管吸入。对于口内外贯通伤、下颌骨切除行植骨者及口内植皮老年患者，需要将各种营养液经鼻胃管持续滴入或定时定量注入，保持伤口清洁，以利于愈合。

4.术后早期下床活动　早期下床活动不仅可以促进呼吸系统、肌肉骨骼系统等系统功能恢复，还可以促进胃肠功能恢复，预防肺部感染、压疮和深静脉血栓。实现早期下床活动应加强术前宣教、施行多模式镇痛及早期拔除各种导管。推荐术后清醒即可半卧位或适量在床上活动，术后第1天开始下床活动，建立每日活动目标，逐日增加活动量。

三、结语

　　近年来快速康复外科理念及路径在我国得到迅速普及和广泛应用。中华医学会外科学分会、中华医学会麻醉学分会等机构陆续更新了多个版本的中国快速康复外科专家共识和临床指南，各个学科也陆续制定了针对本学科的临床指南，为广大临床医师的实践提供了理论指导。然而，迄今为止，尚未出台快速康复外科在口腔颌面外科领域的相关指南。本节针对老年人术后快速康复中口腔颌面外科手术的麻醉管理进行初步阐述，期望对口腔颌面外科的临床麻醉工作提供合理的参考。相信，随着理论的丰富、经验的积累，快速康复外科在老年口腔颌面外科的应用会越来越完善。

参 考 文 献

高华，2021. 口腔颌面外科手术患者口腔感染的临床特点和危险因素分析［J］. 当代医学，27（21）：149-151.

王臣，2017. 2123例口腔颌面外科老年患者疾病特点及围手术期处理［D］. 大连：大连医科大学.

杨驰，2008. 口腔颌面微创外科［M］//邱蔚六. 口腔颌面外科学. 第6版. 北京：人民卫生出版社：519-532.

郑金红，刘光俊，2008. 老年口腔疾病的心理分析与防治［J］. 中国民康医学，20（4）：357，334.

中华医学会外科学分会，中华医学会麻醉学分会，2021. 中国加速康复外科临床实践指南（2021）（一）［J］. 协和医学杂志，12（5）：624-665.

Ding ZF，Xiao TY，Huang J，et al，2019. Elective neck dissection versus observation in squamous cell carcinoma of oral cavity with clinically N0 neck：a systematic review and meta-analysis of prospective studies［J］. J Oral Maxillofac Surg，77（1）：184-194.

Marron M，Boffetta P，Zhang ZF，et al，2010. Cessation of alcohol drinking，tobacco smoking and the reversal of head and net cancer risk［J］. Int J Epidemiol，39（1）：182-196.

Ren ZH，Xu JL，Li B，et al，2015. Elective versus therapeutic neck dissection in node-negative oral cancer：evidence from five randomized controlled trials［J］. Oral

Oncol, 51（11）: 976-981.

Torre LA, Bray F, Siegel RL, et al, 2015. Global cancer statistics, 2012 [J]. CA Cancer J Clin, 65（2）: 87-108.

第十二节　老年人术后快速康复中整形外科手术的麻醉管理

一、整形手术在老年人中应用的现状

（一）老年人皮肤特点

老年人皮肤有四个特点。一是萎缩，进入老年期，尤其是60岁以后，皮肤萎缩越来越严重。皮肤萎缩涉及表皮、真皮及皮下组织。皮肤开始变薄变软、弹性及光泽减退、干燥松弛。真皮纤维萎缩使真皮里许多组织失去依托，血管缺乏支撑，脆性增加，容易出现瘀斑、紫斑等。二是增生，表现为额面部出现皮赘、老年疣、老年皮脂腺痣、樱桃样血管瘤、日光性角化病等。三是迟钝，随着年龄的增长，皮肤功能开始减退，免疫力降低削弱了机体对细菌、病毒、真菌等病原微生物的防御力。老年人也更容易患肿瘤，尤其是头面部恶性肿瘤，如鳞癌、基底细胞癌等。四是敏感，老年人的皮肤对某些因素的反应强于其他人群，如干燥、瘙痒等。

（二）老年人整形手术类型

1. 抗衰老整形术　据最新统计，截止到2020年，我国老年人口已达2.5亿左右，老龄化水平近18%。随着经济、科技快速发展，生活水平日益提高，老年人对美好生活的向往及美的需求越来越高。在经济发达的南方沿海城市，50岁以上的中老年人约占整形人群的1/5，并持续增长。

2. 皮肤瘢痕缺损整形修复术　面部皮肤恶性肿瘤是整形外科常见疾病，老年人多发，最为常见的是基底细胞癌与鳞状细胞癌。基底细胞癌恶性程度较低，肿物边界较清晰，发展缓慢，转移率低。可采取病灶扩大切除，邻近皮瓣转移修复。鳞状细胞癌则常是在迁延不愈的溃疡及慢性皮肤炎症等皮肤疾病的基础上出现的，随着病情进展，结节、斑块及疣状病灶等逐渐出现，可见表面溃疡形成，可浸润基底部，边界不清。

需要行病灶扩大切除术及游离皮瓣转移修复术。

头面部为人体暴露时间较长、范围较广的部位，各类烧伤及机械性外伤发生率较高，头面部深Ⅱ度烧伤常遗留瘢痕，对患者面貌影响较大，如果出现瘢痕挛缩，则会严重影响面部器官的功能，降低生活质量。实施整形修复术可一定程度上改善患者容貌受损情况，并改善面部器官的功能状态。

3.乳房重建术　2021年1月，国际癌症研究机构基于世界各地的肿瘤登记数据，于美国癌症学会旗下《临床医师癌症杂志》发表了《2020年全球癌症统计报告》，报告中指出乳腺癌已成为全球新发病例数最高的恶性肿瘤（约占新发病例总数的11.7%），死亡率（6.9%）居第5位，仅次于肺癌（18%）、结直肠癌（9.4%）、肝癌（8.3%）和胃癌（7.7%）。性别亚组分析中，女性发病率最高的是乳腺癌（约占新发病例数的24.5%），女性恶性肿瘤致死原因的前3位依次为乳腺癌（15.5%）、肺癌（13.7%）和结直肠癌（9.5%）。乳腺癌已成为影响全球女性健康的首位高发恶性肿瘤。外科手术治疗是治愈乳腺癌的有效手段。随着生活水平提高和整形外科技术的发展，乳腺癌患者对乳房美观的要求也逐步提升，乳房重建术已成为外科治疗中的重要部分之一。

二、老年人整形外科手术快速康复方案与麻醉管理

快速康复方案涉及围术期从术前宣教到术后管理的每一个环节。需要整形外科医师、麻醉医师、护理团队，以及其他相关科室医护人员共同协作完成。在本节中，将从术前宣教、术前准备、术中管理和术后管理等方面具体介绍ERAS策略在老年整形外科手术患者中的实施。

（一）术前部分

1.术前宣教　老年人由于文化背景、年龄及所处环境不同而具有独特的心理特点，矛盾心理在老年整形美容患者中普遍存在。患者一方面希望通过整形手术改善自己的形象，另一方面又担心不被周围的人理解和支持；对整形美容手术缺乏正确认识，对美容要求主诉不清楚，表达模糊，同时担心手术安全。这些因素导致患者出现不同程度的恐慌及焦虑情绪，如不能及时疏导，会对整个治疗过程及结果产生不利影响。术前宣教可以有效解决上述问题。术前宣教从麻醉门诊开始，内容包括麻

醉及手术过程、ERAS方案的目的和主要项目，使患者明确知晓术前术后该如何配合，如调整状态、改善睡眠、术前禁食禁饮标准、术后如何快速康复等。

2.术前戒烟、戒酒　整形美容手术绝大部分是择期手术。吸烟嗜酒现象在老年人中较多见，且烟龄酒龄均较长。吸烟可降低组织氧合，增加伤口感染、血栓栓塞及肺部感染等风险，与术后住院时间和死亡率显著相关。长期饮酒对肝功能、心脑血管系统、血小板功能均有不利影响。推荐戒烟戒酒4周。

3.术前评估及基础疾病的治疗　基于ERAS理念的术前评估包括以下方面的内容，通过对拟行整形美容手术的患者进行全面评估和体格检查，评估术前衰弱状态及麻醉风险；通过术前预康复及锻炼将患者一般状态调整至最佳；调整患者对整形美容效果的期望值；确定手术相关工作人员，协调患者所需医疗资源；协调出入院时间。对于存在严重呼吸、循环、内分泌系统疾病的ASA分级Ⅲ～Ⅳ级的患者，请相关科室医师会诊治疗，待病情稳定后再行手术治疗。

4.术前营养支持　因消化系统功能降低，部分老年患者存在营养不良，整形美容手术的患者也不例外。面部外伤（如车祸所致机械性损伤、烧伤等）畸形挛缩者存在进食困难，更易发生营养不良，术前应给予营养支持治疗。在术前2～3周，指导患者规律饮食以确保机体摄入充足的能量、蛋白质、矿物质及维生素，也可以请专业营养师对患者进行个性化指导。

5.术前禁食、禁饮　局部麻醉下行抗衰老整形术的老年患者，术前无须禁食禁饮。选择基础麻醉及全身麻醉的患者，可在术前2～3h饮300～400 ml清亮碳水化合物。这不仅不会增加呕吐误吸的风险，还可以减轻患者术前口渴、饥饿及烦躁的情况、降低胰岛素抵抗，使患者处于更适宜的代谢状态，降低术后低血糖等并发症的发生率，提高术中术后安全。

6.术前导尿　应根据手术时长、手术复杂性及术中出血量和补液情况决定术前是否导尿。对于有必要导尿的患者，可采取如下措施：通过术前强化沟通，提高患者耐受尿管的心理阈值，降低应激水平；采用更舒适化的导尿方法，如全身麻醉患者可在麻醉诱导后进行导尿操作，尿道局部应用复方利多卡因乳膏、达克罗宁或丁卡因行尿道黏膜表面麻醉等；在尿管选择上根据患者的性别、年龄选择合适的导尿管等。最大限度减轻留置尿管的不适反应，缓解患者苏醒期的躁动及术后不适。

（二）术中管理

1.麻醉管理

（1）麻醉方式的选择：与传统理念相比，ERAS策略更强调麻醉方法和麻醉药物的选择，并针对患者病情制订个体化的麻醉方案。局部浸润麻醉、区域麻醉、监护麻醉管理及全身麻醉均可用于老年患者整形手术。对于抗衰老整形术、小创口整形术、ASA分级Ⅱ～Ⅲ级且能够主动配合的老年患者，局部麻醉、区域麻醉及监护麻醉管理均可作为首选麻醉方案。其优点是对全身影响小，能够提供充分镇痛，术后不会有中枢神经功能障碍，可以早进食、早期离床活动，有助于预防深静脉血栓及肺部并发症。对于创口较大、术式复杂、手术时间较长、局部麻醉无法提供充分镇痛、心理素质差的患者，则选择全身麻醉。

（2）全身麻醉策略

1）麻醉诱导与维持：对某些抗衰老整形手术，如面部及颈部除皱手术，可采用全身麻醉复合局部浸润麻醉（膨胀麻醉，膨胀液配方生理盐水500ml、2%利多卡因40ml、肾上腺素1mg、5%碳酸氢钠10ml），局部麻醉起效后即可停用阿片类镇痛药，静脉泵注丙泊酚及右美托咪定即可。

对头面部肿瘤切除或面部外伤瘢痕切除术后中大面积皮肤缺损整形术、乳房重建术等需采用全身麻醉。选择麻醉药物时需选择具有起效快、可快速消除、代谢不依赖肝脏等特点的麻醉药物，以有效保证手术麻醉效果，稳定患者血流动力学，减少麻醉药物对患者术后苏醒的影响。丙泊酚、依托咪酯、芬太尼、瑞芬太尼、阿芬太尼、七氟烷、地氟烷等均可用于全身麻醉诱导，应用时宜减少诱导剂量，减慢给药速度，适当延长两次给药之间的间隔时间。短效阿片类药物的使用，如芬太尼或阿芬太尼，可减少静脉全身麻醉药的剂量，抑制气管插管的应激反应。有研究显示，对于老年全身麻醉患者血流动力学的影响，舒芬太尼的安全性优于芬太尼。

临床研究显示，作为麻醉诱导用药，七氟烷有助于维持血流动力学稳定，并具有抗缺血性损伤的特点。从心肌保护角度考虑，七氟烷比丙泊酚更适用于老年患者麻醉维持和诱导。即使长时间吸入七氟烷，也不会影响患者麻醉苏醒。七氟烷与丙泊酚、瑞芬太尼等麻醉药物联合应用，能改善患者麻醉效果，具有更高的安全性。与七氟烷相比，地氟烷血气分配系数更低、在体内几乎无分解代谢、对肝肾功能影响小、术后苏醒更快，在认知功能评估方面，地氟烷优于七氟烷。

老年人中枢神经系统对阿片类药物的敏感性明显增加，应减少阿片类药物的剂量。瑞芬太尼用于麻醉诱导、麻醉维持、镇静可引起血压下降，心率减慢，且对血流动力学的影响呈剂量依赖性。作为一种比较理想的麻醉性镇痛药，瑞芬太尼诱导迅速、可有效抑制气管插管反应、术中血流动力学相对稳定、可有效降低强烈手术刺激引起的应激反应、术后苏醒质量更优、并发症少，适合在老年患者术中泵注。

老年患者对肌松药的药代动力学改变使其作用时间及神经肌肉阻滞的恢复时间延长。尽量避免对老年患者使用长效肌松药，应选用作用时间较稳定、安全性较高的肌松药如顺式阿曲库铵等。为减少术后残余肌肉松弛阻滞（postoperative residual neuromuscular blockade，PRNMB）的发生，在老年患者的麻醉管理中应常规进行肌松监测（如TOF），在条件允许的情况下应使用定量监测法，如肌肉加速度描记图法（acceleromyography，AMG）、肌机械图法（mechanomyography，MMG）、肌电图法（electromyography，EMG）等。

2）气道管理：气管插管和控制通气广泛应用于老年整形患者全身麻醉中。对于颈部活动度降低、头面部外伤瘢痕挛缩导致张口受限的患者，可在纤维支气管镜的辅助下经口或经鼻气管插管。如非特殊，应避免清醒插管。插管时应避免因喉镜使用不当导致牙齿折断或脱落。应维持正常的氧合水平，避免术中长时间吸入纯氧。气道压力应尽可能低。应用适当的PEEP，维持SpO_2在正常水平。

3）麻醉深度监测：选择整形美容手术的患者对麻醉及手术的期望值普遍偏高，与其他手术患者相比，他们更不能接受麻醉及手术导致的不良结果。为了保障麻醉质量，增加患者的满意度，除了对患者进行基本生命体征监测外，还应加强麻醉深度监测。以脑电双频谱指数指导麻醉深度，避免麻醉过深致术后谵妄及潜在的远期认知功能损害，或麻醉过浅导致的术中知晓。

4）液体输注管理：某些整形美容手术对术中输液要求较高，如腹壁下深血管穿支皮瓣（deep inferior epigastric perforator flap，DIEP）乳房重建术，补液过量及不足都会增加皮瓣血栓发生率。理想的液体管理应具备维持合理血容量、防止皮瓣水肿、确保心功能正常及优化皮瓣血流灌注等特点。目标导向液体治疗是目前公认的较为科学的液体管理方法，它是以在患者能耐受的前提下通过液体负荷使SVV、PPV等血流动力学指标达到最大化为治疗目标。它可以满足个体化需求防止血容量不足或者血容量过量，被越来越多的临床工作者所接受。

5）体温管理：接受时间长、创伤大整形美容手术的老年患者容易发生低体温。老年患者由于新陈代谢减慢，加之受手术创伤及麻醉的影响，术中低体温发生率显著增加。低体温对老年人危害极大，可抑制免疫功能，增加术后切口感染；增加心脏做功，增加氧耗，心脏储备能力严重受限的患者易发生心血管意外；引起凝血功能障碍，术后渗血增多；导致苏醒延迟，并增加全身麻醉后并发症的发生率；导致外周血管收缩，循环阻力增加，血液黏滞度增高，易致脑血管栓塞等并发症。创伤后低体温与患者的存活率相关，低体温者比正常体温者死亡率明显增加。

为防止术中低体温，应对患者采取积极保暖的方法，提高手术室室温、使用保温毯、静脉液体加温等，并保证中心体温＞36℃，这样可以缩短患者的苏醒时间，减少患者躁动的发生率。因此，术中应加强对患者的保温，提高患者的手术安全性，降低手术风险，促进患者的术后恢复。

2.炎症管理　多种原因可致炎症反应，包括创伤、术中缺血再灌注损伤、器官循环不稳定导致全身氧供需失衡及外科感染相关的炎症反应等因素。研究表明，围术期的炎症反应严重影响患者的术后转归和长期生存。老年整形美容患者围术期炎症管理措施包括：①有效减轻应激反应，包括全身麻醉联合区域神经阻滞或切口局部浸润麻醉，并可联合应用右美托咪定、氯胺酮和利多卡因等。②提倡精准、微创及损伤控制理念，如采用微创手术、缩短手术时间、控制出血量等。③优化循环、血容量、全身及器官氧供需平衡，避免器官缺血缺氧。④对术中外科操作导致的缺血再灌注损伤过程，需要预防性给予相应的炎症管控措施。⑤对大型或特大型手术，预防性给予抗炎措施，如给予糖尿皮质激素或胰蛋白酶抑制剂（乌司他丁）等药物，必要时可持续至术后。

（三）术后管理

1.疼痛管理　术后疼痛会增加机体的应激反应，延长患者住院时间，降低美容整形患者的满意度；有效的术后镇痛有利于患者早期下床活动，抑制应激反应产生的不良影响。ERAS提倡多模式镇痛，提高镇痛效果，加速术后康复，缩短住院时间。多模式镇痛包括术前应用非甾体抗炎药、术中术毕创口局麻药浸润、PCA、术后口服镇痛药等。可根据所实施的整形美容手术类别及患者的自身疼痛水平选择镇痛方法。局部麻醉或全身麻醉复合局部浸润麻醉的患者术后疼痛发生率低，疼痛时间较晚，疼痛程度亦较轻微，如状态允许，可首选口服镇痛药，如术后6～8h口服布洛芬缓释片等。

2.术后恶心呕吐的防治　术后恶心呕吐是全身麻醉患者常见的并发症。术后恶心呕吐会导致患者恢复期的满意度下降，严重的术后恶心呕吐会导致吸入性肺炎、伤口裂开、水及电解质平衡紊乱等不良后果。因此，高危患者推荐术前进行恶心呕吐的预防，整形患者多数为女性，因此在术前访视时应详细询问患者是否存在恶心呕吐危险因素。研究表明预防性使用5-羟色胺受体阻滞剂会降低恶心呕吐的发生率，地塞米松可以通过中枢和外周机制产生止吐作用。对于普通患者在麻醉诱导后静脉给予地塞米松5mg预防术后恶心呕吐，对于有多种危险因素的患者，可采取多种方法进行预防，地塞米松、托烷司琼联合使用，可大大减少患者术后恶心呕吐情况，应做好患者发生术后恶心呕吐的管理，减轻患者的痛苦，提高患者的满意度。

3.术后尽快恢复经口进食　采用局部麻醉及监护麻醉管理的整形美容手术患者，因胃肠道所受干扰较小，如果无不良反应，术后即可恢复饮食。全身麻醉患者应尽快恢复经口进食，这样不仅不会增加患者胃肠道负担，还能促进患者胃肠道功能的早期恢复，降低术后感染等并发症的发生率，缩短住院时间。老年人各方面生理功能退化，更需要早期的营养摄入来降低手术造成的不利影响。推荐术后完全清醒后2h饮水，6h后进流食，然后过渡到普通饮食。

4.术后早期下床活动　有助于呼吸系统、肌肉骨骼系统、胃肠道等功能恢复，预防肺部感染、压疮和深静脉血栓形成，有利于快速康复。实现早期下床活动应加强术前宣传教育、施行多模式镇痛及早期拔除导尿管和引流管等各种导管。整形美容手术的老年患者，术前状态一般尚可，如采用局部麻醉或监护麻醉管理，术后如无特殊情况，推荐尽早下床活动。全身麻醉患者在确保意识清醒、运动时疼痛可控、无恶心呕吐、全身状况稳定情况下，护理人员应鼓励、协助患者尽早下床活动，采取循序渐进方式增加下床活动时间，建立每日活动目标，逐日增加活动量。

三、结语

随着新技术新理念的不断应用，人们对美的要求越来越高，越来越多的老年患者选择整形美容手术。快速康复外科的理念与实践在老年人整形美容手术中的应用不仅能为患者围术期的安全提供更有效的保障，还可以增加患者的满意度。迄今为止，还没有专门针对快速康复外科在老年人整形美容手术中应用的专家共识。本节依据老年患者的麻醉特点结合《加速康复外科中国专家共识及路径管理指南（2018版）》及整形美容专业特点对老年整形外科手术麻醉策略进行阐述，以期为全国同道在快速康复理念技术上提供安全管理建议。

参 考 文 献

符移才，金锡鹏，2000．皮肤衰老和细胞衰老［J］．临床皮肤科杂志，29（4）：245-247.

耿敏，刘林嶓，白滨，2019．高龄面部皮肤癌患者的整形外科治疗［J］．中国美容医学，28（9）：50-52.

黄宇，尹东，2013．围手术期中低体温对凝血功能影响的研究进展［J］．中国临床新医学，6（10）：1018-1021.

李文涛，2021．中国乳腺癌的外科诊治历程回顾与展望［J］．中华实用诊断与治疗杂志，35（8）：757-759.

刘承煌，2003．老年皮肤的变化［J］．临床皮肤科杂志，32（2）：113-114.

吴萌，俞辉明，2017．菱形皮瓣在颟面部皮肤基底细胞癌切除术后创面修复中的应用［J］．临床皮肤科杂志，46（8）：595-597.

中华医学会外科学分会，中华医学会麻醉学分会，2021．中国加速康复外科临床实践指南（2021）（一）［J］．协和医学杂志，12（5）：624-665.

Assante J，Collins S，Hewer I，2015. Infection associated with single-dose dexamethasone for prevention of postoperative nausea and vomiting：a literature review［J］. Aana J，83（4）：281-288.

Awad S，Varadhan KK，Ljungqvist O，et al，2013. A meta-analysis of randomised controlled trials on preoperative oral carbohydrate treatment in elective surgery［J］. Clin Nutr，32（1）：34-44.

Billeter AT，Hohmann SF，Druen D，et al，2014. Unintentional perioperative hypothermia is associated with severe complications and high mortality in elective operations［J］. Surgery，156（5）：1245-1252.

Goepfert MSG，Reuter DA，Akyol D，et al，2007. Goal-directed fluid manage-ment reduces vasopressor and catecholamine use in cardiac surgerypatients［J］. Intensive Care Med，33（1）：96-103.

第十三节　老年人术后快速康复中日间手术的麻醉管理

一、日间手术的发展历程及现状

日间手术（ambulatory surgery，AS）的概念最早于1909年由英格兰的James Nicoll 医师提出，直到二十世纪五六十年代才逐渐被接受。1995年国际日间手术协会（International Association for Ambulatory Surgery，IAAS）于比利时注册成立。IAAS对日间手术的定义为患者入院、手术及出院在一个工作日内完成，不包括门诊手术。2015年，中国日间手术合作联盟（China Ambulatory Surgery Alliance，CASA）成立，它对日间手术的定义是患者在一日（24h）内入、出院完成的手术或操作（对患者有计划进行的手术和操作，不含门诊手术；因病情需要延期住院的特殊患者，住院最长时间不超过48h）。日间手术具有减少住院时间、降低院内感染率、加快床位周转率等优势，近些年来在国内外得到快速推广。

二、ERAS理念与日间手术

ERAS理念是以循证医学证据为基础对围术期措施进行优化。ERAS策略与日间手术在缩短住院时间、降低手术并发症、促进患者快速康复及提高医疗资源使用效率等方面是完全一致的，故将ERAS理念融入日间手术，是日间手术更为顺畅、安全开展的重要保障。接受日间手术患者的年龄一般在1～65岁，但是在对65岁以上的老年患者手术大小、手术部位、自身情况、麻醉方式、合并症严重程度和控制情况综合判断后，也可以进行日间手术。ERAS理念的推广使更多老年患者接受日间手术成为可能。随着ERAS理念和一些新技术的应用，老年患者接受日间手术的比例正在逐年增加。

三、ERAS策略在老年人日间手术麻醉中的应用

（一）术前评估与准备

1.术前宣教 应作为贯穿围术期的常规项目执行，应由专门的医护人员在麻醉科门诊向患者及其家属进行宣教。内容包括麻醉及手术方案、相关并发症的处理，术前及术后有利于康复的建议，如戒烟戒酒、早期进食、早期下床活动等，日间手术ERAS麻醉方案及流程。术前宣教一定程度上可缓解患者紧张、焦虑情绪，也可使患者了解自己在整个医疗计划中的角色，有利于增加患者对医疗行为的理解与配合。

2.术前访视与评估 应在麻醉科门诊完成。其目的包括评判该老年患者是否可施行日间手术；根据患者病情及手术特点制订个性化麻醉方案。

麻醉医师在术前应仔细了解患者病史、完成体格检查、根据患者病情决定辅助检查项目，进行ASA分级及气道评估，评价营养状况、基础疾病及心肺等重要器官功能，审慎评估麻醉、手术风险及患者耐受性。预计术中生理功能变化小，术后气道梗阻、剧烈疼痛和严重PONV发生率低的老年患者均可以接受日间手术。

3.肠道准备 术前肠道准备可引起患者体液大量丢失，导致水、电解质失衡，故不推荐对日间手术的老年患者常规进行机械性肠道准备。术前肠道准备仅适用于需要术中结肠镜检查或有严重便秘的患者。

4.术前禁食禁饮 接受日间手术的老年患者术前6h可进食淀粉类固体食物，但不包括油炸、脂肪及肉类食物，术前2h可口服清饮料。术前2～4h口服含12.5%碳水化合物的饮品（≤400ml），可降低围术期胰岛素抵抗的发生率。对于有胃排空延迟的老年患者，需延长禁食禁饮时间。对于此类老年患者还可以在术前采用超声技术评估其胃容量，以采取相应措施避免反流误吸的发生。

5.术前用药　日间手术术前不常规使用镇静药物或抗焦虑药物。严重焦虑或紧张者可酌情使用短效抗焦虑药，老年患者术前应慎用抗胆碱能药物及苯二氮䓬类药物。术前预防性使用抗生素可以降低手术部位感染发生率。推荐术前0.5～1.0h给予抗生素，若手术时间＞3h或超过所用抗生素半衰期的2倍，术中应追加单次剂量。

（二）术中管理

1.麻醉方式的选择　日间手术麻醉方式的选择应考虑术后能够让患者快速恢复的麻醉方式。可供选择的麻醉方式有全身麻醉或全身麻醉复合神经阻滞、监护麻醉管理、局部麻醉（包括神经阻滞麻醉），但不推荐椎管内麻醉。

全身麻醉可广泛应用于日间手术。椎管内麻醉存在出血、感染、尿潴留等风险，因此在日间手术麻醉中不推荐。神经阻滞技术可为患者提供良好的术后镇痛。全身麻醉复合神经阻滞不仅可显著降低术后疼痛，减少麻醉药用量，还可促进患者术后早期康复，但实施神经阻滞时应注意局部麻醉药的浓度和剂量，避免影响术后肢体运动功能，特别是下肢神经阻滞，需慎重选择和仔细评估。局部浸润麻醉及监护麻醉管理等也可应用于日间手术。

2.麻醉药物的选择　日间手术麻醉应选择起效快、作用时间短、代谢快、对肝肾功能影响小的药物。丙泊酚、依托咪酯、七氟烷、地氟烷等均可安全用于日间手术麻醉。对于镇痛药物，麻醉医师应根据患者情况和手术类型选择不同种类的阿片类药物，如芬太尼、舒芬太尼、瑞芬太尼等。对于肌松药，日间手术可选择中短效非去极化肌松药，原则上不使用肌松拮抗剂。对于存在 PONV 高风险的人群，建议使用全凭静脉麻醉。

3.术中监测　日间手术麻醉中应常规进行无创血压、心电图及脉搏血氧饱和度监测，需气管插管、喉罩通气及监护麻醉管理的患者应监测呼气末二氧化碳。根据患者及手术的需要，必要时行有创动脉血压监测、血气分析、麻醉深度监测或肌松监测等。对于全身麻醉手术时间＞30min的患者，术中应进行体温监测。

4.呼吸管理　日间手术术中呼吸管理以维持有效通气和氧合为目标。对于手术时间长、腹腔镜手术患者及合并肺部疾病的患者采用肺保护性通气策略。术中应根据呼气末二氧化碳分压调整通气参数，对于特殊体位或腹腔镜手术的患者，呼气末二氧化碳分压并不能如实反映动脉血二氧化碳分压，必要时根据动脉血气分析结果调节呼吸参数。全身麻醉期间纯氧通气可增加术中及术后肺不张的风险，因此麻醉期间应避免高浓度氧气吸入。对于拟行区域阻滞麻醉、监护麻醉管理的患者术中也应予以吸氧，必要时进行呼气末二氧化碳监测。

5.循环及液体管理　优化的循环及液体管理是ERAS策略的重要组成部分。术前液体管理目标是避免使患者处于脱水状态。术中液体管理的目标是维持内环境稳态，避免因液体超负荷或灌注不足引起器官功能障碍。对于低、中风险老年患者，非限制性补液可降低术后PONV的发生率，有利于术后快速康复。晶体液和胶体液均可用于日间手术老年患者围术期补液，晶体液推荐使用平衡盐溶液。

6.体温管理　避免术中低体温可降低平均住院时间、减少日间手术围术期心血管事件发生率。术前应评估患者是否存在低体温风险，监测并记录体温，维持患者保暖直至安全转运至手术间。对于全身麻醉手术麻醉时间＞30min的患者，术中进行体温监测并予以主动保温至患者体温≥36℃。术中保温措施包括采用压力暖风毯、输注液体加温至37℃、加温冲洗液等。

7.鼻胃管及导尿管的管理　日间手术中不推荐常规留置鼻胃管减压。与放置鼻胃管相比，未放置鼻胃管的患者术后胃肠功能恢复更快。导尿管的留置不仅影响患者活动，还增加尿路感染的发生率。日间手术患者术中不推荐常规放置导尿管。

（三）术后管理与康复

1.疼痛管理　ERAS方案中的疼痛管理采用预防性镇痛和多模式镇痛策略，由麻醉科、外科及手术室共同完成，并贯穿术前、术中及术后。为达到理想的镇痛效果，麻醉医师术前需对日间手术患者可能影响镇痛效果的情况进行评估，并对患者进行术前宣教，让患者学会使用视觉模拟评分法（visual analogue scale/score，VAS）。术前可给予患者口服NSAID，以减少术后阿片类药物的用量并减轻术后疼痛，但不推荐在术前给予患者阿片类药物。多模式镇痛原则上以口服镇痛药、切口局部浸润、区域阻滞为主，联合NSAID，必要时辅以小剂量阿片类药物。

2.恶心呕吐的防治　PONV严重影响患者康复，高风险人群PONV发生率高达80%。推荐使用Apfel简易风险评分预测日间手术患者发生

PONV的风险。根据相关风险因素将患者分为低危（0～1个危险因素）、中危（2或3个危险因素）及高危（＞3个危险因素）人群。

目前预防PONV的措施包括非药物预防与药物预防。非药物预防主要通过降低基线风险来减少PONV发生率，具体措施包括可区域麻醉患者尽量避免全身麻醉、避免使用挥发性麻醉药（优先使用丙泊酚）、避免使用氧化亚氮、阿片类药物使用量最小化、术前禁饮时间尽可能缩短、术中充分补液等。对于PONV低、中危患者，采取1～2种干预措施。对于PONV高危患者，考虑采取降低PONV基线风险的策略，同时建议采用联合治疗（≥2种干预措施）和多模式治疗。对于未接受预防性药物治疗或预防性治疗失败的PONV患者，应给予止吐药治疗，且应选用与预防性用药药理作用不同的药物。

3.早期下床活动及术后锻炼　术后清醒后，老年患者可在医护人员或家属的协助下，取半卧位或其他可以接受的体位做适当的活动。术后早期下床活动可促进呼吸系统、胃肠道、肌肉等多个系统器官功能恢复，有效预防肺部感染、下肢深静脉血栓等术后并发症。建议术后清醒后可半卧位或适当床上活动。

4.改善睡眠质量　睡眠障碍是术后患者面临的常见问题，尤其是老年患者，表现更为严重。术后睡眠障碍与谵妄、疼痛及围术期心血管事件等密切相关，严重影响患者的术后康复。围术期心理干预、完善的术后镇痛、舒适的睡眠环境（避免强光、噪声）等措施可有效改善术后睡眠，促进患者快速康复。

（四）离院与随访

接受日间手术的老年患者需要根据麻醉后离院评分标准，在生命体征、活动状态、恶心呕吐、疼痛程度、手术部位出血情况5个方面进行判定是否可以离院。麻醉医师和手术医师共同评估患者是否达到离院标准，并告知术后居家期间注意事项，告知患者日间手术中心联系电话以备急需。如果达不到离院标准，不应勉强出院，需要转入普通病房进一步诊治护理。

老年患者离院后的24h应进行术后随访，及时了解术后并发症的发生情况，并提供处理意见。对于出现严重并发症的老年患者应建议尽快到医院救治，以免贻误病情，产生不良后果。

四、结语

当前，老年患者的日间手术种类很多，涵盖普通外科、骨外科、泌尿外科、妇科、五官科及消化内镜科等。医护人员应将ERAS策略充分应用在老年患者日间手术的麻醉管理中，使更多的老年患者能够有机会接受日间手术并从中获益。

参 考 文 献

马洪升，2016. 日间手术［M］. 北京：人民卫生出版社.

欧阳文，李天佐，周星光，2016. 日间手术麻醉专家共识［J］. 临床麻醉学杂志，32（10）：1017-1022.

徐建国，2017. 成人日间手术后镇痛专家共识（2017）［J］. 临床麻醉学杂志，33（8）：812-815.

俞卫锋，2016. 浅谈日间手术模式［J］. 中华麻醉学杂志，36（5）：513-514.

中华医学会外科学分会，中华医学会麻醉学分会，2021. 中国加速康复外科临床实践指南（2021）（一）［J］. 协和医学杂志，12（5）：624-665.

Baileyc CR，Ahuja M，Bartholomew K，et al，2019. Guidelines for day-case surgery 2019：guidelines from the Association of Anaesthetists and the British Association of Day Surgery［J］. Anaesthesia，74（6）：778-792.

Kehehlet H，1997. Multimodal approach to control postoperative pathophysiology and rehabilitation［J］. Br J Anaesth，78（5）：606-617.

第六章

相关指南与专家共识

　　随着现代医学的飞速发展，麻醉学正由经验医学逐步走向循证医学。本章主要介绍近年来发表的与老年患者手术麻醉与ERAS相关的指南与专家共识。由于篇幅有限，包括《中国老年患者围手术期麻醉管理指导意见（2020版）》和《中国加速康复外科临床实践指南（2021版）》，以及其他指南与专家共识，均以题录或链接形式呈现，以方便读者查阅。

参 考 文 献

白松杰，曾冰，黄志勇，2020. 2019年欧洲加速康复外科协会《心脏手术围术期管理指南》解读［J］. 中国胸心血管外科临床杂志，27（2）：206-208.

曹晖，陈亚进，顾小萍，等，2021. 中国加速康复外科临床实践指南（2021版）［J］. 中国实用外科杂志，41（9）：961-992.

陈莉明，陈伟，陈燕燕，等，2021. 成人围手术期血糖监测专家共识［J］. 中国糖尿病杂志，29（2）：81-85.

丁明霞，冯宁翰，熊晖，等，2021. 泌尿外科腹腔镜手术围手术期出血防治专家共识［J］. 现代泌尿外科杂志，26（6）：463-468.

符翠萍，祝清清，刘歆，等，2020. 关于阻塞性睡眠呼吸暂停围手术期管理实践指南解读［J］. 世界临床药物，41（4）：237-241.

广东省药学会，2019. 加速康复外科围手术期药物治疗管理医药专家共识［J/OL］. 今日药学，［2019-12-31］. http://kns.cnki.net/kcms/detail/44.1650.R.20191231.1650.002.html.

广东省药学会，2021. 围手术期糖皮质激素医-药专家共识［J/OL］. 今日药学，1-21［2021-6-21］. http://kns.cnki.net/kcms/detail/44.1650.R.20210621.1333.002.html.

郭曲练，程智刚，胡浩，2021. 麻醉后监测治疗专家共识［J］. 临床麻醉学杂志，37（1）：89-94.

国家卫生健康委员会医管中心加速康复外科专家委员会，浙江省医师协会临床药师专家委员会，浙江省药学会医院药学专业委员会，2019. 中国加速康复外科围手术期非甾体抗炎药临床应用专家共识［J］. 中华普通外科杂志，34（3）：283-288.

姜格宁，张雷，朱余明，等，2020. 肺切除手术患者术前肺功能评估肺科共识［J］. 中国胸心血管外科临床杂志，27（1）：1-9.

刘凤林，楼文晖，缪长虹，等，2021. 抗栓治疗患者接受非心脏手术围手术期管理的上海专家共识（2021版）［J］. 上海医学，44（8）：537-544.

钱菊英，楼文晖，缪长虹，等，2021. 抗栓治疗病人接受非心脏手术围手术期管理上海专家共识（2021版）［J］. 中国实用外科杂志，41（6）：639-645.

王彬，高凌根，勇琴歌，等，2021. 老年肺部手术围手术期加速康复专家共识［J］. 中华保健医学杂志，23（4）：423-428.

吴新民，王月兰，孙永涛，2021. 阻塞性睡眠呼吸暂停患者围术期麻醉管理专家共识（2020修订版）快捷版［J］. 临床麻醉学杂志，37（2）：196-199.

于吉人，王锷，王迪芬，等，2021. 老年脓毒症患者围术期管理专家共识（2021年）［J］. 协和医学杂志，12（4）：481-489.

张利东，徐建国，王国林，等，2020. 地佐辛临床镇痛专家共识［J］. 中华麻醉学杂志，40（6）：641-645.

赵丽云，徐铭军，朱斌，等，2021. 心脏病患者非心脏手术围麻醉期中国专家临床管理共识（2020）［J］. 麻醉安全与质控，5（2）：63-77.

支修益，2013. 胸外科围手术期气道管理专家共识（2012年版）［J］. 中国胸心血管外科临床杂志，20（3）：251-255.

支修益，刘伦旭，2021. 中国胸外科围手术期气道管理指南（2020版）［J］. 中国胸心血管外科临床杂志，28（3）：251-262.

中华医学会外科学分会，中华医学会麻醉学分会，2021. 中国加速康复外科临床实践指南（2021）（一）［J］. 中华麻醉学杂志，41（09）：1028-1034.

中华医学会外科学分会，中华医学会麻醉学分会，2021. 中国加速康复外科临床实践指南（2021）（二）［J］. 中华麻醉学杂志，41（09）：1035-1043.

中华医学会外科学分会，中华医学会麻醉学分会，2021. 中国加速康复外科临床实践指南（2021）（三）［J］. 中华麻醉学杂志，41（09）：1044-1052.

中华医学会外科学分会，中华医学会麻醉学分会，2021. 中国加速康复外科临床实践指南（2021）（四）［J］. 中华麻醉学杂志，41（09）：1053-1060.

中华医学会外科学分会，中华医学会麻醉学分会，2021. 中国加速康复外科临床实践指南（2021）（五）［J］. 中华麻醉学杂志，41（09）：1061-1068.

中华医学会麻醉学分会"成人日间手术加速康复外科麻醉管理专家共识"工作小组，2019. 成人日间手术加速康复外科麻醉管理专家共识［J］. 协和医学杂志，10（6）：562-569.

中华医学会麻醉学分会"肺移植术麻醉管理专家共识"工作小组，2020. 肺移植术麻醉管理专家共识［J］. 中华麻醉学杂志，40（7）：771-778.

中华医学会麻醉学分会老年人麻醉学组，国家老年疾病临床医学研究中心，中华医学会精神病学分会，等，2019．中国老年患者围术期脑健康多学科专家共识（一）［J］．中华医学杂志，99（27）：2084-2110.

中华医学会麻醉学分会老年人麻醉学组，国家老年疾病临床医学研究中心，中华医学会精神病学分会，等，2019．中国老年患者围术期脑健康多学科专家共识（二）［J］．中华医学杂志，99（29）：2252-2269.

中华医学会麻醉学分会老年人麻醉学组，国家老年疾病临床医学研究中心，中华医学会精神病学分会，等，2019．中国老年患者围术期脑健康多学科专家共识（三）［J］．中华医学杂志，99（31）：2409-2422.

中华医学会麻醉学分会老年人麻醉学组，中华医学会麻醉学分会骨科麻醉学组，国家老年疾病临床医学研究中心，等，2020．中国老年患者膝关节手术围手术期麻醉管理指导意见（2020版）［J］．中华医学杂志，100（45）：3566-3577.

中华医学会麻醉学分会老年人麻醉与围术期管理学组，国家老年疾病临床医学研究中心，国家老年麻醉联盟，2020．中国老年患者围手术期麻醉管理指导意见（2020版）（一）［J］．中华医学杂志，100（31）：2404-2415.

中华医学会麻醉学分会老年人麻醉与围术期管理学组，国家老年疾病临床医学研究中心，国家老年麻醉联盟，2020．中国老年患者围手术期麻醉管理指导意见（2020版）（二）［J］．中华医学杂志，100（33）：2565-2578.

中华医学会麻醉学分会老年人麻醉与围术期管理学组，国家老年疾病临床医学研究中心，国家老年麻醉联盟，2020．中国老年患者围手术期麻醉管理指导意见（2020版）（三）［J］．中华医学杂志，100（34）：2645-2651.

中华医学会麻醉学分会老年人麻醉与围术期管理学组，国家老年疾病临床医学研究中心，国家老年麻醉联盟，2020．中国老年患者围手术期麻醉管理指导意见（2020版）（四）［J］．中华医学杂志，100（35）：2736-2757.

Amarase C，Tanavalee A，Larbpaiboonpong V，et al，2021．Asia-Pacific venous thromboembolism consensus in knee and hip arthroplasty and hip fracture surgery：part 2．Mechanical venous thromboembolism prophylaxis［J］．Knee Surg Relat Res，33（1）：20.

Benesch C，Glance LG，Derdeyn CP，et al，2021．Perioperative neurological evaluation and management to lower the risk of acute stroke in patients undergoing noncardiac，nonneurological surgery：a scientific statement From the American Heart Association/American Stroke Association［J］．Circulation，143（19）：e923-e946.

Chalkias A，Mongardon N，Boboshko V，et al，2021．Clinical practice recommendations on the management of perioperative cardiac arrest：a report from the PERIOPCA Consortium［J］．Crit Care，25（1）：265.

Cummings KC 3rd，Keshock M，Ganesh R，et al，2021．Preoperative management of surgical patients using dietary supplements：Society for Perioperative Assessment and Quality Improvement (SPAQI) consensus statement [J]. Mayo Clin Proc, 96 (5): 1342-1355.

Gao SG, Barello S, Chen L, et al, 2019. Clinical guidelines on perioperative management strategies for enhanced recovery after lung surgery) [J]. Transl Lung Cancer Res, 8 (6): 1174-1187.

Hughes CG, Boncyk CS, Culley DJ, et al, 2020. American Society for Enhanced Recovery and perioperative quality initiative joint consensus statement on postoperative delirium prevention [J]. Anesth Analg, 130 (6): 1572-1590.

Law JA, Duggan LV, Asselin M, et al, 2021. Canadian Airway Focus Group updated consensus-based recommendations for management of the difficult airway: part 2. Planning and implementing safe management of the patient with an anticipated difficult airway [J]. Can J Anaesth, 68: 1405-1436.

Lobo DN, Gianotti L, Adiamah A, et al, 2020. Perioperative nutrition: recommendations from the ESPEN expert group [J]. Clin Nutr, 39 (11): 3211-3227.

Nelson G, Bakkum-Gamez J, Kalogera E, et al, 2019. Guidelines for perioperative care in gynecologic/oncology: Enhanced Recovery After Surgery (ERAS) Society recommendations-2019 update [J]. Int J Gynecol Cancer, 29 (4): 651-668.

Pfeifer KJ, Selzer A, Merdez CE, et al, 2021. Preoperative management of endocrine, hormonal, and urologic medications: Society for Perioperative Assessment and Quality Improvement (SPAQI) consensus statement [J]. Mayo Clin Proc, 96 (6): 1655-1669.

Tibi P, McClure RS, Huang JP, et al, 2021. STS/SCA/AmSECT/SABM update to the clinical practice guidelines on patient blood management [J]. J Extra Corpor Technol, 53 (2): 97-124.

Vlisides PE, Moore LE, Whalin MK, et al, 2020. Perioperative care of patients at high risk for stroke during or after non-cardiac, non-neurological surgery: 2020 guidelines from the society for neuroscience in anesthesiology and critical care [J]. J Neurosurg Anesthesiol, 32 (3): 210-226.

Weinberg L, Collins MG, Peyton P, 2021. Fluid management during kidney transplantation: a consensus statement of the Committee on Transplant Anesthesia of the American Society of Anesthesiologists [J]. Transplantation, 105 (8): 1655-1657.

缩略词中英文对照

英文缩写	英文全称	中文全称
ARB	angiotensin II receptor blocker	血管紧张素 II 受体阻滞剂
ACC	American College of Cardiology	美国心脏病学会
ACEI	angiotensin converting enzyme inhibitor	血管紧张素转化酶抑制剂
ADL	activities of daily living	日常生活活动能力
AGEs	advanced glycation end products	高级糖基化终产物
AHA	American Heart Association	美国心脏协会
AHR	airway hyperresponsiveness	气道高反应性
AKI	acute kidney injury	急性肾损伤
AMG	acceleromyography	肌肉加速度描记图法
ANS	autonomic nervous system	自主神经系统
APTT	activated partial thromboplastin time	活化部分凝血活酶时间
AS	ambulatory surgery	日间手术
ASA	American Society of Anesthesiologists	美国麻醉医师学会
ASGP-R	asialoglycoprotein receptor	去唾液酸糖蛋白受体
BMI	body mass index	体重指数
BIS	bispectral index	脑电双频谱指数
BPB	brachial plexus block	臂丛神经阻滞
$CaCO_2$	arterial carbon dioxide content	动脉血二氧化碳含量
CAM	confusion assessment method	意识模糊评估法
CASA	China Ambulatory Surgery Alliance	中国日间手术合作联盟
CCB	calcium channel blocker	钙通道阻滞剂
CCS	Canadian Cardiovascular Society	加拿大心血管病学会
CFS	cancer fatigue scale	临床衰弱量表
CHO	carbohydrate	碳水化合物
CI	cardiac index	心脏指数

英文缩写	英文全称	中文全称
CKD-EPI	chronic kidney disease epidemiology collaboration	慢性肾脏病流行病学合作
CN	cranial nerves	脑神经
CO	cardiac output	心排血量
COPD	chronic obstructive pulmonary disease	慢性阻塞性肺疾病
CTZ	chemical trigger zone	化学感受器触发区
$CvCO_2$	venous carbon dioxide content	静脉血二氧化碳含量
CVP	central venous pressure	中心静脉压
DASI	Duke activity status index	杜克活动度状态指数
DIEP	deep inferior epigastric perforator flap	腹壁下深血管穿支皮瓣
DSA	digital subtraction angiography	数字减影血管造影
DSM-5	diagnostic and statistical manual of mental disorders, fifth edition	《精神障碍诊断与统计手册（第五版）》
DVT	deep venous thrombosis	深静脉血栓形成
ECG	electrocardiogram	心电图
ED_{50}	median effective dose	中位有效剂量
EF	ejection fraction	射血分数
EMG	electromyography	肌电图法
EPO	erythropoietin	促红细胞生成素
ERAS	enhanced recovery after surgery	术后快速康复
ESPB	erector spinae plane block	竖脊肌平面阻滞
FBG	fasting blood glucose	空腹血糖
EEG	electroencephalography	脑电图
FEV_1	forced expiratory volume in the first second	第1秒用力呼气量
FAW	the forced air warming	强制空气加热
FICB	fascia iliaca compartment block	髂筋膜间隙阻滞
FiO_2	fractional concentration of inspired oxygen	吸入气氧浓度
FNB	femoral nerve block	股神经阻滞
FTc	corrected flow time	校正血流时间
FVC	forced vital capacity	用力肺活量
GCS	Glasgow coma scale	Glasgow昏迷评分表
GDFT	goal-directed fluid therapy	目标导向液体治疗

续表

英文缩写	英文全称	中文全称
GDS	the geriatric depression scale	老年抑郁量表
GFR	glomerular filtration rate	肾小球滤过率
GIK	combination of glucose-insulin-potassium	葡萄糖－胰岛素－钾合剂
GNRI	geriatric nutritional risk index	老年营养风险指数
GP	glycoprotein	糖蛋白
GSM	genitourinary syndrome of menopause	绝经生殖泌尿综合征
HADS	hospital anxiety and depression scale	医院焦虑抑郁量表
HbA1c	hemoglobin A1c	糖化血红蛋白
IAAS	International Association for Ambulatory Surgery	国际日间手术协会
ICG	indocyanine green	吲哚菁绿
ICG R15	indocyanine green retention rate at 15 minutes	15min吲哚菁绿滞留率
INR	international normalized ratio	国际标准化比值
IPH	inadvertent perioperative hypothermia	围术期意外低体温
ISSWSH	International Society for the Study of Women's Sexual Health	国际妇女性健康研究学会
LDL	low density lipoprotein	低密度脂蛋白
LMWH	low molecular weight heparin	低分子肝素
LPB	lumbar plexus block	腰丛神经阻滞
MAC	monitored anesthetic care	监护麻醉管理
MoCA	Montreal cognitive assessment	蒙特利尔认知评估量表
MACCE	major adverse cardiovascular and cerebrovascular events	重大心脑血管不良事件
MACE	major adverse cardiovascular events	主要心脏不良事件
MAP	mean arterial pressure	平均动脉压
MDT	multi-disciplinary treatment	多学科会诊
MET	metabolic equivalent	代谢当量
MI	myocardial infarction	心肌梗死
MMA	multi-modal analgesia	多模式镇痛
MMG	mechanomyography	肌机械图法
MMSE	mini-mental state examination	简易智力状态评估量表
MNA	mini nutritional assessment	微型营养评估
MRSA	methicillin-resistant Staphylococcus aureus	耐甲氧西林金黄色葡萄球菌

续表

英文缩写	英文全称	中文全称
MVV	maximal voluntary ventilation	最大自主通气量
NAMS	North American Menopause Society	北美绝经学会
NLRs	nucleotide-binding oligomerization domain-like receptors	核苷酸结合寡聚化结构域样受体
NRS 2002	nutritional risk screening 2002	营养风险筛查 2002
NSAID	nonsteroidal anti-inflammatory drug	非甾体抗炎药
NYHA	New York Heart Association	美国纽约心脏病学会
OINV	opioid-induced nausea and vomiting	阿片类药物引起的恶心和呕吐
OSA	obstructive sleep apnea syndrome	阻塞型睡眠呼吸暂停综合征
PAWP	pulmonary artery wedge pressure	肺动脉楔压
PCA	patient controlled analgesia	患者自控镇痛
PCEA	patient controlled epidural analgesia	患者自控硬膜外镇痛
PCIA	patient controlled intravenous analgesia	患者自控静脉镇痛
PCNL	percutaneous nephrolithotomy	经皮肾镜手术
$P(cv\text{-}a)CO_2$	central venous-arterial carbon dioxide partial pressure difference	中心静脉-动脉二氧化碳分压差
PDNV	postdischarge nausea and vomiting	出院后恶心和呕吐
PE	pulmonary embolism	肺栓塞
PEEP	positive end expiratory pressure	呼气末正压
PEFR	peak expiratory flow rate	呼气峰值流速
$P_{ET}CO_2$	end-tidal carbon dioxide partial pressure	呼气末二氧化碳分压
PFT	pulmonary function test	肺功能测试
PMMA	polymethyl methacrylate	聚甲基丙烯酸甲酯
PPE	post pneumonectomy pulmonary edema	肺切除术后肺水肿
PRNMB	postoperative residual neuromuscular blockade	术后残余肌肉松弛阻滞
PI	perfusion index	脉搏灌注指数
PiCCO	pulse indicator continuous cardiac output	脉搏指示连续心排血量法
PNB	peripheral nerve block	外周神经阻滞
PND	perioperative neurocognitive disorders	围术期神经认知紊乱

英文缩写	英文全称	中文全称
POCD	postoperative cognitive dysfunction	术后认知功能障碍
POD	postoperative delirium	术后谵妄
PONV	postoperative nausea and vomiting	术后恶心呕吐
PPC	postoperative pulmonary complications	术后肺部并发症
PP	pulse pressure	脉压
PPV	pulse pressure variation	脉压变异度
PVI	pleth variability index	脉搏灌注指数变异度
RCRI	revised cardiac risk index	改良心脏风险指数
SAH	subarachnoid hemorrhage	蛛网膜下腔出血
SAM	systolic anterior motion	二尖瓣收缩期前移
$ScvO_2$	central venous oxygen saturation	中心静脉血氧饱和度
SGA	subjective global assessment	主观全面评估
SGA	supraglottic airway	声门上气道
SMS	simplified motor score	简易运动评分方法
SpO_2	percutaneous oxygen saturation	脉搏血氧饱和度
SSI	surgical site infections	手术部位感染
SvO_2	mixed venous oxygen saturation	混合静脉血氧饱和度
SV	stroke volume	每搏输出量
SVR	systemic vascular resistance	体循环血管阻力
SVV	stroke volume variation	每搏输出量变异度
TBI	traumatic brain injury	创伤性颅脑损伤
TEDM	transesophageal doppler monitor	经食管多普勒监测
TFPB	transversalis fascia plane block	腹横筋膜平面阻滞
TGF-β	transforming growth factor-β	转化生长因子β
TLR	Toll-like receptor	Toll样受体
TOF	Train of four stimulation	四个成串刺激
TUGT	timed up and go test	起立行走试验
TURS	transurethral resection syndrome	经尿道电切综合征
USCOM	ultrasound cardiac output monitor	超声心排血量监测仪
VAS	visual analogue scale/score	视觉模拟评分法

英文缩写	英文全称	中文全称
VAE	venous air embolism	静脉空气栓塞
VC	vomiting center	呕吐中枢
VEGF	vascular endothelial growth factor	血管内皮生长因子
VTE	venous thromboembolism	静脉血栓栓塞症
2hPBG	2-hour postprandial blood glucose	餐后2h血糖

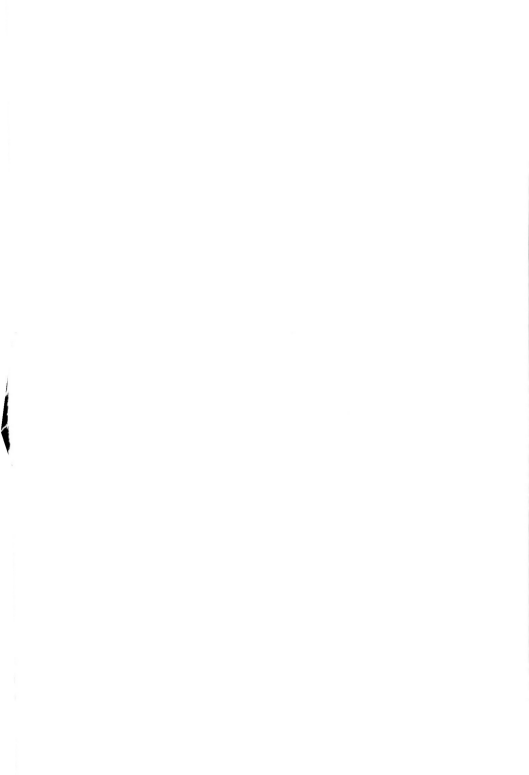